临症选穴施针指南

（第2版）（赠光盘）

陈以国　成泽东　王　颖　编著

辽宁科学技术出版社

·沈阳·

再版说明

　　《临症选穴施针指南》一书，1999 年第 1 版，2013 年再版，书隔世再刊，正值自己从医 30 年整。该书为 20 多年前拙作，尚有读者铭记索求，心潮起伏，浮想映颅。针灸国术源远流长，缘接天地演绎阴阳，针虽微能开通气血流通之道，艾火虽小能引燃命火原生之动力，其玄得之者若科之及第，而悦于心；其妙用之者如射之发中，而应于目，果能深悟其道，则世无伏枕之疴，30 年来临症施针对此体会颇深。

　　《临症选穴施针指南》一书，原分两篇，一篇为体会，名为指南篇；一篇为选穴，名为临症篇。此次修订将临症篇先行介绍，该篇所列分症穴位皆出自《针灸甲乙经》，临床参考价值极大，有幸再版根在于此，非吾之力也，实乃《针灸甲乙经》之功也，《史记·律书》有："甲者，为万物剖符甲而出也；乙者，言万物生轧轧也。"穴乃天成，针灸神力，诚为维生活命之第一要求，此当为黄甫谧先圣著《针灸甲乙经》之本意。后学之士，欲用针者，必有志于《灵枢》、《针灸甲乙经》，勤奋于临床，耕耘于心灵，或有小成。在此书重将付梓之际，寄语开卷者。

陈以国

2013 年 6 月

前　言

　　针灸典籍，从《灵枢》起，历《甲乙》、《铜人》、《大成》、《聚英》等，莫不阐微发蒙，探渊索奥，穷究医理。旨在以慈心仁术，拯救苍生，遗泽后世。虽寥若晨星，然经千百载，简墨犹香，理义生辉。先贤之大医精诚，跃然书上。反观现时之针灸书籍，庞杂繁多，摘篇剪章，俨然鸿篇巨制，而经时日之推敲后，能存者不多。

　　感慨之余，不揣冒昧，仿效圣贤，希附骥尾。搜平日之遐思，纳临床之顿悟，释解真经余韵，结成一集，分上下两卷，名指南篇与临症篇。

　　指南篇之指南者，为十数载呕心沥血，耕耘杏林，收获心得。旨在探讨针道医术，考约定俗成之陋鄙，或有出新，冀望如萤光之指路，助于医者学人。

　　临症篇之“症”、“穴”均源自《甲乙》，其临症用穴，皆有所指，幽微之处，并未言明。试以己之所学，逐症逐穴予以发挥，庶几能合于先贤之意，不悖医理。症之排序，由头至足，局部而及全身。

　　胸中点墨，学识浅薄，涂鸦之作，定有廖误不妥之处，恳请读者不吝斧正，以便厘改于再版。书将付梓，心中惴惴，若对读者有所裨益，于愿足矣。

陈以国

1998 年 10 月

目　录

临症篇

指南篇

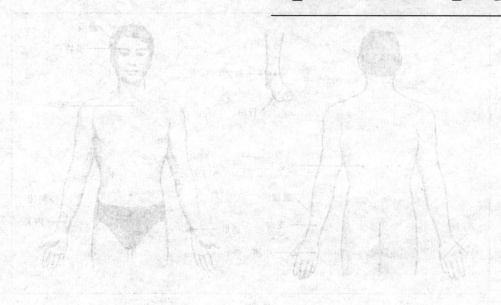

临症篇

面赤

【症状】

面赤，中医又称"面合赤色"，"面色缘缘正赤"，系指患者面部颜色红于正常人而言。通常是体内有热的象征。有满面通红、两颧潮红及面红如妆等不同表现。

中医认为，面赤可由外感风热、阳明经热、肝阳上亢、热入营血、阴虚内热等原因导致。其中由前4种原因而致的面赤为实证，阴虚内热而致的面赤为虚证。

现代医学中能引起面部毛细血管长期充血而致面赤的因素很多，如原发性高血压、面部毛细血管扩张症、结核病、鼻周螨虫感染等。

正常人较红面色以及由精神紧张或酒醉而引起的一过性面赤，不在本节讨论范围。

【取穴】

温溜、解溪、通里、间使、液门、中渚、支沟、悬颅、天突、攒竹、内关、行间、意舍。

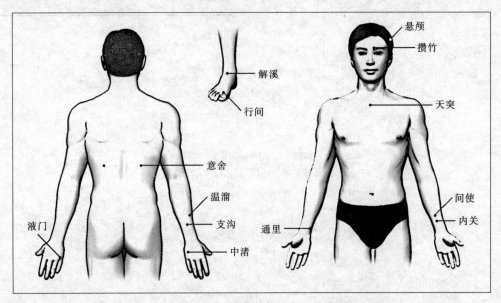

面赤取穴

【精解】

温溜：屈肘，在前臂背面桡侧，腕横纹上5寸。温溜为手阳明大肠经之郄穴。手阳明经上行于面，阳明为多气、多血之经，郄穴又为经气所聚之处，故泻之可清泻阳明经火。大肠与胃同为阳明，经脉相接，腑气相通，胃者土，大肠者金，大肠金之热得清，则胃之土热亦得泄，故可治疗因大肠传导失职、胃热循经上蒸而致面赤。

解溪：在足背与小腿交界处的横纹中央凹陷处，当踇长伸肌腱与趾长伸肌腱之间。胃经起于鼻根部，循面后而下行，饮食不节或过食辛辣肥甘之品，可致胃内生湿生热，久而化火，循经上炎于面，"人身之火，唯胃最烈"，故满面通红，经脉所过之鼻旁尤重。解溪为胃经之经穴，属火，可泻上炎之火，引火下行。与温溜配伍，上下相合，疗效相得益彰。

通里：在前臂掌侧，当尺侧腕屈肌腱的桡侧缘，腕横纹上1寸。心主血，其华在面，若热入营血，其象必现于面。通里为心经之络穴，"一络通两经"，故其不仅可清心凉血，治疗心经病证，使面赤得褪，而且对于心移热于小肠，出现小便赤涩热痛、尿血等证，亦有清泻之功。

间使：在前臂掌侧，腕横纹上3寸，掌长肌腱与桡侧腕屈肌腱之间。间使为心包经之经穴。心包经乃心之臣使，历络上、中、下三焦，因三焦气机不畅、湿热壅滞而致面赤，宜泻本穴，以调畅三焦之经气，疏瘀通滞。

液门：在手背部，当第4、第5指间，指蹼缘后方赤白肉际处。液门为三焦经之荥穴，阳荥水。三焦经属火而主气，经脉上行于面，少阳经火盛则面赤，故补水穴以制本经之火。

中渚：在手背部，当环指本节（掌指关节）的后方，第4、第5掌骨间凹陷处。中渚为三焦经之输穴，阳输木。"荥输治外经"，刺之可清三焦，散郁热，降火邪，治疗三焦热邪循经上扰所导致的面赤；三焦经属火，中渚为本经木穴，木郁生火，面赤为火病，泻其母穴，釜底抽薪，则邪火得平，郁滞得散。

支沟：在前臂背侧，当阳池与肘尖的连线上，腕背横纹上3寸，尺骨与桡骨之间。支沟为三焦经之经火穴。本经属火，本穴亦为火，三焦之气不通，热邪郁结于面而致面赤，泻此穴以通其气，散其热。液门、中渚、支沟重在开郁泄热，治疗三焦经热毒上攻所致面赤痤疮。

悬颅：在头部鬓发上，当头维与曲鬓弧形连线的中点处。悬颅为胆经穴位，手、足少阳、足阳明之会，能够治疗少阳、阳明之火郁滞于面者。

天突：在颈部，当前正中线上胸骨上窝中央。天突为阴维、任脉之会，任脉循面抵于目下，并在唇周与胃经相交。胃中热则面皮热，宜泻此穴以散胃中之热。天突功擅行气散结，亦可治阴虚阳气上冲之颜面充血潮红。

攒竹：在面部，当眉头陷中，眶上孔或眶上切迹处。头面位于上，风热侵袭，上先受之，太阳经俞不利，攒竹为足太阳膀胱经气初起之处，最擅疏散上焦风热之邪。另外，若因阳明火盛而致面赤，由于阳明至睛明而交太阳，刺之能泻太阳阳明之火，以达上清下利之功效。

内关：在前臂掌侧，腕横纹上2寸，掌长肌腱与桡侧腕屈肌腱之间。内关为心包经络穴，通于三焦经，亦为八脉交会穴之一，通阴维脉。"三焦为阳气之父，心包络为阴血之母"，此二经具有统率全身气血的作用，故若此二经气运行正常，则全身气血畅通无阻。现代研究证明，内关对于心血管疾病有良好的治疗作用，能够降低血压，可治疗阳盛血热之血压过高而引起的面赤。

行间：在足背侧，当第1、第2趾间，趾蹼缘的后方赤白肉际处。行间为肝经荥穴，阴荥火。因郁怒伤肝，气机阻滞；肝阳暴张，血随气升；气郁化火，火灼血络皆可导致面赤。泻肝经荥火穴行间，以减弱火势，使火不烁金，金势旺盛以克木，则肝木得平；亦可配泻子经的子穴，即心经的火穴少府，心火被泻，火势减弱，不灼肺金，肺金坚固，消除木实有余的现象。本经配伍内关治疗肝胃郁热导致的面部血管扩张症有效。

意舍：在背部，当第11胸椎棘突下，旁开3寸。意舍为膀胱经穴位，脾藏意，意舍于此。又为"五脏俞"之一，泄五脏之热，脾胃相表里，脾气主升，胃气主降，故其可清泄胃火湿热，治疗因胃火湿热上蒸而致面部及鼻头红赤。

面黑

【症状】

面黑又称"面色黧黑"，是指患者面部均匀地显露晦黑的病色。此色多为阳气不足，寒湿太盛或血运不畅，瘀血阻滞所致。

中医认为，黑为肾之色，故面黑多应责之于肾。由于久病劳损，或房事不节，肾气虚弱，渐至肾阳不足。肾阳为元阳，乃一身阳气之根本，肾阳虚则不能温煦血脉，以致血涩不畅，寒湿凝聚，面色晦黑；亦可因房劳过度，或热病伤及肝肾之阴，导致肾精亏损，精气不能上荣于面，所以面黧黑无泽；或因久病、外伤等原因造成瘀血，而致气滞血结，出现面黑。

现代医学中慢性肾小球肾炎、肾病综合征、肾上腺功能低下等病常可以出现面黑症状。

因种族、禀赋差异或日晒过多以及妇女妊娠期而引起的面黑，不在本节讨论范围。

【取穴】

肾俞、关冲、行间、太冲、解溪、中封、上星、曲泽。

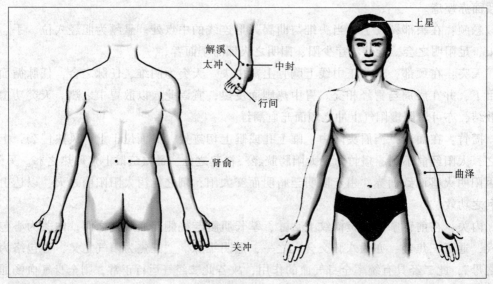

面黑取穴

【精解】

肾俞：在腰部，当第 2 腰椎棘突下，旁开 1.5 寸。肾俞为膀胱经背俞穴。肾藏精，为先天之本，而此穴又为肾气输注之所，故可知为治肾之要穴。肾有虚而无实，应培其不足，不可伐其有余，黑为肾之本色，肾虚则真脏之色现于上，可知宜灸，针多用补法。亦可按"俞原配穴法"配太溪，以增强补肾培本的作用，助肾阳温煦血脉，化除寒湿。

关冲：在手环指末节尺侧，距指甲角 0.1 寸（指寸）。三焦经起于关冲穴而上行于面，三焦主一身之气，若气行不畅，则血滞渐郁，重则额痛面黑。关冲为三焦井金穴，经气所出之处，刺之可行郁导滞，通畅气血。

行间：在足背侧，当第 1、第 2 趾间，趾蹼缘的后方赤白肉际处。行间为肝之荥火穴，泻之可降偏亢之肝阳，肝阳得清则肝肾阴精无虚火焚灼之忧，取此一穴，收肝肾同治之效，化育由生，精气上荣。

太冲：在足背侧，当第1、第2跖骨结合部前下凹陷处。太冲为肝之输、原穴，原穴为经脉真气输注所在。肝为血脏，司贮藏和调节血液之职，气为血帅，气行则血行，气滞则血瘀，血液的升降运行，皆从于气，故有疏肝理气作用的太冲兼有活血化瘀的作用。肝之经脉经面而上至巅顶，故可清除面部瘀滞。配伍内庭有养颜美容之功。

解溪：在足背与小腿交界处的横纹中央凹陷处，当𧿹长伸肌腱与趾长伸肌腱之间。解溪为胃经之经火穴，火生土，为胃经母穴。脾胃为后天之本，如后天失养，脾胃虚弱，则精气不足，渐可出现肾精亏损。胃经行于面，胃中无火，寒盛血滞，气血不行，可见面部晦黑无泽。按"虚者补其母"的原则，补解溪可培补气血化生之源，气血充健，则面色如常。

中封：在足背侧，当足内踝前，商丘与解溪连线之间，胫骨前肌腱的内侧凹陷处。中封为肝之经金穴。肝为刚脏，常阳有余而阴不足，"肝肾同源"，肝阴不足则肾阴亦虚，精气不能上荣于面。肝属木，金克木，补中封以泻肝郁，平抑肝阳；肾属水，金生水，补中封以生水，肾阴得藏，故补中封一穴能收两全之功。

上星：在头部，当前发际正中直上1寸。上星为督脉在头部的穴位。督脉循行"别绕臀至少阴"，肾之精气亦随督脉而上注于面，若督脉阳气郁结于头，则肾之精气不能下达于面而现面黑，取上星穴可宣久郁之阳而现星光，阳气得行，郁遏得除。

曲泽：在肘横纹中，当肱二头肌腱的尺侧缘凹陷处。曲泽为心包经之合水穴。心火在上，肾水在下，心肾相交则阴平阳秘，若心火过旺，肾水不能上济，久而阴阳相离绝，心火久盛于上，火盛则焦，焦则血稠，血稠则滞，故现颜黑。取曲泽以制心火，使肾水上济，阴阳调和。

面肿

【症状】

面肿有3种情况：一为头面红赤肿大，多局限于面部，多由温热时毒、风热上扰或误食中毒而致，多主实证、热证。温热时毒所致头面红肿，又名"大头伤寒"或"大头瘟"。现代医学中腮腺炎、头部感染、各种因素所引起的过敏及食物中毒等可出现此症状。二是面部水肿，目下如卧蚕状，甚至目张如缝，按之凹陷，常累及下肢及全身，可由风寒侵袭、脾阳不振、肾阳虚衰、气血两虚所致，其主因为水液代谢功能失调。现代医学中急、慢性肾小球肾炎、肺源性心脏病等病可出现此症状。三为面浮，面部虚浮作肿，但按之应手而起，多由肺气虚弱、脾阳不足而致，是由气虚所致的水肿。可见于现代医学中肺气肿及一些慢性消耗性疾病。

【取穴】

中府、温溜、天枢、上巨虚、丰隆、解溪、陷谷、公孙、前顶、囟会、上星、冲阳、厉兑。

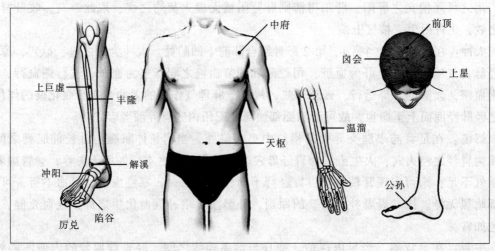

面肿取穴

【精解】

中府：在胸外侧部，云门下 1 寸，平第 1 肋间隙处，距前正中线 6 寸。中府为肺经起始穴，亦是经气循行于体表的第一个穴，同时是手足太阴经交会穴，肺之募穴。肺主气，以清肃下降为顺，宣发通调水道，下输膀胱。肺虚则气无所主，治节失调，宣散肃降之令不行，水气停于上焦，故面目虚浮作肿。募穴为经气汇聚之处，补之可实肺气，按"俞募配穴法"加补肺俞，增强补益肺气的功能。

温溜：屈肘，在前臂背面桡侧，腕横纹上 5 寸处。温溜为大肠经郄穴，经气深聚之处。风邪侵袭，头面先受之，肺卫被遏，失于清肃而不能通调水道，"上焦不治，则水泛高源"，发为面肿。肺与大肠相表里，大肠经上行于面，而郄穴擅治循行部位及所属脏腑急性病证。故可取本穴通经活络以疏散风邪，行肺气以通调水道，治疗风水上泛之面肿。

天枢：在腹中部，平脐中，距脐中 2 寸。天枢为胃经在脐旁穴位，大肠之募。大肠为"传导之官"，能排毒邪糟粕出体外。因误食中毒，胃失和降，胃中浊毒循经上冲而致面肿，可取天枢穴，以和胃清热凉血解毒；胃经由面部而下行，泻天枢又可通调胃之经气，促进体内湿毒排泄，气血畅行则面肿亦消。

上巨虚：在小腿前外侧，当犊鼻下 6 寸，距胫骨前缘一横指（中指）。上巨虚为胃经穴位，大肠之下合穴。下合穴擅治腑病，"腑满而不能实"，肠胃实滞，湿热壅阻则水液不能下行，可取此穴，和胃气理大肠，清除湿热，调理脾胃的升清降浊功能。本穴有胃肠同治的功效，与天枢配伍最擅清除体内湿浊毒邪。

丰隆：在小腿前外侧，当外踝尖上 8 寸，条口外一横指，距胫骨前缘二横指（中指）。丰隆为胃之络穴，胃者脾之腑，脾与胃相表里，脾为生痰之源，脾失健运则水液聚而生痰，痰水上泛则面肿。"水唯畏土，故其制在脾"，可取痰病要穴丰隆，脾胃同治以健脾利水，化痰通络；或配脾俞、三阴交，三穴共奏健脾气、化痰浊之功。

解溪：在足背与小腿交界处的横纹中央凹陷处，当踇长伸肌腱与趾长伸肌腱之间。解溪为胃之经火穴，火生土，为胃经母穴，擅于温阳利水。脾阳不足，胃气虚弱，运化失职，清阳不升，浊阴不降，发为面浮。脾胃相表里，"虚者补其母"，按本经子母补泻法补解溪以补益脾胃，升清阳，降湿浊，若加脾经之大都则疗效更佳。

陷谷：在足背，当第 2、第 3 跖骨结合部前方凹陷处。陷谷为胃之输木穴，胃之经气所注之处。"足阳明之脉，络面下于鼻。凡面上水肿而痛者，风也。"因风热侵袭，卫气被遏，风热上扰头面，造成面目红肿而痛，其病所为胃经之分野，依"上病下取"泻胃之输陷谷，可疏散面部风热，兼清胃经湿热，从而防止胃中湿热循经上于面与风热相搏结而为患。

公孙：在足内侧缘，当第 1 跖骨基底部的前下方凹陷处。公孙为脾之络穴，又为八脉交会穴，通于冲脉，"公孙冲脉胃心胸"，擅治脾胃功能失调疾患。水湿困脾，蕴而化热，阻碍中焦，水道不畅，面目水肿。"脾为水之堤坊，堤坊利，则水道利"，取此穴健脾运湿，以达到"水经四布，五经并行"的正常生理状态。

前顶：在头部，当前发际正中直上 3.5 寸（百会前 0.5 寸）。温热时毒或风热上扰所致头面红肿，为风热毒邪，壅滞于头面，阳气不行，化而为火。督脉为"阳脉之海"，前顶为督脉在头顶穴位，泻之可散阳经之火，亦可刺血，泄热以清利头面。配水沟治疗面肿有协同增效的作用。

囟会：在头部，当前发际正中直上 2 寸（百会前 3 寸）。囟会为人之囟门，脑气在此与督脉之会，督脉至此通于脑。督脉与肾经相通，肾主骨生髓，脑为髓之海，髓海空虚则肾精不足，久而肾阳亦虚，不能温化水液，以致水湿上泛，发为面肿。取此穴温补髓海，可配肾俞共奏培壮肾阳，温化水湿之功。

上星：在头部，当前发际正中直上 1 寸。上星为督脉在头部穴位，如星悬于天，擅泄诸阳热气，不令上冲头目。风热上扰所致面目红肿，可用三棱针上星放血，泄热消肿。另外，督脉行于鼻，本穴通于鼻窍，为治鼻病要穴。

冲阳：在足背最高处，当踇长伸肌腱和趾长伸肌腱之间，足背动脉搏动处。冲阳为胃之原穴，原气导源于肾间动气，是人体生命活动的原动力，而原穴是脏腑原气所留止之处。脾胃虚弱不能运化水湿，水湿循经上泛则可见面肿，"五脏有疾也，当取十二原"，故取冲阳以健脾胃、利湿浊。

厉兑：在足第 2 趾末节外侧，距趾甲角 0.1 寸。厉兑为胃之井金穴，阳明根于厉兑，胃经起于鼻根，循面而下行，属胃。温热时毒或误食中毒而致面肿，毒热之邪上攻头面，内灼阳明经脉，导致经脉壅滞，"实者泻其子"，取本穴以清泄阳明郁热，引火下行。治面肿的穴位多数位于阳明经，以其阳明经属土，土能治水，更主要的是因为阳明胃经循行于面部，是分布于面部的主要经脉。

面色苍白

【症状】

面色苍白，此当指面部缺乏血色而发白，为营血不荣于面所致。《灵枢·五色》曰："以五色命脏，……白为肺"，故此证与肺关系较为密切。

面色苍白可由血虚、阳虚、阴寒内盛、外感风寒、真热假寒所致。其中前两者为虚证，后三者为实证。

面色苍白可由多种因素造成，如失血过多、营养不良等原因。

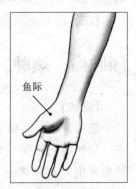

鱼际

面色苍白取穴

【取穴】

面色苍白可取鱼际。

【精解】

鱼际：在手拇指本节（第1掌指关节）后凹陷处，约当第1掌骨中点桡侧，赤白肉际处。鱼际为肺之荥火穴。风寒侵袭人体，先及肺卫，肺卫被遏，不能"温分肉，充皮肤，肥腠理"，开合不利，则气血不能正常充于面，或因内伤、五志化火而烁金，上焦肺虚，肺主气，肺虚则气不帅血，心血不荣于面，所以面色苍白无华。急刺鱼际，宣发肺卫，能使火不致烁金，即泻火则可生金，如此风寒得疏，肺气得布，气血得充于面；若肺胃邪热过盛，阳气郁闭于内，不能达于体表，出现"阳盛格阴"之面色苍白，可取本穴放血，以泻郁遏之阳气，促邪气外透于表。另外，本穴能治疗疾积，证明对人体的消化吸收功能有调整作用。

【注】 治疗面色苍白还可取足三里、公孙、内关、合谷等穴。

面肌痉挛

【症状】

面肌痉挛，中医称颜面抽搐，是指眼睑、嘴角及面颊肌肉的不自主连续抽搐，通常仅出现于一侧。

本证可由肝气郁滞、肝血失荣、风痰阻络、风邪阻络、肝风内动等引起，前三证型发病缓慢，后两证型发病突然。

本证多与情志因素有关，女性多于男性。

面肌痉挛取穴

【取穴】

面肌痉挛可取承泣。

【精解】

承泣：在面部，瞳孔直下，当眼球与眶下缘之间。承泣为胃经起始穴，又是任脉、阳跷脉、足阳明三经交会穴。阳明为多气多血之经，取本穴可调动本经气血，使之上达于面，充盈面部络脉；"阳明主润宗筋"，阳明经血虚不能荣养面部筋脉，筋脉失养，阳气偏亢，阳主动，故面部筋肉抽动，任脉为阴脉之海，承泣通于任脉，通过任脉调理诸阴经之气血上承于面；"阳跷为病，阴缓而阳急"，本穴又通于阳跷，能平抑阳亢，缓筋解急。故治疗面肌痉挛取本穴意在通经活络，祛邪解痉，健筋补虚。

【注】 治疗面肌痉挛还可取四白、颊车、下关、地仓、头维、颧髎、大迎等穴。

颔肿痛、颊肿、牙车痛

【症状】

颔，含也，面部下端生须处，与上腭相合。颊，面之侧耳前也。牙车，下颌关节。

颔肿痛、颊肿、牙车痛，皆为面颊部红肿作痛，多出现在一侧，亦可两侧同时发病。肿痛可由风火侵袭，胃火上蒸，胆火上扰，三焦气火搏结而致。面为诸阳之会，六阳经脉皆循行至面，故面部阳气较盛，易聚而为火，与气血相搏结，发为红肿疼痛。

现代医学中由炎症引起的下颌淋巴结肿大、齿槽脓肿、牙髓炎溃至皮下组织、淋巴结核，造釉细胞瘤等都可出现面颊肿痛的症状，其中牙车痛大致相当于颞下颌关节炎。

【取穴】

颌肿痛可取后溪、阳谷、关冲、中渚、耳和髎、曲鬓、侠溪。颊肿可取偏历、颊车、天窗、大迎、完骨。牙车痛可取完骨、颊车、攒竹。

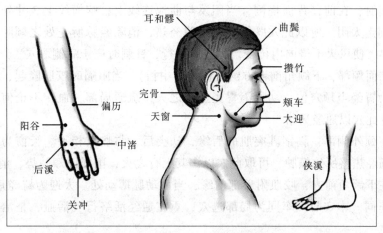

颌肿痛、颊肿、牙车痛取穴

【精解】

（一）颌肿痛

后溪：在手掌尺侧，微握拳，当小指本节（第5指掌关节）后的远侧掌横纹头赤白肉际处。后溪为小肠之输木穴，又是八脉交会穴之一，通于督脉。风热之邪侵袭头面，先及太阳，风火郁阻于颌颊，与气血相搏结发为肿痛。而小肠经循颈上颊，督脉为阳脉之海，与太阳经并行，后溪与之相通，又据"荥输治外经"，可知泻本穴能够疏散太阳经风热，通络止痛。本穴擅泻小肠实而补心虚导赤于上焦，是安神定痛的要穴。

阳谷：在手腕尺侧，当尺骨茎突与三角骨之间的凹陷处。阳谷为小肠之经火穴。风热之邪阻于小肠经脉发为颌肿痛，泻火经之火穴，是为正治，则手太阳之火可清，肿势得消。配伍胆经的侠溪穴能增强其消肿定痛的作用。

关冲：在手环指末节尺侧，距指甲角0.1寸（指寸）。关冲为三焦之井金穴，三焦经的分支"从耳后入耳中，出走耳前，过客主人前，交颊"，其经筋"上乘颌"。若三焦有热，火性炎上，则循经上扰至面颊，气火搏结而致肿痛，泻此穴可收清热凉血、止痛消肿之功，亦可刺血，以加强清热的作用。

中渚：在手背部，当环指本节（掌指关节）的后方，第4、第5掌骨间凹陷处。中渚为三焦之输木穴，取意"清火之源"，釜底抽薪，能清泄上炎之三焦热毒，以消散肿势；亦可采取中渚透液门，为逆经透刺，迎而夺之，清宣三焦经气。

耳和髎：在头侧部，当鬓发后缘，平耳廓根之前方，颞浅动脉的后缘。耳和髎为手少阳三焦经与足少阳胆经、手太阳小肠经交会穴，是三经阳气汇聚之所，泻之本穴向下斜刺透耳门、听宫可以疏散三焦、胆、小肠经郁热，使局部经络气血通畅，肿痛得除。

曲鬓：在头部，当耳前鬓角发际后缘的垂线与耳尖水平线交点处。曲鬓为胆经穴位，又为足少阳、足太阳交会穴。肝胆热盛则能循经上炎，结聚颌部，熏蒸气血，形肿而痛，泻本穴或刺血可清除少阳、太阳邪热,消肿止痛。

侠溪:在足背外侧,当第4、第5趾间,趾蹼缘后方赤白肉际处。侠溪为胆之荥水穴。肝胆有热,循经上炎,留滞于颌部,血热搏结,肿痛剧烈,依"荥输治外经"之理,循经远道取穴,泻侠溪以引火下行,则火势可得消散。常配伍阳谷穴以加强疗效。

(二)颊肿

偏历:屈肘,在前臂背面桡侧,当阳溪与曲池连线上,腕横纹上3寸处。偏历为大肠之络穴,别走太阴。所以此穴既能够清阳明经热,消除经脉所止处之颊肿,又能疏散所络肺经风热,使风火不得向内传变。据经脉循行,针刺时应于病侧取穴。

颊车:在面颊部,下颌角前上方约一横指(中指),当咀嚼时咬肌隆起,按之中央凹陷处。颊车为胃经当颊穴位,功可泻胃经上蒸之火,疏通局部气血,不论何种病因所致颊肿,皆可针此穴以通经活络。

天窗:在颈外侧部,胸锁乳突肌的后缘,扶突后,与喉结相平。天窗为小肠经在颈侧穴位,小肠经热盛所致颊肿,可取此穴以泻其上行之火,削弱面颊肿势,消减疼痛。

大迎:在下颌角前方,咬肌附着部前缘,当面动脉搏动处。大迎为胃经颊车前穴位,其穴义与颊车同。本穴与颊车同为局部选穴,重在通经活络行气活血,是治疗颊部病变的重要穴位之一。

完骨:在头部,当耳后乳突的后下方凹陷处。完骨为胆经穴位,又为足少阳、足太阳之会。肝胆之火,循经上扰,至面结聚于颊,与气血相争,发为颊肿。取此穴上清下利,疏通局部气血,兼利膀胱,使热邪从水道而出。

(三)牙车痛

完骨:在头部,当耳后乳突的后下方凹陷处。足少阳经脉,从耳后入耳中,出走耳前,耳前即牙车所在,而本穴位于耳后完骨下,泻此穴则胆经之火不至牙车,经气又入膀胱经,故可导火热由水道而出。少阳主枢机,完骨利牙车,肩髎利肩,环跳利髀,阳陵泉利膝,悬钟利踝,此之谓也。

颊车:在面颊部,下颌角前上方约一横指(中指),当咀嚼时咬肌隆起,按之中央凹陷处。当牙车穴位,可清泄胃经郁热,疏通局部气血,滑利牙车,使肿消痛止。

攒竹:在面部,当眉头陷中,眶上孔或眶上切迹处。攒竹为膀胱经穴位,足太阳起于目内眦,足阳明起于鼻,两经之气在起始处相衔接;足太阳又与足少阳经气在完骨穴交会。颊部为足阳明、少阳经行之处,阳气郁结可有肿痛,故刺此穴可以通调三阳经脉之气,疏郁导滞,消肿止痛。

胞肿 (目下肿胀)

【症状】

胞,目眶下之称。胞肿为目下肿胀。

中医认为,胞肿是由少阳、阳明经脉火热上炎或湿浊聚于目下而成,亦可由肾阳不足、阴水上泛导致,但多伴全身水肿。临床上多见以下3种情况:一是目下肿胀,微红不痛,多为湿邪留滞眶下所致;二为掀红肿胀,且伴疼痛,此是火热之邪蒸灼气血而来;三是目下肿胀,按之凹陷,色暗不痛,大多由久病或房劳而致肾阳虚衰,不能温化水液,阴水上泛而作肿。

【取穴】

胕肿（目下肿胀）可取商阳、巨髎、下关、颧髎。

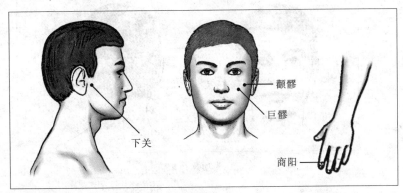

胕肿取穴

【精解】

商阳：在手食指末节桡侧，距指甲角 0.1 寸。商阳为大肠手阳明之井金穴，手阳明循行接足阳明，足阳明经起自目眶下，阳明为多气多血之经，经气不畅则易聚而为火，灼肤腐肌，导致目下红肿热痛。据上接经之法，循经远道取穴泻商阳，大肠经气所出之处，以通畅其经脉，疏导其瘀滞，使红肿得以消散，不致腐肉为脓。大肠属金，本穴亦为金，据子母补泻之法，胃经火旺可泻其子经子穴，则胃火可泻，胕肿可除。

巨髎：在面部，端坐正视，瞳孔直下，平鼻翼下缘处，当鼻唇沟外侧。巨髎为胃经在颧下穴位，是手足阳明、阳跷的交会穴。髎乃近骨之大隙也，胃中有热，循经上冲于目下，巨髎必为其热邪所壅塞，刺之可泄热外出；阳跷主一身纵行之阳，阳跷为病，则阴缓而阳急，故泻之可以清阳跷之火，维持人体阴阳平衡。

下关：在面部耳前方，当颧弓与下颌切迹所形成的凹陷中，闭口取穴。下关为胃经与胆经之交会穴，在胆经穴位上关之下，经气与之相通，足阳明经脉循行始于目下，足少阳支脉至胕部，而目下又为腠理疏松之所，易为邪毒所聚，形现于外。取此穴可兼通两经之气，气为血帅，气行则血行，血行则瘀散。

颧髎：在面部，当目外眦直下，颧骨下缘凹陷处。颧髎为小肠经穴位，又是手太阳、少阳交会穴。三焦主人之一身气机，三焦之气失畅，诸经之气亦不如常，手太阳、少阳两经均循行至胕，经气不畅为滞，气滞则血瘀，瘀久化热，燃于目下，发为红肿。故泻本穴可达通两经、散邪热之效，为循经近部取穴之法。

头项恶风

【症状】

头项恶风是指头项部怕风畏寒的感觉。

头项为太阳经之位，《灵枢·卫气行》曰："平旦阴尽，气出于目，目张则上行于头，循项下足太阳，循背下至小指之端。"故可知卫气的循行始于太阳经，运行于全身以抵御外邪，卫气不足或太阳经俞不利，气行不周，则头项部气虚，故畏惧风寒。

【取穴】

头项恶风可取玉枕、脑户、神庭。

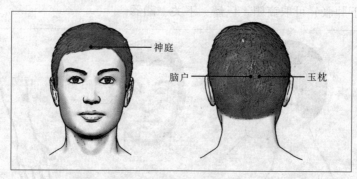

头项恶风取穴

【精解】

玉枕：在后头部，当后发际正中直上2.5寸，旁开1.3寸平枕外隆凸上缘的凹陷处。玉枕为膀胱经穴，刺之能疏通经络，灸之能温经补阳，意在于激发膀胱经脉气机，使傍太阳经而行之卫气流行，温分肉，肥腠理，剽疾滑利于脉外，抵御风寒入侵。本穴施针，针尖宜向下。

脑户：在头部，后发际正中直上2.5寸，风府上1.5寸，枕外隆凸的上缘凹陷处。脑户为督脉穴位。卫行于太阳，太阳经气不畅则卫气不能正常运行，风寒袭于头，则头项畏恶风寒。本穴通于太阳，有疏通太阳经气之功，又属督脉，故开脑户能播散阳气于头后，阳气畅行于头项，则风寒之邪不得存，畏恶风寒之证可除。《素问》载："刺脑户，刺入立死。"又云："此穴针灸俱不宜。"以解剖论之，本穴下无隙入颅，故针之无碍，但婴幼儿时囟开未闭，慎勿针。杨继洲曰："头不多灸。"本穴古有禁忌，故以不灸为宜。与玉枕相反，本穴治项背恶风，针尖宜向下。

神庭：在头部，当前发际正中直上0.5寸。神庭为督脉穴位，足太阳、阳明、督脉之会。足太阳膀胱经气不足，则头项易为风邪所袭，发为畏恶风寒，喜戴帽蒙巾。取本穴达阳明而调和营卫，通太阳经疏散表邪，行督脉气驱除阴霾，营卫调和则项无所畏惧。

前两穴主治项恶风，而本穴重在治头恶风，三穴同用则治疗头项恶风寒。

面痛

【症状】

面痛系指部分或整个颜面部疼痛的症状。临床上以半侧面痛最为常见。

面痛为面部气血瘀滞造成，"不通则痛"，临床上尤以风热挟痰阻络而致者多见，其特点是呈发作性、烧灼性或刀割样疼痛难忍，有时面部有引痛点，触之则疼痛发作。亦可由风寒挟痰阻络，肝郁化火上扰及气虚血瘀而致。

相当于现代医学中的三叉神经痛。

【取穴】

面痛可取悬颅、攒竹、足三里、太白、章门。

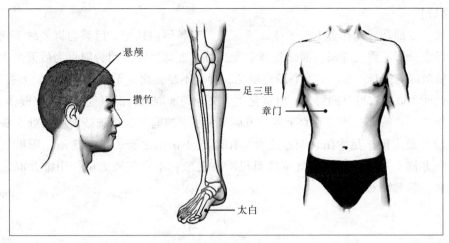

面痛取穴

【精解】

悬颅：在头部鬓发上，当头维与曲鬓弧形连线的中点处。悬颅为胆经穴位，手、足少阳与足阳明之交会穴。面为六阳经之会，若素郁怒伤肝，肝火内盛，或胃中积有湿热，复感风热之邪，循经下行与肝火或胃中湿热相结，然后上窜至面部，闭阻经络，则见面痛。泻此穴可清泻少阳、阳明之火，使经络畅通，则"通则不痛"。针宜向耳门透刺。

攒竹：在面部，当眉头陷中，眶上孔或眶上切迹处。攒竹为膀胱经上穴位。风寒、风热袭人，太阳先受之，经络闭阻，气滞血瘀而致面痛。取此穴可宣通太阳经气，推动气血正常运行，驱散风寒、风热之邪。向眉心或睛明方向斜刺。

足三里、太白、章门：足三里在小腿前外侧，当犊鼻下 3 寸，距胫骨前缘一横指（中指），为胃之合土穴，属土经土穴，又为胃之下合穴，胃之病证，皆可责之三里；太白为脾之输、原穴，亦属土，脾之病证宜责之；章门在侧腹部，当第 11 肋游离端的下方，为肝经在胁之穴位，脾之募穴，"脏会章门"。忧思过度或久病体虚，脾胃虚弱，运化无力，精微不布，气血不能正常上承于面，气虚日久则致血瘀，可见面痛不甚，但持续不解，且痛有定处。取此三穴功能既可补脾益胃，温中理气，调养气血生化之源，气血生化有源，又能化湿降浊，虚痛补之，则能营周于面，气行则血畅；实痛泻之，则瘀滞可除，疼痛得止。因足阳明循面，足太阴合于面，足厥阴达于面，所以取三穴为循经远端取穴。面痛日久，久痛入络，常配心经的神门、通里等以安神镇痛，增加疗效。

面恶风寒

【症状】

面恶风寒是指面部畏惧风寒的感觉。

中医认为，面为阳经之会，六阳经气皆上注于面，阳气不足则阴寒有余，不能温煦面部，故面恶风寒。

【取穴】

面恶风寒可取巨髎、头临泣。

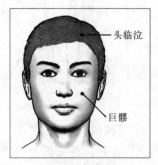

面恶风寒取穴

【精解】

巨髎：在面部，瞳孔直下，平鼻翼下缘处，当鼻唇沟外侧。巨髎为胃经颧下穴位，面部为胃经之分野。胃气虚弱，面部腠理空虚，可有面恶风寒，因为脾胃为后天之本，主运化水谷精微以养全身，卫气亦水谷精微所化，胃气不足，化生无源，卫气不能上熏于首面，故可见此证。取本穴可补助胃气，以资化生，又为局部取穴，助卫气抵御风寒侵袭。

头临泣：在头部，当瞳孔直上入前发际 0.5 寸，神庭与头维连线的中点处。头临泣为胆经穴位，足太阳、足少阳、阳维之会。阳维起于诸阳之会，维系诸阳，阳维气虚，则诸阳之气亦滞而不通，面部阳气不足而现阴寒之象；本穴气通太阳、阳维，取之可调三阳经气血，驱散寒邪。

头重

【症状】

头重是头部沉重的一种自觉症状，俗称"头沉"，常与头痛、头晕并见。

中医认为，头重可分为虚实两端：实证必有湿邪为患，可由风湿之邪外侵头部，或湿困脾胃，脾失健运，痰湿上泛而致，或湿热上蒸，蒙蔽清阳而成，即所谓"因于湿首如裹"，常伴胸脘满闷，呕恶吐涎，苔腻脉滑；虚证多起于过劳伤气，或久病之后，元气虚衰，清阳不升所致，即所谓"清阳不升，则头重不举"，常兼面色不华，神疲乏力，纳减便溏，舌淡有齿痕，脉缓无力。实证多头重如裹，可兼头胀痛；虚证则头部沉重，悠悠忽忽，病程较长，或有空痛而晕。

【取穴】

头重可取五处、通天、玉枕、天柱、委中、跗阳、京骨、至阴、耳和髎、长强、陶道、脑户、百会。

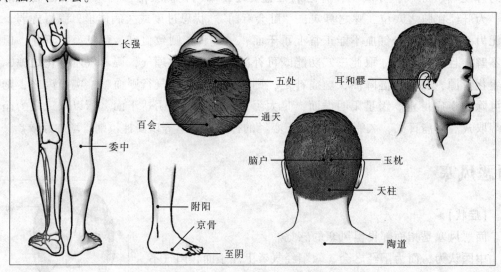

头重取穴

【精解】

五处：在头部，当正中线旁开 1.5 寸，前发际直上 1 寸。五处为膀胱经在头顶穴位。膀胱为"州都之官，水道出焉"，其经穴位可清利湿邪，通阳开窍。本穴又位于头顶，阳气汇聚之所，可升举清阳，布散于头，适于湿浊上蒙之头重头沉。

通天：在头部，当正中线旁开 1.5 寸，前发际直上 4 寸。通天为膀胱经穴位，在督之百会左右，为太阳经横络入足少阳胆经诸穴，养筋脉之所，又为左右交督经之处。本穴气通胆经、督脉，位在高处，犹通于天，擅宣肺气而通清阳，刺之功可举阳气，降湿浊，醒元神而开鼻窍，则头重之感顿消。

玉枕：在后头部，当后发际正中直上 2.5 寸，旁开 1.3 寸，平枕外隆凸上缘的凹陷处。玉枕为膀胱经穴，在头项之间，卫气始出于头，循项下足太阳。足太阳经气不畅，卫气则不能正常司皮毛、汗孔之开合，风湿之邪乘机侵袭头部，清窍为之阻滞，而致头部沉重昏痛。取本穴能够疏散风湿之邪，通畅太阳经气，从而使卫气运行正常，达到抵御外邪入侵的目的。

天柱：在项部大筋（斜方肌）外缘之后入发际 0.5 寸，约当后发际正中旁开 1.3 寸。天柱为膀胱经穴，天犹头，柱犹项部两大筋，此穴紧贴筋旁，如擎天之柱。太阳之气不利，卫气不行，风湿侵袭头项，而觉头重，取本穴可行气活络，疏风除湿，如加固柱石，承受重载。

委中：在腘横纹中点，当股二头肌腱与半腱肌腱的中间。委中为膀胱经合土穴，膀胱主水道，水道通则湿浊有路可出。由于痰湿上犯，阻遏清阳而致头重，取本穴可清利湿浊，引湿浊循经下行入膀胱而后排出。

跗阳：在小腿后面，外踝后，昆仑穴直上 3 寸。跗阳为膀胱经穴位。阳跷乃太阳之别，主一身跷动在阳分者，起于足跟，止于头。本穴又为阳跷脉之郄穴，功能调节诸阳，振奋脾胃阳气，温化水湿之邪，使之下输膀胱，则头重得除。

京骨：在足外侧部，第 5 跖骨粗隆前下方，赤白肉际处。京骨为膀胱原穴，为膀胱经气所注之处，太阳经起于目内眦，循头项后下行，太阳经气不畅，卫气不能正常行于脉外以抵御外邪，寒湿袭头，蒙蔽清窍，头重昏蒙。本穴为循经远道取穴，可以疏导经气循经向下正常运行，卫气得复，寒湿得除。

至阴：在足小趾末节外侧，距趾甲角 0.1 寸。至阴为膀胱之井穴，阳井金，为本经母穴。膀胱气虚，运行无力，易致气滞，卫气运行亦不畅，寒湿乘虚来袭，发为头重。"虚者补其母"，艾灸至阴穴，补气温阳，通调水道，膀胱气行则卫气畅顺，剽疾滑利，祛寒除湿。头重多湿，膀胱经穴以化湿见长，故清头明目多用膀胱经穴。

耳和髎：在头侧部，当鬓发后缘，平耳廓根之前方，颞浅动脉的后缘。耳和髎为手少阳三焦经与足少阳胆经、手太阳小肠经交会穴，三焦主一身之气，"上焦如雾"，宣发卫气，布散全身，驱寒湿之邪外出；"中焦如沤"，运化水湿，使湿邪不致停留为患。故取此穴既可宣卫气、祛寒湿，又能助脾胃、化水湿，内外水湿皆不得留，头重之证得除。

长强：在尾骨端下，当尾骨端与肛门连线的中点处。长强为督脉起始穴位，足少阴肾经、足少阳胆经之会，又为督脉之络，别走任脉，伏地取穴。督、任主人一身之阴阳，本穴气通督、任，既可灸之升举清阳，治疗清阳不升而致头重；又能降上逆之火，治疗胆胃气逆湿热上蒸所致头重，故为阴阳虚实诸证皆治之要穴。

陶道：在背部，当后正中线上，第 1 胸椎棘突下凹陷中。陶道为督脉穴位，足太阳、督脉之会。本穴气通督脉与膀胱经，功擅开郁利气，上能布散阳气于头，下能利膀胱以祛寒湿之邪，头为上窍清空，取本穴则寒湿得散，如云开日出，而头清目朗。

脑户：在头部，后发际正中直上 2.5 寸，风府上 1.5 寸，枕外隆凸的上缘凹陷处。脑户为督脉穴位，足太阳、督脉之会。顾名思义，为脑之门户，阳经之气入脑之所。风湿之邪阻滞于头阳经，脑之门户亦堵塞阳气出入不利，取此穴可清瘀导滞，开窍醒脑。

百会：在头部，当前发际正中直上 5 寸，或两耳尖连线中点处。百会为督脉穴位，手、足三阳、督脉之会，又称三阳五会。百会位于人体最高之处，如日中天，人身之阳气皆汇聚于此，故能升阳举陷，灸此穴如拨云见日，使阳光普照，阳气升则头重除。百会与脑户皆为治疗气虚头重的要穴。

头颤

【症状】

头颤是指天柱失稳，头部不自觉地颤动或摇摆不能自制的症状。俗称"摇头风"。

头颤多与身体颤动同时出现，单纯头颤则少见。一般认为是由神经系统病变所引起，如肝豆状核变性、小脑病变、帕金森病、舞蹈病等可出现此症状。

中医认为，头颤属风证，有虚实不同表现，实证为风阳上扰所引起，病由情志失调，或郁怒伤肝，使肝郁化火，肝又为风木之脏，风性动摇，风阳上扰故头摇不能自制，伴肝阳上亢症状；虚证常发生于热病后期，邪热久稽，肝肾之阴亏耗，虚风内动而头颤，兼阴虚内热表现，亦有因阳气虚，阳气不伸，经筋失养者。

【取穴】

头颤可取长强、京骨、曲泽、完骨、强间、巨髎。

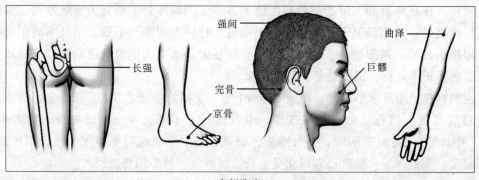

头颤取穴

【精解】

长强：在尾骨端下，当尾骨端与肛门连线的中点处。长强为督脉起始穴位，足少阴肾经、足少阳胆经之会，又为督脉之络，别走任脉。本穴通于督、任两脉，为一身阴阳交会之所，既可泻之潜阳，镇肝息风，治疗风阳上扰之头颤；又能滋养阴血，柔肝息风，治疗虚风内动之头颤。"阳气精者养神，柔者养筋"。本穴治头颤主要是激发阳气，更有上病取下之意。

京骨：在足外侧部，第 5 跖骨粗隆前下方，赤白肉际处。京骨为膀胱原穴，太阳经气输注之处，膀胱经与肾经相表里，而肝肾阴血同源，补肾阴即补肝血，故补本穴利膀胱经俞可滋阴潜阳，治疗虚风内动而致头颤。此时刺法应为京骨透涌泉，加强滋阴潜阳、引火归元的功效。

曲泽：在肘横纹中，当肱二头肌腱的尺侧缘凹陷处。曲泽为心包经之合水穴。心包为厥阴，肝亦为厥阴，其经气相贯通，肝郁火盛，风火上扰，心包必亦为火所困，故补心包之合水穴，以水制火，则厥阴之火可降，无风阳上扰之忧。

完骨：在头部，当耳后乳突的后下方凹陷处。完骨为胆经穴位，又为足少阳、足太阳之会。肝肾阴血亏耗，血虚生风，发为头颤，取本穴可清肝胆上亢之风阳，并疏通局部气血，而利头项之气机；又通于足太阳经，膀胱与肾相表里，取之又能滋肾水，使肾水上济，则髓海得充，虚风得除。本穴擅治肾之外窍耳之疾，亦通此意。

强间：在头部，当后发际正中直上 4 寸（脑户上 1.5 寸）。强间为督脉穴位，督主一身之阳，间与健通，强间即强健，髓海充盛，则轻劲多力，其人强健。本穴位于头上，有壮元神，充髓海之功效，乾阳之气借本穴振奋输布，虚实头颤皆可选此穴。

巨髎：在面部，端坐正视，瞳孔直下，平鼻翼下缘处，当鼻唇沟外侧。巨髎为胃经穴位，手阳明大肠、阳跷之会。阳跷主一身跷动之阳，阳跷为病，阴缓而阳急，头为诸阳之会，颤为动，故头颤亦属阳跷病。取本穴可泻多余之阳，以期达到阴阳平衡，缓解阳急。

头项强痛

【症状】

头项强痛是指项部连及背部筋脉肌肉强直疼痛，不能前后俯仰及左右运动而言。

项强与项痛往往同时出现，但初起时多以项痛为主，项痛不敢转侧，后期则项痛减轻，以项强为主要表现。头项强痛因外邪所致者，多是风寒、风湿之邪侵袭项部，脉络阻滞；因活动不当而致者，则为扭伤或落枕，使项部肌肉受伤，气血不畅，脉络不通引起。

【取穴】

头项强痛可取前谷、后溪、阳谷、腕骨、攒竹、天柱、大杼、飞扬、京骨、束骨、支沟、本神、阳白、风池、大椎、哑门、风府、强间、百会、玉枕、至阴、申脉、委中。

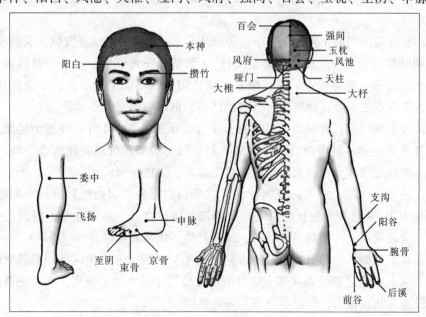

头项强痛取穴

【精解】

前谷：在手掌尺侧，微握拳，当小指本节（第5指掌关节）前的掌指横纹头赤白肉际处。前谷为小肠经之荥水穴。风湿之邪侵袭项部，湿性黏滞，留而不去，导致气滞血瘀，造成头项强痛，故《素问·至真要大论》曰："诸痉项强，皆属于湿。"小肠主分清泌浊，经气循行过项，取此穴为上接经取穴可引项部湿浊沿膀胱经下行，清阳得升，浊阴得降，气血畅通，项痛得除。

后溪：在手掌尺侧，微握拳，当小指本节（第5指掌关节）后的远侧掌横纹头赤白肉际处。后溪为小肠经之输木穴，通于督脉。所以本穴擅治因扭伤及落枕所致头项强痛，项部为督脉所过之处，督脉为阳经之海，气属阳，故督脉通则气行无阻，气行则血行，脉络亦通。应用本穴治疗头项强痛需采用运动行针，即边行针边使患者活动头项部。

阳谷：在手腕尺侧，当尺骨茎突与三角骨之间的凹陷处。阳谷为小肠之经火穴，小肠属火，故本穴为火经火穴。风寒之邪侵入太阳经脉，使气血凝滞，经络壅塞，气血失于流畅，而致筋脉拘急强痛。手太阳经亦行于项，阳谷为太阳经气之谷，取之可温散风寒之气，使气血畅通，通则不痛。

腕骨：在手掌尺侧，当第5掌骨基底与钩骨之间的凹陷间赤白肉际处。腕骨为小肠经原穴，为太阳经气汇聚之处。对于风寒、风湿之邪侵袭所致头项强痛，取之可使太阳经气布散于项，寒湿之邪则冰消雪化，强痛得除。项强为太阳经病，取上4穴为同名经接经取穴法。

攒竹：在面部，当眉头陷中，眶上孔或眶上切迹处。攒竹为膀胱经穴位，项后为足太阳经之分野，卫气初行之地，太阳经俞不利，则卫气亦不得畅行，风寒之邪乘机侵袭，脉络阻滞而致头项强痛。刺本穴针尖向上，追而济之，补太阳经气，驱散风寒。

天柱：在项部大筋（斜方肌）外缘之后入发际0.5寸，约当后发际正中旁开1.3寸。天柱为膀胱经穴，位于头下项上。太阳经气不利，卫行不畅，则风寒湿侵袭头项，而觉头项强痛。本穴为局部取穴，可行气活络，温寒除湿，通畅卫气，疏风散邪。常配伍飞扬以加强疗效。

大杼：在背部，当第1胸椎棘突下，旁开1.5寸。大杼为膀胱经穴位，又与小肠、三焦、胆、膀胱相会于督脉之所，"骨会大杼"。膀胱、三焦、胆、小肠与督脉皆行于项，项为诸阳经之通道，寒湿侵袭，通道阻塞，则诸阳经气不能上行下达，不通则痛；项强活动不利，亦应责之于骨，故取此穴可通经活络，散寒除湿，强筋健骨。

飞扬：在小腿后面，外踝后，昆仑直上7寸，承山外下方1寸。飞扬为膀胱经络穴，络于肾，肾主骨生髓，肾虚则髓空，活动不利；同时若膀胱气虚，风寒袭于项，脉络不通则强痛。故取此穴既可通行太阳经气，活络除瘀，又能补肾壮骨，疗病之源。

京骨：在足外侧部，第5跖骨粗隆前下方赤白肉际处。《内经》曰："项痛不可以俯仰，刺足太阳。"京骨为膀胱经原穴，太阳经气输注之处。头项强痛，膀胱经气不通，脉络阻滞，可取其原穴，推动经气运行，疏通脉络，则强痛可解。

束骨：在足外侧，足小趾本节（第5跖趾关节）的后方赤白肉际处。膀胱之输木穴，膀胱经行于项，风湿之邪侵袭项部，脉络阻滞，经气不通而作项强痛，上有病而取之下，引湿邪循经进入膀胱排出，则经络得通，强痛得除。

支沟：在前臂背侧，当阳池与肘尖的连线上，腕背横纹上3寸，尺骨与桡骨之间。

支沟为三焦经之经火穴。三焦主一身之气，三焦经亦过项，三焦气虚，经行不畅，则经脉所过之处亦为邪侵，滞留为患。本穴为火经火穴，具有很强的行瘀导滞功效，取之可鼓动三焦之气利枢机，促进全身气机运行，使瘀滞不得停留。

本神：在头部，当前发际上 0.5 寸，神庭旁开 3 寸，神庭与头维连线的内 2/3 与外 1/3 交点处。本神为胆经穴位，又是足少阳、阳维之会。阳维维络六阳之经，六阳经脉唯胃经行颈前，余皆行项后及侧，项为外邪所袭，诸阳经气堵塞不通，本穴既调胆经，又通阳维，能协调诸阳经经气，清除障碍，以利头项。

阳白：在前额部，当瞳孔直上，眉上 1 寸。阳白为胆经穴位，又为手、足阳明、少阳、阳维五脉之会。诸阳之经气会于此穴，胆经又行于颈，颈为寒湿所侵，灸此穴可壮诸阳经气，散寒除湿，通经活络，则头颈强痛可除。

风池：在项部，当枕骨之下，与风府相平，胸锁乳突肌与斜方肌上端之间的凹陷处。风池为胆经重要穴位，又是足少阳、阳维之会。风之中人，多在身后，风池位脑后，亦为风邪所聚，循经入项，故刺本穴可疏散风邪，风邪散则经络通，经络通则强痛消。

大椎：在后正中线上，第 7 颈椎棘突下凹陷中。大椎为督脉重要穴位，又是足三阳与督脉交会穴，低头取之。督为阳脉之海，本穴又与足三阳经气汇聚，故为阳中之阳，擅散风除寒，温经通络。项为风寒湿侵袭，脉络闭阻，经气凝泣，温灸本穴，如雪中泼炭，则寒湿得化，风邪得除。

哑门：在项部，当后发际正中直上 0.5 寸，第 1 颈椎下。哑门为督脉穴位，督脉、阳维之会，俯头取之。督脉统诸阳，阳维维诸阳，可知本穴统领阳气；寒湿为阴，侵袭项部，寒性收引，湿性黏滞，则项部强痛不止，阴寒蔽阳，急取本穴，如拨云见日，阳光普照，扫除寒湿。

风府：在项部，当后发际正中直上 1 寸，枕外隆凸直下，两侧斜方肌之间凹陷处。风府为督脉穴位，督脉、阳维之会。凡一切风寒之邪，俱由此穴入，而后及于周身，故曰风府。风寒之邪入此穴后方至项，引起头项强痛，卫气会于风府，故取风府可推动卫气，抵御外邪，振奋诸阳经气，驱除寒湿。

强间：在头部，当后发际正中直上 4 寸（脑户上 1.5 寸）。强间为督脉穴位，督脉为阳脉之海，布散阳气以温煦全身，项为督脉经行之处，为风寒侵袭，经气不通，脉络阻滞。强间位于头后，取之既可疏通局部经络，又能行督脉阳气，祛风除寒。

百会：在头部，当前发际正中直上 5 寸，或两耳尖连线中点处。百会为督脉穴位，又称三阳五会，人身之阳气，由此沛布全身。按循经取穴，通行本经气血，故灸百会既能行气活血，又可温阳散寒，使阳气布散于项，则项受风寒之强痛得除，刺血则能泻上亢之风阳，治肝阳上冲，督脉经俞不利之项强。

玉枕：在后头部，当后发际正中直上 2.5 寸，旁开 1.3 寸平枕外隆凸上缘的凹陷处。玉枕为膀胱经穴，风寒袭人，太阳先受之，发为头项强痛。取玉枕疏通局部气血，又能助太阳经气，以温散风寒，缓急止痛。

至阴：在足小趾末节外侧，距趾甲角 0.1 寸。至阴为膀胱之井金穴，金生水，"虚者补其母"，艾灸本穴能补膀胱经阳气，温散阻滞于项部脉络之风寒，经络通则强痛除。

申脉：在足外侧部，外踝直下方凹陷中。申脉为膀胱经穴位，阳跷起始穴。阳跷主动之阳，风寒袭项，项部筋脉收引拘急则项强，活动不利。故可温补此穴，助阳跷之气，缓急止痛。

委中：在腘横纹中点，当股二头肌腱与半腱肌腱的中间。委中为膀胱经穴位。项部扭伤或落枕，肌肉受伤，气滞血瘀，发为项痛不可转侧，"菀陈则除之"，膀胱经行项部，本穴又名血郄，擅泻本经之瘀血，故以三棱针挑刺放血，以泻本经之瘀滞，瘀血除则疼痛消。

头痛

【症状】

头痛为临床常见的症状，可出现在多种急慢性疾患中。

古人认为：五脏精华之血，六腑清阳之气皆上聚于头，所以引起头痛的原因很多，根据症状表现大致分为如下几个证型：

外感风寒头痛：头痛有时连及项背，或有紧束感，遇风寒则痛剧，喜戴帽，畏寒发热，骨节酸痛，口不渴、舌苔薄白、脉浮紧。

外感风热头痛：头胀而痛，遇热加重，发热恶风，面目赤红，咽喉肿痛，口干渴、舌尖红，苔薄黄，脉浮数。

外感风湿头痛：头重如裹，昏沉疼痛，阴雨加剧，胸闷不畅，脘满纳呆，肢体困重，或有溲少便溏、舌苔白腻、脉濡或滑。

肝阳上亢头痛：眩晕而痛，偏于两侧，或连巅顶，烦躁易怒，怒则加重，耳鸣失眠，或有胁痛，口干面红，舌红少苔，或苔薄黄，脉弦或细数。

中气虚弱头痛：头脑空痛，疲劳则甚，身倦无力，食欲不振，气短便溏，舌苔薄白，脉虚无力。

血虚阴亏头痛：隐隐头痛，头晕，心悸少寐，目涩昏花，唇舌色淡，脉细而弱。

瘀血阻络头痛：痛处固定，经久不愈，其痛如刺，或曾头部创伤，舌质色紫，脉细涩或沉涩。

痰浊上蒙头痛：头痛头昏，眩晕，胸闷脘痞，呕恶痰涎，纳呆，舌苔白腻，脉弦滑。

现代医学中能引起头痛的疾病很多，如多种能引起发热的感染性疾病、原发性高血压、颅内疾病、神经官能症、偏头痛等。

【取穴】

外感头痛可取风府、玉枕、囟会、神庭等。肝阳上亢头痛可取外丘、足临泣、脑空、侠溪、束骨、足窍阴等。中气虚弱头痛可取命门、龈交、足三里等。血虚阴立头痛可取关元、天突、神道、通里等。瘀血阻络头痛可取少泽、前谷、三焦俞、昆仑等。痰浊上蒙头痛可取水沟、中渚、解溪、头维、丰隆等。

【精解】

外丘：在小腿外侧，当外踝尖上 7 寸，腓骨前缘，平阳交。外丘为胆经穴位，胆经起于目外眦，循头而下足，胆又与肝相表里，因情志不舒或郁怒伤肝，肝火上扰清窍而作头痛，可取本穴，上病下取，泻上炎之火，开郁闭之清窍。

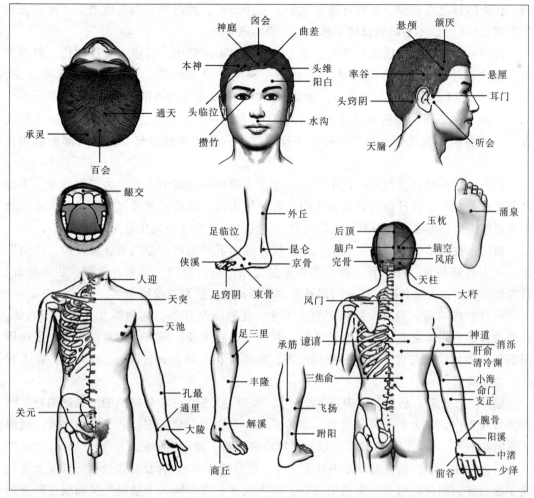

头痛取穴

足临泣：在足背外侧，当足4趾本节（第4趾关节）的后方，小趾伸肌腱的外侧凹陷处。足临泣为胆经之输木穴，八脉交会穴之一，通带脉。肝胆属木，易生火上炎，扰动清窍，胆行头侧，故头痛多在一侧。本穴为木经木穴，泻之以清肝泻胆，祛胆经在上之火，亦为上病下取。

侠溪：在足背外侧，当第4、第5趾间，趾蹼缘后方赤白肉际处。侠溪为胆之荥水穴，是泄胆热之要穴。肝胆有热，循经上炎，炽于头侧，清阳被遏，发为头痛，循经泻胆火于足，引火下行，则头痛可除。

足窍阴：在第4趾末节外侧，距趾甲角0.1寸。足窍阴为胆之井金穴，木之井穴，如木根生于地，有窍曰阴。木过旺化火，上炎为患，可泻少阳经气之根，克制少阳，从源而治。

关元：在下腹部，前正中线上，当脐中下3寸。关元为任脉穴位，小肠募穴，足三阴、足阳明与任脉之会。若失血过多或产后失调，以致阴血不足，血虚不能上荣则头痛隐隐。任脉为阴脉之海，本穴关乎元气，又为足三阴经及胃经会穴，补此穴可扶助气血生化之源，滋阴补血，阴血足头面得养，则头痛消失。

天突：在颈部，当前正中线上胸骨上窝中央。天突为阴维、任脉之会，阴维维络诸阴，任为阴脉之海，故补此穴可滋养阴液，上注于头，髓海得养则头痛消失。此穴宜斜向下刺 0.5~1 寸，不宜向胸骨柄下刺 2 寸，恐出危险。

神道：在背部，当后正中线上，第 5 胸椎棘突下凹陷中。神道为督脉穴位，俯而取之。此穴位于两心俞间，正在心之后，心主神明，故曰神道。头痛为邪气扰神之证，"诸痛痒疮皆属于心"，故宜取此穴，清心火安神，神安则头痛可消。

后顶：在头部，当后发际正中直上 5.5 寸（脑户上 3 寸）。后顶为督脉穴位，位枕骨上。瘀血阻络或外伤所致脑后瘀血头痛，取本穴疏通督脉经气，消除局部瘀血而止痛。

百会：在头部，当前发际正中直上 5 寸，或两耳尖连线中点处。为三阳五会，人身之阳气所聚之处，而肝经与督脉会于巅，若肝胆火盛，清窍被扰或气血不足，头部经脉失养而作头痛，可取百会泻血，散其过剩之阳气，或灸刺以补气升阳，头痛可解。

命门：在腰部，当后正中线上，第 2 腰椎棘突下凹陷中。命门为督脉穴位，伏而取之。此穴与脐相对，在两肾之间，乃人至命之地，故曰命门。肾主骨生髓，脑为髓海，肾虚髓海空虚，头痛如破，补命门即补肾，填精益髓，髓海充盈则不痛。

风府：在项部，当后发际正中直上 1 寸，枕外隆凸直下，两侧斜方肌之间凹陷处。风府为督脉与阳维之会，卫气会于风府，卫气虚则腠理开，风寒之邪乘虚而入，阻遏清阳而作头痛。取此穴宣通卫气，祛风散邪，头痛可止。刺不宜过深，1 寸为限，瘦人宜浅，得气即可。

脑户：在头部，后发际正中直上 2.5 寸，风府上 1.5 寸，枕外隆凸的上缘凹陷处。脑户为督脉穴位，足太阳、督脉之会。顾名思义，为脑之门户，阳经之气入脑之所。风湿之邪阻滞于头，脑之门户亦堵塞，取此穴可清瘀导滞，开窍醒脑。

囟会：在头部，当前发际正中直上 2 寸（百会前 3 寸）。为督脉穴位，督脉至此经气通于脑。督为阳脉之海，头为诸阳之会，头为风寒所袭，风入于脑成头风而痛，阻塞阳气布散，清窍闭阻。取此穴可补肾调肝，引阳气入脑温散寒邪，驱逐邪风，则头风可愈。

神庭：在头部，当前发际正中直上 0.5 寸。神庭为督脉穴位，足太阳、督脉之会。额上为神游之所，本穴为其驻足之庭院，凡头为风寒、风热、风湿侵袭，清窍不通，发为头痛，神为所扰，取本穴通太阳经散表邪，行督脉气开清窍，安神止痛。

水沟：在面部，当人中沟的上 1/3 与中 1/3 交点处。又名人中。水沟为督脉与手、足阳明交会穴。饮食不节，嗜食辛辣或肥甘厚味，胃中素有湿热，复因头部感受风湿之邪，循阳明经下行至胃，引动胃中积热，循经又上逆于头面，湿热阻遏清窍发为头额疼痛。本穴功擅开窍醒神，通阳启闭，可泄上蒸之湿热，解头额之疼痛。

龈交：在上唇内，唇系带与上齿龈的相接处。龈交为督脉所止穴，督、任、足阳明之会。督为阳脉之海，任为阴脉之海，本穴为阴阳之大会，阴阳于此交通畅行则成小周天，重此穴亦为养生之道。若任、督两脉不得交通，阳亢于上化火，清阳被扰则头痛，取此穴以交通任督，使阴液上济润燥，阳气下行暖阴，阴阳既济则头痛可除。本穴尚可治疗痰郁塞于上焦的头痛所致。

听会：在面部，当耳屏间切迹的前方，下颌骨髁突的后缘，张口有凹陷处。听会为胆经穴位，张口取之。足少阳之脉从耳后入耳中，出走耳前，若胆火上炎，扰清阳而头痛，且可有耳鸣、耳聋，本穴专主听事辨声音，为听之会，泻之可清胆火利耳窍，则鸣痛可减。

中渚：在手背部，当环指本节（掌指关节）的后方，第4、第5掌骨间凹陷处。中渚为三焦经之输木穴。三焦有热，可循经上窜至头侧，扰动清窍而致头痛。本穴为相火之木母穴，泻之如釜底抽薪，则火不得久燃，不扑而自熄。

解溪：在足背与小腿交界处的横纹中央凹陷处，当踇长伸肌腱与趾长伸肌腱之间。解溪为胃之经火穴。饮食不节，或过食辛辣肥甘之品，胃内生湿生热，可化火循经上冲于头，而致前额疼痛。泻胃之火穴，引上冲火下行，并清胃内湿热，解除头痛。

通里：在前臂掌侧，当尺侧腕屈肌腱的桡侧缘，腕横纹上1寸。通里为心经之络穴。心主血，心血不足，头失所养，则头痛头晕，心悸失眠。补通里以滋阴养血，通里又通于小肠，小肠主分清泌浊，清者可化为阴血，故此穴又可助小肠分清泌浊之功，间接补血，血旺充四肢百骸，头得血养则不痛。是身体上具有功补兼施作用穴位之一。

完骨：在头部，当耳后乳突的后下方凹陷处。完骨为胆经穴位，又为足少阳、足太阳之会。取之可清肝胆之火，治疗少阳火盛之偏头痛及眩晕。

孔最：在前臂掌面桡侧，当尺泽与太渊连线上，腕横纹上7寸处。孔最为肺之郄穴。肺主气，司皮毛及汗孔开合，肺气虚，卫外不固，风寒、风热之邪乘机侵袭，"风从上而受之"，邪侵于头，清阳被阻，发为头痛。郄穴为经气所聚之处，取之可疏风解表，使邪从表解，消除头痛。

阳白：在前额部，当瞳孔直上，眉上1寸。阳白为胆经穴位，手、足阳明、少阳、阳维五脉交会穴。本穴可泻胆火，用于治疗胆火上炎之偏头痛；又通于手、足阳明经，兼泻阳明之火，治疗胃火上蒸之前额痛。故前额及头侧之疼痛，皆可取本穴而泻之。

阳溪：在腕背横纹桡侧，手拇指向上跷时，当拇短伸肌腱与拇长伸肌腱之间的凹陷中。阳溪为手阳明之经火穴，泻之可清阳明经火，治疗阳明头痛。

头维：在头侧部，当额角入发际0.5寸，头正中线旁4.5寸。头维为胃经穴位，足少阳与本经之交会穴。肝升则脾升，胆降则胃降，情志久郁不舒，肝气郁滞，胆失和降，横逆犯脾，脾失健运，生湿生浊，胃气逆，挟痰上扰于头，发为痰浊头痛。取本穴可疏肝解郁，健运脾胃，化痰开窍，醒脑止痛。

人迎：在颈部，喉结旁，当胸锁乳突肌的前缘，颈总动脉搏动处。人迎为胃经穴位，足阳明、少阳之交会穴，仰卧取之。取之可泄胆胃之邪热，治疗阳逆而致头痛。本穴位于颈动脉窦旁，内有压力及化学感受器，针刺可降血压，缓解因血压过高引起的头痛。针刺时以左手按颈动脉，针贴动脉壁刺入，谨防刺破颈动脉，针4分，不可过深，古人云，此穴"针太深杀人"。

足三里：在小腿前外侧，当犊鼻下3寸，距胫骨前缘一横指（中指）。足三里为胃之合土穴，又为胃之下合穴，屈膝取之。脾胃为后天之本，人赖所生，足三里又为土经土穴，胃之下合穴，其重要程度不言可知，脾胃病，无论阴阳虚实，皆可取之。因久病或过劳伤气，中气不足，气虚则清阳不升，浊阴不降，清窍不利而头痛，补三里补中升阳，清阳升浊阴降则头痛止。

丰隆：在小腿前外侧，当外踝尖上8寸，条口外一横指，距胫骨前缘二横指（中指）。丰隆为胃之络穴，通于脾经。脾胃相表里，若饮食不节，伤及脾胃，脾胃运化失调，痰浊内生，上蒙清窍则昏沉作痛。取本穴健脾胃，助运化，行水湿，化痰浊，经气通畅，痰浊得化，则清窍开通，无痰蒙之忧。可配中脘、阴陵泉，加强祛湿化痰之功。

商丘：在足内踝前下方凹陷中，当舟骨结节与内踝尖连线的中点处。商丘为脾之经金穴，本经子穴。脾为湿邪所困，水湿聚而为痰，又有风邪侵袭，风挟湿痰上犯，闭阻清窍，头重如裹，昏沉作痛。"实者泻其子"，泻商丘以健脾运湿，开窍止痛。

少泽：在小指末节尺侧，距指甲角0.1寸。少泽为小肠经之井金穴，小肠经纯火无寒，经行上头，火过旺则扰动清窍而头痛。火经井穴可刺血泄热，热随血外泄，头得清凉而不痛。

前谷：在手掌尺侧，微握拳，当小指本节（第5指掌关节）前的掌指横纹头赤白肉际处。前谷为小肠经之荥水穴。小肠经火旺，时需得水而济之，方不致为患。本穴为水，若手太阳之火上炎，面赤头痛，可补此穴，助水制火，火势可减。

腕骨：在手掌尺侧，当第5掌骨基底与钩骨之间的凹陷赤白肉际处。腕骨为小肠经原穴，手太阳经气汇聚之处。本经虽为纯火，但经脉所止的头部则易为风寒、风湿所侵，太阳经气为之闭塞，头痛连及项背。取本穴可鼓动太阳经气，温经散寒，开宣清阳而止头痛。

支正：在前臂背面尺侧，当阳谷与小海的连线上，腕背横纹上5寸。支正为小肠经之络穴，别走少阴。心与小肠相表里，皆属火，两经之火互通，心火亢盛可见舌边尖红，心烦不寐等症，移热于小肠则小便短赤，甚至尿血，小肠经火上炎可头痛。取本穴既可清小肠经火，又能泻心上炎之火，诸症可消。

小海：在肘内侧，当尺骨鹰嘴与肱骨内上髁之间凹陷处。小海为小肠之合土穴，本经子穴，小肠火旺可泻之，则无火扰清窍之忧。

攒竹：在面部，当眉头陷中，眶上孔或眶上切迹处。太阳主表，其经脉上循巅顶，下行项背；"高巅之上，唯风可到"，风寒外袭，循经脉上犯，阻遏清阳之气而作头痛，且痛连项背。攒竹为足太阳膀胱经气初起之处，可以疏通太阳经气，疏风止痛，为近部取穴法，宜配伍丝竹空穴。

曲差：在头部，当正中线旁开1.5寸，前发际直上0.5寸，即神庭与头维连线的内1/3与中1/3交点。曲差为膀胱经穴位，作为头部局部取穴，通经活络，可治疗因瘀血所致的头顶痛如针刺；又能行卫气以疏解风寒之邪，治疗外感风寒所致头痛。

通天：在头部，当正中线旁开1.5寸，前发际直上4寸。通天位在督之百会左右，气通胆经、督脉。因鼻窦炎所致头昏痛可取此穴，"除鼻窒无闻之苦"，既散上炎之胆火，又可疏风散热，解在表风热之邪。可刺血或用泻法。

玉枕：在后头部，当后发际正中直上2.5寸，旁开1.3寸，平枕外隆凸上缘的凹陷处。膀胱经当枕穴位，功擅疏风散邪，行太阳经气，使枕部安然无忧，如玉立于此以辟邪浊。故此穴能疏风散寒，取之可治疗因风寒侵袭头项而致之后头痛，又能治睡眠不足之头昏头痛。

天柱：在项部大筋（斜方肌）外缘之后入发际0.5寸，约当后发际正中旁开1.3寸。卫气始于头，循项下足太阳，若足太阳经气不畅，卫气则不能正常司皮毛、汗孔之开合，风邪乘机侵袭头部，清窍为之阻滞，而致头痛。天柱位于项部两大筋间，擅理头后之气血，行卫气以搜逐风邪，风邪除则头痛愈，对颈椎病引起的头痛为首选之穴。

大杼：在背部，当第1胸椎棘突下，旁开1.5寸。大杼为三焦、胆、小肠、膀胱相会于督脉之所，此五脉皆行于项，项载头，易劳损气虚，气虚则可为风寒所乘，入于络发为头项痛。"骨会大杼"，取此穴既可资颈项载头自如，又可散项部贼风，骨健邪去则头痛除，因此适于疲劳所致的肌肉紧张性头痛。

风门：在背部，当第2胸椎棘突下，旁开1.5寸。风门为膀胱经穴位。天之邪风袭人，多在于上，而人之背尤易中风，必有窍以招其中，风门入风最易，犹开门以受风，故曰风门。风之中人，皮毛先受之，肺主皮毛，故此穴下，紧接肺俞，此穴一泻，肺俞之热亦泄，风热去则毒气解，风热扰头之头痛亦解。

肝俞：在背部，当第9胸椎棘突下，旁开1.5寸。肝俞为肝之背俞穴。若肝阴血不足，则肝阳偏亢，阴不制阳，虚阳上扰清窍，可见头痛目眩。取此穴可补肝血，制虚阳，亦可应用"俞募配穴法"，配肝之募穴期门以育阴潜阳，养血柔肝，肝血足阴阳平衡则无虚阳上扰之忧。

三焦俞：在腰部，当第1腰椎棘突下，旁开1.5寸。三焦主一身气化，本穴位于督之悬枢旁，枢在中主气之开闭，本穴在其旁主气之升降。三焦不利，郁而化火，上蒸于头，发为头痛，取本穴可通三焦之气，泄瘀滞之热。

譩譆：在背部，当第6胸椎棘突下，旁开3寸。譩譆横与督俞平直，在内则在心之下膈之上，为空虚处，取法为正坐取之，以手重按，使患者高叫譩譆譩譆，则穴处应手。风热侵袭，遏清阳而发头痛，肺受风热亦气逆，此穴近肺，其下空虚，可泻逆气及风火，肺宣肃正常则风热可除。

承筋：在小腿后面，当委中与承山的连线上，腓肠肌肌腹中央，委中下5寸。为膀胱经穴，可治肝胆火热上扰之头痛。足太阳属水，水能生木，泻足太阳经气，则其不能滋生肝木，木旺之火因而得泻。本穴位腨后筋中，肝阴血不足所致筋转亦可取之。

飞扬：在小腿后面，外踝后，昆仑直上7寸，承山外下方1寸处。飞扬为膀胱经络穴，别走少阴。肾主骨生髓，脑为髓之海，肾精亏虚，髓海不足则头空虚而痛。刺本穴，通太阳经气，故能防风寒乘虚而入，又通肾亦可补肾阴、充髓海。

跗阳：在小腿后面，外踝后，昆仑直上3寸。跗阳为阳跷脉之郄穴，膀胱经穴位。此穴邻近少阳，本经又上通于少阳之髀枢穴，故可降少阳之邪；阳跷主阳之动者，少阳邪气上扰而致头痛为阳之妄动，取其郄而泻之，则阳脉不得妄动。

昆仑：在足部外踝后方，当外踝尖与跟腱之间的凹陷处。昆仑为膀胱之经火穴。太阳为一身之巨阳，风热袭之，经气不畅化火，遏清阳而头痛。今泻其火穴，扫除郁滞之邪火，经气则通畅而下行，通则头不痛。

京骨：在足外侧部，第5跖骨粗隆前下方赤白肉际处。京骨为足太阳之原，膀胱经气所注之处。膀胱经郁热结于上，清窍闭阻而头痛，泻下之原穴，疏导经气循经向下正常运行，则热除而痛止。

束骨：在足外侧，足小趾本节（第5跖趾关节）的后方，赤白肉际处。束骨为膀胱之输穴。本经为水，木为其子，输为其木，故本经实宜责之。

涌泉：在足底部，蜷足时足前部凹陷处，约当第2、第3趾趾缝纹头端与足跟连线的前1/3与后2/3交点上。涌泉为肾之井木穴，肾气源于此，有泉涌之象。若肝肾阴虚，阴不制阳，水不涵木，则虚阳上炎，清窍被扰则头痛。取本穴意在滋阴水于下，涵养肝木，引火归元，使阳置于正位，无浮于外。

天池：在胸部，当第4肋间隙，乳头外1寸，前正中线旁开5寸。天池为心包经起始穴位，手、足少阳，手、足厥阴相会之地。少阳、厥阴经多热少寒，其经气易化火上扰，扰于头则痛，可取本穴泻其火。

大陵：在腕掌横纹的中点处，当掌长肌腱与桡侧腕屈肌腱之间。大陵为心包之输土穴。心包又为心之臣使，代心受邪，是为相火。心包与三焦相表里，心包火盛传至三焦，三焦为之气逆，化火上扰清窍。大陵又为本经子穴，火盛宜泻之，并清表里两经之火，火得除则清窍开。

清冷渊：在臂外侧，屈肘时，当肘尖直上2寸，即天井上1寸。清冷渊为三焦穴位，三焦为火，此穴位于天井后，本穴性清冷。若三焦火逆阻于头，不得发布，则燃于清窍而为头痛。可取本穴汲天井之水上注，火遇水则熄。

消泺：在臂外侧，当清冷渊与臑会连线中点处。消泺为三焦经穴位，与清冷渊同为清凉之穴，刺之以清泻三焦之火，用于治疗少阳火热上扰之头痛。

天牖：在颈侧部，当乳突的后下方，平下颌角，胸锁乳突肌的后缘。天牖为三焦经穴，本经属火，行至颈则火益炽，稍为热侵即燃阻清窍。牖为窗，取之可由窗泻火，清利头目。本穴宜泻，不宜补，亦不宜灸，误灸令人目肿眼合。

耳门：在面部，当耳屏上切迹的前方，下颌骨髁状突后缘，张口有凹陷处。耳门为三焦经穴，三焦经从耳后入耳中，出走耳前，耳门正位耳前，故为治耳病要穴。三焦经热盛，火热上扰于头，头为清窍，清窍闭阻则头痛耳鸣。取本穴以针泻之，以荡除郁火，清利头目，不宜灸。古人曰"二火在面者，不可灸"，二火为手太阳小肠、手少阳三焦之火。

颔厌：在头部鬓发上，当头维与曲鬓弧形连线的上1/4与下3/4交点处。颔厌为胆经穴位，手、足少阳、阳明交会穴。头侧为少阳经分野，故偏头痛当责少阳，颔厌位于额角，刺之通局部经脉气血，又调少阳经气，故主治偏头痛，本穴透刺悬颅可增强镇痛效果。

悬厘：在头部鬓发上，当头维与曲鬓弧形连线的上3/4与下1/4交点处。悬厘为手足少阳、阳明交会穴。意同上穴，亦治偏头痛。

悬颅：在头部鬓发上，当头维与曲鬓弧形连线的中点处。悬颅为胆经穴位，手、足少阳，足阳明之交会穴。可治少阳经火上炎所致之偏头痛；又能治疗胃火上蒸所致之阳明头痛，主要作用为疏散头部郁火，通经活络，气血通则不痛。

率谷：在头部，当耳尖直上入发际1.5寸，角孙直上方。率谷为胆经穴位，足少阳、太阳交会穴。本穴有跃然上行之势，故曰率谷，通足太阳经气。肝胆热盛，风火上扰，清窍被遏所致之头痛，可取此穴，既清肝胆之火，又可疏利太阳经气，避免外风内热相勾结，则风热益炽，治饮酒后头痛有效。

头窍阴：在头部，当耳后乳突的后上方，天冲与完骨的弧形连线的中1/3与下1/3交点处。头窍阴为胆经穴位，足太阳，手、足少阳交会穴。本穴在完骨上、枕骨下，动摇有空，故擅清少阳之火而利耳窍。对于由胆火上扰耳之头眩痛、耳暴鸣之症，尤宜取本穴进行治疗。

本神：在头部，当前发际上 0.5 寸，神庭旁开 3 寸，神庭与头维连线的内 2/3 与外 1/3 交点处。本神为胆经穴位，足少阳、阳维之会。肝藏魂，血虚不能养肝，则魂无所依；阴血虚不能制阳，肝胆虚火上炎，魂随火升而居于本神，本神为本经之神之暂居所，魂居此则头痛且眩，心旌摇动不能自制。取此穴以遣神归其位，降肝胆之虚火，可配肝俞、三阴交以滋补肝血，从其源而治。

头临泣：在头部，当瞳孔直上入前发际 0.5 寸，神庭与头维连线的中点处。头临泣为胆经穴位，足太阳、足少阳、阳维交会穴，擅治目病。故胆火上扰，蒙蔽清窍所致之头痛、目眩、面红、目赤，惊不识人，皆可责本穴，以泻郁闭之火，清利头目。

承灵：在头部，当前发际上 4 寸，头正中线旁开 2.25 寸。承灵为胆经穴位，足少阳、阳维交会穴。刺之泻少阳上冲之火，开塞解闭，清窍通则头不痛。

脑空：在头部，当枕后隆凸的上缘外侧，头正中线旁开 2.25 寸，平脑户。脑空为胆经穴位，足少阳、阳维之会。风邪袭人，先入太阳，本穴位头后，平玉枕，为脑之空隙，易招风邪侵犯，循经下胆，引动胆腑郁热，上炎至头，清窍闭阻而痛。泻此穴疏解外风内热，清窍得畅则头痛消失。

毛发焦枯

【症状】

毛发焦枯即指头发干燥而无光泽的症状。

肾藏精，其华在发，若肾精亏虚，精气不能上荣于发，则头发干燥枯萎，没有光泽，或伴有发尖分叉，头发稀疏，头发早白。且可兼有腰膝酸软，头晕眼花，耳鸣重听，夜尿频数，舌质暗红，脉沉细数。

【取穴】

毛发焦枯可取下巨虚。

【精解】

下巨虚：在小腿前外侧，当犊鼻下 9 寸，距胫骨前缘一横指（中指）。下巨虚为胃经穴位，小肠之下合穴。肾为先天之本，脾胃为后天之本，先天之本赖后天之本所养，故脾胃虚肾精亦亏。脾胃主运化，输布水谷精微于全身，至肾以养先天之本，小肠主分清泌浊，清者入脾，布散全身，浊者归大肠、膀胱，排出体外。若小肠功能失健，不能分清泌浊，清浊俱下，而脾无精微可输，先天之本亦失养，久而导致肾精亏虚，发失所养，枯槁无光。取本穴之意在于恢复小肠生理功能，清升浊降，补脾所缺；又穴属胃经，能够健胃运脾，调养后天。小肠功能恢复，脾胃健运，则肾气旺盛，毛发润泽。

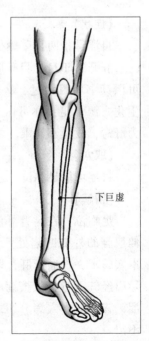

下巨虚

毛发焦枯取穴

目眵 （眼眵）

【症状】

目眵亦称眼眵，正常时无或晨起有微量眼眵，眵多则为外障眼病的一个伴发症状。

眵多多属热，眵多硬结为肝经实热，眵稀不结为肝经虚热，眵多黄稠似脓为热毒炽盛，目眵胶黏多为湿热。

【取穴】

目眵可取风池。

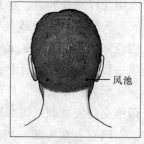

目眵取穴

【精解】

风池：在项部，当枕骨之下，与风府相平，胸锁乳突肌与斜方肌上端之间的凹陷处。风池为胆经重要穴位，又是足少阳、阳维之会。足少阳经起于目锐眦，其分支又分别至目锐眦及目眶下，其经别系目系，并于手少阳经会合于目锐眦，故目病与胆经关系至为密切；阳维脉维系诸阳经，循行亦经眉上。胆附于肝，肝胆相表里，胆气以下降为顺，如肝失疏泄，肝气郁滞不畅，则胆气不降，郁而化热，热盛化火，循经上炎，目受胆火所蒸，眵多且黏，黄稠似脓。取风池可清目系，散胆经郁热、肝胆实热所致的目眵症。

目涩

【症状】

目涩是指两目干燥少津，滞涩不爽，易感疲劳而言。

肝开窍于目，目受肝血而能视，目涩主要是由于肝阴血不足，不能上注于目而引起。可因读书用目太过，久视伤血；或嗜酒恣欲，伤精化燥，肝肾阴血亏虚；或忧思伤脾，生化之源不足；亦可由于感受燥热之邪所致，因为燥应于肺，五行属金，金盛克木，目为肝窍，故燥邪易乘。

【取穴】

目涩可取足临泣。

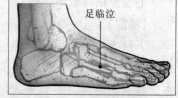

目涩取穴

【精解】

足临泣：在足背外侧，当足第4趾关节的后方，小趾伸肌腱的外侧凹陷处。足临泣为胆经输穴，肝胆相表里，本穴属木，气通于肝，取之能补肝不足而养肝血；阳输属木，又因穴位于足，上病下取，导引经气下行，故擅泻肝胆阴虚所致之虚火上炎。无论用目太过伤血或肝肾阴虚所致目涩，皆可取本穴泻肝胆之虚火，虚火泻则不致焚阴血，即所谓清热以育阴，肝血足则目不涩。

目恶风寒 （迎风洒泪）

【症状】

目恶风寒又称迎风洒泪、目风泪出等，是指经常目遇风寒而泪液溢出睑缘的症状。

目恶风寒可由肝气不足导致，而泪窍不密，遇风则邪引泪出；或气血不足，肝肾两虚引起，不能约束其液，稍遇风则泪外溢。

现代医学中睑缘位置异常、泪道系统阻塞或排泄功能不全等可见此症状。

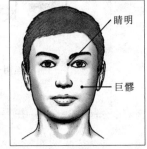

目恶风寒取穴

【取穴】

目恶风寒可取巨髎、睛明。

【精解】

巨髎：在面部，端坐正视，瞳孔直下，平鼻翼下缘处，当鼻唇沟外侧。巨髎为胃经穴位，手阳明大肠、阳跷之会。足阳明经起于鼻之交，过内眦部睛明穴，其第一穴正位于目下，本穴为第三穴，其经别亦上行至鼻根及眼眶下方，并系连于目系。过劳或忧思过度，伤气耗血，久则气血不足。而五脏六腑皆有津液，通于目者为泪，今脏腑有虚，肝气不足，则不能收摄其液，故稍遇风则泪频下。胃为水谷之海，后天之本，《脾胃论》曰："九窍者，五脏主之，五脏皆得胃气乃能通利。"阳明又为多气多血之经，又主目"下纲"，巨髎则是阳明气血旺盛之地，并为与跷脉相会之所，取之可养胃健脾，补益气血，并调动阳明和跷脉气血上注于目，气血充足，目纲如常，则泪得收摄，不致遇风而下。

睛明：在面部，目内眦角稍上方凹陷处。睛明为膀胱经起始穴，又是手足太阳、足阳明、阴阳跷五脉之会。膀胱经起于目内眦，气通目"上纲"，其直行者，从巅入脑，连属目系。膀胱与肾相表里，肾精与肝血同源，故刺本穴能补肾精以化肝血，荣润目窍，目窍不虚，"正气存内，邪不可干"，则无遇风寒流泪之症。

目翳

【症状】

目翳是指黑睛上出现星点或云翳的症状。聚星障、花翳白陷、凝脂翳等皆属此证。

目翳可由肝经风热，热毒壅盛，肾阴亏损，气血两虚等原因导致。

现代医学中病毒性角膜炎发病后在角膜上出现星翳，称聚星障，一般不化脓，但病程较长；角膜溃疡指星翳从角膜边缘而起，扩大连接，中间溃陷，称花翳白陷，病情严重，愈后常留瘢痕，影响视力；化脓性角膜炎则是云翳深入黑睛深层，状如凝脂，称凝脂翳，易发生角膜溃破，愈后视力受到严重障碍，甚至失明。

【取穴】

目翳可取太渊、解溪、前谷、后溪、睛明、肝俞、京骨等。

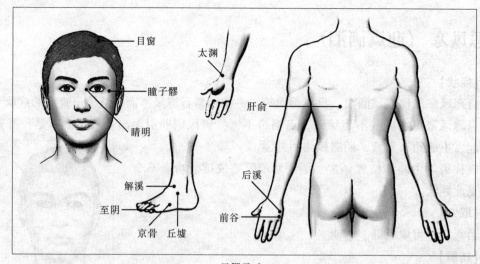

目翳取穴

【精解】

太渊：在腕掌侧横纹桡侧，桡动脉搏动处。太渊为肺之输土穴，脉会太渊。白睛属肺，黑睛属肝，肝气郁滞不畅，气郁化火，又外感风邪，风与热相搏，上攻于目，则睛上出现翳。肺属金，肝属木，金克木，而本穴为肺之母穴，补之可益肺气，助金以制木，平抑肝火，使之不能上冲于目。

解溪：在足背与小腿交界处的横纹中央凹陷处，当𧿹长伸肌腱与趾长伸肌腱之间。风热外邪侵犯头目，毒邪未解，病邪入里，复加肺肝素有积热，以致胃腑热甚，腑实不通，邪无所泻，上攻于目，灼损风轮，蒸伤膏液，发为花翳白陷。胃经起于鼻根部，过内眦，其经别连目系，而解溪为胃经之经穴，属火，可清心泄热，引火下行，使火不灼于睛。

前谷：在手掌尺侧，微握拳，当小指本节（第5指掌关节）前的掌指横纹头赤白肉际处。前谷为小肠经之荥水穴。手太阳经有支脉上至目锐眦，另有支脉上走眼眶之下，至目内眦睛明穴。小肠经有热，亦可上冲于目，黑睛受灼，星翳骤生。小肠属火，本穴属水，水克火，取本穴清泄小肠经热邪，使之不能上炎于目。

后溪：在手掌尺侧，微握拳，当小指本节（第5指掌关节）后的远侧掌横纹头赤白肉际处。为小肠之输木穴，又是八脉交会穴，通于督脉。小肠经与目关系密切，热邪壅滞于经脉，可循经上炎至目，生目翳遮睛。木生火，火无木则不燃，泻此穴犹釜底抽薪，断火之源，则火自熄。督脉为阳脉之海，与太阳经并行，后溪与之相通，取之又可通太阳经气，疏散风热，使风热之邪不致侵袭于目。

睛明：在面部，目内眦角稍上方凹陷处。睛明穴位于内眦，为眼周重要穴位，眼之疾病，无论虚实寒热，皆可取本穴以疗之。

肝俞：在背部，当第9胸椎棘突下，旁开1.5寸。肝俞为膀胱经穴位，是肝的背俞穴。肝开窍于目，黑睛为风轮，在脏属肝，肝经直接连于目系。情志不舒，肝失疏泄，肝气郁滞，气郁化火，火性上炎，循经至目，灼蚀黑睛，由黑睛四周骤起翳障。取本穴以疏肝解郁，泻肝经上炎之火，则目翳可除。

京骨：在足外侧部，第5跖骨粗隆前下方赤白肉际处。风热侵袭，先入太阳经，太阳经火壅风盛，循经上犯于目，黑睛为风热所侵，骤生星翳，抱轮红赤，羞明隐涩。京骨为膀胱经原穴，上病下取，刺之可泻太阳经火热，引火下行，目无风热之邪所扰，则星翳可退，逐渐清澈如初。

至阴：在足小趾末节外侧，距趾甲角 0.1 寸。至阴为膀胱经井金穴。风热袭于太阳，因风性轻扬，热性炎上，故风热可上犯于目而为星翳。泻太阳之井至阴，取上热，则目病自除。另外根据根结理论，太阳根于至阴，结于命门，命门者，目也。故至阴治目病而有效，若配目内眦之睛明，根结互用，则疗效更佳。

瞳子髎：在面部，目外眦旁，当眶外侧缘处。瞳子髎为胆经在外眦旁起始穴，又是手太阳、手少阳与胆经相会之地。本穴即为三火聚会之地，而近于目，故热邪所致目翳宜泻此穴，以散三经之火。另外，作为局部取穴，又可疏散眼周郁热，通经气，活气血。

目窗：在头部，当前发际上 1.5 寸，头正中线旁开 2.25 寸。目窗为胆经在头上穴位，又是足少阳、阳维之会。本穴正在目之上，刺之目明，如目有窗，故曰目窗。肝胆经脉与目关系密切，若肝胆疏泄失常，气郁化火，循经上攻于目，火灼黑睛，则目生白翳。刺本穴宣散肝胆困目之火，如开窗以散室内之热，则目清爽。

丘墟：在外踝的前下方，当趾长伸肌腱的外侧凹陷处。丘墟为胆经原穴，胆之经气汇聚之地。胆汁于眼十分重要，《审视瑶函》说："神膏者，目内包含之膏液，……此膏由胆中渗润精汁，升发于上，积而成者，方能涵养瞳神。此膏一衰，则瞳神有损。"胆汁减则神膏衰，瞳神遂失养护，而外邪乘虚入侵，灼于黑睛，而成云翳。取本穴能调节胆气，使胆正常渗润精汁，濡养神膏，"正气存内，邪不可干"，此所谓扶正祛邪。

目眦烂 （睑缘炎）

【症状】

目眦烂是指目眦部红赤、溃烂、刺痒的症状，病程冗长，顽固难愈，素有近视、远视或营养不良，睡眠不足以及卫生习惯不良者，易罹此病。

目眦烂可由脾胃蕴热，复受风邪，风热合邪结于目眦，伤津化燥；或脾胃湿热，外受风邪，风、湿、热邪相搏上攻所致；或外感风邪，而心火内盛，风火上炎，灼伤眦部。

本证相当于现代医学中的眦部睑缘炎。

【取穴】

目眦烂可取后溪、京骨、束骨。

【精解】

后溪：在手掌尺侧，微握拳，当小指本节（第5指掌关节）后的远侧掌横纹头赤白肉际处。后溪为小肠之输木穴，手太阳经有分支上至目锐眦，另有支脉从颊部别出，上走眼眶之下，抵于鼻旁，至目内眦睛明穴，与足太阳经相接。心火内盛，再外感风邪，风火交结而上炎，循心经支脉上至目系，灼伤眦部。心与小肠相表里，心热又可移于小肠，泄小肠热即泄心热，故泻本穴可清心与小肠邪热，

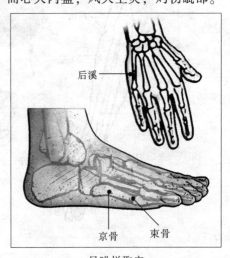

目眦烂取穴

减轻目眦赤烂之证。

京骨：在足外侧部，第 5 跖骨粗隆前下方，赤白肉际处。风热侵袭，先入太阳经，火热壅盛，逆经气而上犯于目内眦，风热灼伤而致眦部睑弦红赤糜烂。内眦又近胃经起始之地，若胃中素积有湿热，风热之邪易循经入胃，引动胃中湿热上攻于目，则赤烂之证更甚。京骨为膀胱经原穴，刺之疏风散热，引火下行，若有胃火上蒸之象，宜配内庭，以泻胃火。

束骨：在足外侧，足小趾本节（第 5 跖趾关节）的后方，赤白肉际处。为膀胱经输木穴。膀胱经为风热侵袭，上犯于目而发目眦烂。膀胱属水，本穴为木，故为本经子穴，"实者泻其子"，作为远端取穴，泻束骨以清除壅滞于本经的风热之邪，邪去则目眦可宁。

目痛

【症状】

目痛是指眼球的疼痛感，可单侧先发，亦可同时出现。其包含的眼病种类很多，疼痛可为赤痛、涩痛、胀痛、目珠欲脱等。

赤痛多由风热侵袭，肺胃积热，或肝火上扰所致，病程一般较短；涩痛则多由肝血不足，或气血虚弱引起，病程较长；胀痛、目痛如脱则由痰湿上逆头目，肝火犯胃，肝阳上亢，或阴虚火旺导致，患者一般年龄较大，病程较长，病累日久，失治、误治可导致目盲。

目痛可出现在现代医学中结膜炎、虹膜睫状体炎、青光眼等病中。因异物入目或触碰而引起的目痛不在此范围。

【取穴】

目痛可取阳溪、下廉、曲池、四白、头维、下巨虚、内庭、前谷、后溪等。

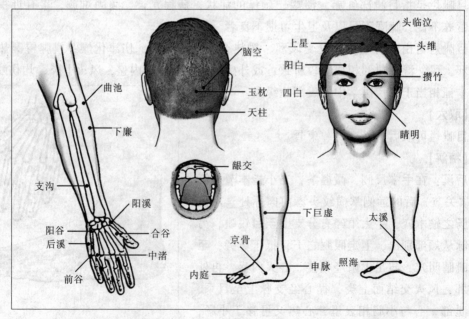

目痛取穴

【精解】

阳溪：在腕背横纹桡侧，手拇指向上翘时，当拇短伸肌腱与拇长伸肌腱之间的凹陷中。阳溪为手阳明之经火穴，手阳明大肠经本身与目并无联系，但其接于足阳明经，而足阳明经起于鼻根，过内眦部睛明穴，其经别系连于目系，又白睛属肺，肺与大肠相表里，所以大肠经亦与目相关。若肺胃积热，循经上攻于目，则目赤胀痛。取本穴可行阳明经经气，泻火清金，清肺和胃而导热下行。

下廉：在前臂背面桡侧，当阳溪与曲池连线上，肘横纹下4寸处。下廉为大肠经穴位，大肠与胃同属阳明，而胃经与目密切相关，故本穴可治胃经疾患。此穴主泄胃之热，对于胃中痰火上扰、蒙蔽清窍而致的目痛，可取本穴清热和胃利湿，使清窍清明。

曲池：屈肘成直角，在肘横纹外侧纹头与肱骨外上髁连线中点。曲池为大肠之土穴，所入为合，是手阳明经气深入之处，阳明经多气多血，本穴擅泄阳明经热。若素体阳盛或胃有蕴热，湿从热化，痰热上壅，目窍气机阻滞，则见目胀痛。泻本穴可清利阳明湿热，化痰开窍，适于目赤胀痛。

四白：在面部，瞳孔直下，当眶下孔凹陷处。四白为胃经穴位，穴下为眶下孔，浅层有眶下神经分布，深层有眶下神经、动脉经过，故对眼病有特效。胃火痰热上蒸于目，清窍蒙蔽，眼周经络壅阻不通，目珠胀痛。刺本穴散目系之火，通畅眼周经络气机，通过眶下神经的作用，降低眼压，则目清而不痛。

头维：在头侧部，当额角入发际0.5寸，头正中线旁4.5寸。头维为胃经与足少阳胆经之交会穴。平素急躁易怒，暴怒伤肝，而致肝火旺盛，怒则气上，肝火上灼清窍，见目胀痛，瞳神散大，视力骤降，甚则只见影动；肝火横逆犯脾，故呕吐频作。胃与胆皆以降为顺，逆则为病，两经皆始于目周，与目联系密切，郁火循经上扰则目病。肝胆相表里，泻胆则能平肝，故取本穴可和胃利胆，降逆开窍，不仅目痛症状可解，伴有的兼症亦可减轻。

下巨虚：在小腿前外侧，当犊鼻下9寸，距胫骨前缘一横指（中指）。下巨虚为胃经穴位，小肠之下合穴。胃之下为小肠，胃受纳水谷，磨食后入小肠，小肠主分清泌浊，若饮食不节，或过食肥甘醇酒，胃蕴湿热，湿热壅盛，下传于小肠，沿胃、小肠、心经上蒸于目，致目胀而痛。今泻小肠之下合穴，运小肠之气机，以疏导胃中壅塞之湿热，引热下行，则腑气可通，湿热可泄，不再上扰于目，目痛可解。

内庭：足背第2、第3趾间的缝纹端。内庭为泻胃火最重要的穴位。若胃腑热盛，腑气不通，不得下行排出，循经上逆于目周，眼为清窍，清窍被胃火所壅塞，则目赤胀痛。泻此穴以疏通胃腑，并引胃经中热下行，足在下为阴，热为阳，热降于足而与阴相合，阴阳调和，胃腑之气亦得通畅，则无热上扰。

前谷：在手掌尺侧，微握拳，当小指本节（第5指掌关节）前的掌指横纹头赤白肉际处。手太阳经有支脉至目锐眦及目内眦，小肠经热，可上扰于目，火焚则眼周经气逆乱，气滞不通，不通则痛，目灼热且痛。前谷为小肠经之荥水穴，小肠属火，滋水以降火，故可制小肠经之火盛。

后溪：在手掌尺侧，微握拳，当小指本节（第5指掌关节）后的远侧掌横纹头赤白肉际处。为小肠之输木穴，是经气汇纳之所。小肠经行于目周，小肠气行不畅，气郁化火，或心移热于小肠，热邪壅盛，满则外溢而循经上犯于目，燃阻脉络，壅塞而痛。小肠火气盛实，泻木以清火，取本穴调整小肠功能，通腹泄热，腑气通畅，则气通热散，经脉之热得降，目痛可减。

阳谷：在手腕尺侧，当尺骨茎突与三角骨之间的凹陷处。阳谷为小肠之经火穴，小肠经有支脉至目，若小肠有热，热盛可循经上扰于目，发为目痛。另外，心经有支脉系目系，其大络通里亦属于目系，心经有热，上可扰目系，下可移热于小肠，表里两经皆为热邪所壅。泻火经之火穴，表里同治，去其有余，使阳热温煦而不燃，目不为热邪所困则不痛。

睛明：在面部，目内眦角稍上方凹陷处。睛明为膀胱经穴位，膀胱经起于目内眦，其直行者，从巅入脑，连属目系。膀胱为州都之官，气化则能出矣，气化不利，水液停聚，蕴为湿热，不能下行则循经上扰，湿性黏腻，湿热附于目系不去，目系气滞不通而痛。取睛明可以疏通目系经络，又能清利膀胱，恢复其正常的气化功能，使湿热下行排出，目系气血通畅则不痛。本穴刺法为：以压手向外眦方向推眼球，直刺，不捻转，不提插，得气后出针，不留针，深度为 1 寸以内。

天柱：在项部大筋（斜方肌）外缘之后入发际 0.5 寸，约当后发际正中旁开 1.3 寸。天柱为膀胱经穴位。卫气始于头，剽悍滑利，昼行于阳，夜行于阴，卫行脉外，以御外邪。卫气循行出于目，先注足太阳经，循项而下，若足太阳经气不畅，卫气则不能循行全身"昼夜各二十五周"。风热之邪侵袭太阳经，卫气不行，目系为之阻滞，而致目赤痛。天柱位于头后，为太阳经之柱石，专能疏风清热，祛散表邪，邪散则太阳经气通，卫气畅行，目赤痛之症消于顷刻。

玉枕：在后头部，当后发际正中直上 2.5 寸，旁开 1.3 寸，平枕外隆凸上缘的凹陷处。目为风热之邪侵袭，风热客于目，风热相搏，发为目赤痛，胞睑肿胀，羞明多泪。玉枕为膀胱经穴位，正位于目后之枕上，玉性清凉，本穴穴性如玉，疏风散热，行太阳经气，此为前病后取，风热散则诸症尽除。

京骨：在足外侧部，第 5 跖骨粗隆前下方赤白肉际处。京骨为膀胱经原穴，膀胱经起于目内眦，循头项后下行，至此经气大会。风热袭人，先入太阳，太阳经气不畅，气郁蕴热，循经走窜于目则目赤痛，白睛红肿，眵多胶结。本穴为循经远道取穴，刺经气大会之地，通经活络之力强大，并可引导经气向下正常运行，疏风散热，风热去则目痛无。

照海：在足内侧，内踝尖下方凹陷处。照海为肾经穴位，阴跷脉所生，主"目赤痛从目内眦始"。内眦即睛明穴，肾经本身无支脉与目联系，肾与膀胱相表里，而膀胱经起于睛明，故肾精亦可上注于目，另一方面，阴跷脉由照海上至目内眦，所以肾与目关系较为密切。肾精亏虚，不能上输滋养于目，阴虚则阳亢，虚火上炎，目窍被扰，目胀且痛。补照海以滋肾阴，肾精充足则虚火得降，目得滋养，则目胀痛可消。

中渚：在手背部，当环指本节（掌指关节）的后方，第 4、第 5 掌骨间凹陷处。中渚为三焦经输穴，手少阳经分别有支脉循行至目下及目外眦，风热侵袭三焦经，风性轻扬，热性炎上，上焦热盛，风热上炎于目则目红赤疼痛。阳输木，木生火，无木火不能燃，泻木穴中渚，则火渐弱，困目之风热得散，目赤痛得减。

支沟：在前臂背侧，当阳池与肘尖的连线上，腕背横纹上 3 寸，尺骨与桡骨之间，又名飞虎。支沟为三焦之经火穴，手腕属上肢，"肢"字古与"支"通，穴在两骨之间，狭窄如沟渠，故名支沟。三焦之气不通，郁而化火，或风热侵袭上焦，郁结经脉，上攻于目所致之目痛，皆可泻此穴以通经活络，疏风清热。

阳白：在前额部，当瞳孔直上，眉上 1 寸。阳白为胆经穴位，胆经与目关系密切，本穴又位于眉上，故可治眼之疾病。因肝经直通目系，肝气不舒，郁而化火，所以肝火上炎至目系，火热之邪壅塞经脉，气血闭阻，经气不通，不通则痛。肝与胆相表里，故本穴又能疏肝解郁，散上炎之火，通则不痛。

脑空：在头部，当枕后隆凸的上缘外侧，头正中线旁开 2.25 寸，平脑户。《素问》曰："胆者，中正之官，决断出焉。"喜疏泄而恶抑郁，胆失疏泄，则胆气郁滞，郁久则生热。脑空为胆经穴位，足少阳、阳维之会，为脑之空隙，易招风热之邪侵犯，风热袭于脑空，循经下胆，引动胆腑郁热，逆行上炎至目，清窍闭阻而痛。泻此穴疏解外风内热，清窍通畅则目痛可解。

上星：在头部，当前发际正中直上 1 寸。上星为督脉穴位，如星悬天，清辉四布，能明目，烦热顿除。风热侵袭头面，清空不利，壅塞目之脉络，灼伤目珠，目红赤而灼痛。刺本穴或以三棱针放血，清空风热之邪随针而散，脉络通畅，目赤痛得愈。

龈交：在上唇内，唇系带与上齿龈的相接处。龈交为足阳明、督、任脉常相交会之地，督主一身之阳，任主一身之阴，"阴平阳秘，精神乃治"。若感受风热之邪，或肺胃热盛，循经上扰，邪热袭目，而致目痛。取此穴以泻阳济阴，引胃火阳热下行，使阴津行经上济，治目热赤痛之症。

申脉：在足外侧部，外踝直下方凹陷中。申脉为膀胱经穴位，八脉交会穴，通阳跷脉。膀胱经起于目内眦，下行至足；阳跷脉起于申脉，上行至目内眦与膀胱经、阴跷脉相会。外邪客于阳跷脉，循经至目，目为所伤，赤痛难忍。取本穴清热通经，引邪热下行，目得解脱则不痛。

攒竹：在面部，当眉头陷中，眶上孔或眶上切迹处。太阳主表，风热之邪侵袭，先入太阳，沿经走窜，舍于目窍，风热相搏，上焦气壅，则目赤疼痛。攒竹为足太阳膀胱经穴位，位于目眶之上，刺之可疏通局部及太阳经经气，清热祛风止痛。

合谷：在手背，第 1、第 2 掌骨间，当第 2 掌骨桡侧的中点处。合谷为手阳明大肠经原穴，阳明为多气多血之经，原穴为经气会集之处，故合谷为气血汇聚之大穴。手阳明经相接于足阳明经，胃火炽盛可循经上炎于目，发为目痛，手阳明经亦可为邪热所侵，经气运行不畅。泻合谷为上接经取穴，可清阳明经邪热，行气活血，通经活络，经络通气血行则目痛可除。

头临泣：在头部，当瞳孔直上入前发际 0.5 寸，神庭与头维连线的中点处。头临泣为胆经穴位，又是足太阳、足少阳、阳维三脉之交会穴。阳维脉起于外踝下足太阳之金门穴，上行至头项，经眉上，故若阳维脉有热，可循经上行于头目，扰乱清窍，发为两目眉头痛。本穴为局部取穴，又能清宣胆经、阳维脉、膀胱经邪热，使之不能袭目为患。

太溪：太溪为肾之输穴。肝开窍于目，目得血而能视，若肝血不足，阴液亏乏，则肝阳上亢，虚火上炎，血虚失荣，致目胀痛而涩。肝肾同源，精能化血，太溪为滋肾精的重要穴位，补精血以制虚阳，清虚热养肝血，则目无痒痛之苦。

目赤

【症状】

目赤俗称"火眼"、"红眼"。是指双眼（或单眼）白睛红赤而言。根据病因、病症等不同特点分别又有"暴风客热"、"天行赤眼"、"赤丝虬脉"、"白睛黄赤"、"赤痛如邪"等名称。

目赤可由外感风热，天行时邪，邪热伏络，酒毒内蕴，肝胆火盛及肝肾阴虚所致。

本证在现代医学中急性结膜炎、急性传染性结膜炎、结膜血管破裂等病症中出现。

【取穴】

目赤可取曲池、后溪、天柱、京骨、照海、颧髎、内关、大陵、支沟、解溪。

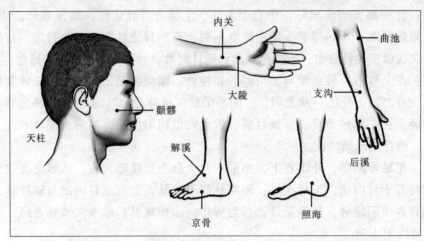

目赤取穴

【精解】

曲池：屈肘成直角，在肘横纹外侧纹头与肱骨外上髁连线中点。曲池为大肠之合土穴，所入为合，是手阳明经气由浅入深的地方，阳明经多气多血，本穴可清泄阳明经气血中邪热。风热之邪侵袭，先入肺卫，邪客于目，则白睛红赤，热泪如汤，羞明隐涩。根据五轮分脏，白睛属肺，肺与大肠相表里，取曲池而泻之，导肺经之热，入大肠而解。

后溪：在手掌尺侧，微握拳，当小指本节（第5指掌关节）后的远侧掌横纹头赤白肉际处。后溪为小肠之输木穴，小肠经循行上目，又心与小肠相表里，心经亦系于目，若小肠经有热，可循经上炎至目而致目赤。木生火，火为木之子，泻木穴则火源不足，其焰自熄，无火焚为患，则白睛自复其色。

天柱：在项部大筋（斜方肌）外缘之后入发际0.5寸，约当后发际正中旁开1.3寸。风热之邪侵袭太阳经，经脉被风热之邪所壅塞，经气不通，病邪逆行客目，白睛为风热所蒸，红赤灼热。天柱为膀胱经在头后穴位，刺之可通经活络，使太阳经气冲关破碍畅行直下，经气畅则客于目之邪渐散，白睛复原。

京骨：在足外侧部，第5跖骨粗隆前下方，赤白肉际处。京骨为膀胱经原穴，膀胱虚实之证皆可取之。风热侵袭所致之目赤，膀胱经亦为风热之邪所乘，作为远端循经取穴，泻京骨可行气导滞，引导经气向下正常运行，疏风散热，若再配以近端睛明、天柱，其效更佳。

照海：在足内侧，内踝尖下方凹陷处。肝藏血，肾藏精。久病体虚之人，肝血不足，肾精亏损，精血不能上承于目，目失所养；阴血虚则不能制阳，虚火上炎，发为白睛淡红，腰膝酸软，五心烦热，潮热盗汗，脉细数。照海为肾经在足穴位，远端循经取之，功能补肾添精，精血同源，精血足则目得所养，并可配加肝俞，以增滋补肝血之功。另一方面，阴跷脉起于照海，上行至目内眦，肾精充足则能循阴跷上输滋养于目。

颧髎：在面部，当目外眦直下，颧骨下缘凹陷处。颧髎为小肠经穴位，颧髎者，颧下之空隙也，气血游行之所。小肠经热盛，循经攻于目而致目赤，颧髎穴下必亦为邪热所壅，刺以泻法，疏通目下䏚部经脉，慢慢出针，令邪热得以排出，则热可消矣。

内关：在前臂掌侧，当曲泽与大陵的连线上，腕横纹上2寸，掌长肌腱与桡侧腕屈肌腱之间。内关为心包经络穴，通于三焦经。三焦经有支脉至目，若三焦热盛，则可循经上目而致目赤。取本穴可泄三焦之热，使之不扰于目。内关用于泄三焦经热时，应透外关，平衡阴阳；治疗心胸疾患时，则浅刺半寸即可。

大陵：在腕掌横纹的中点处，当掌长肌腱与桡侧腕屈肌腱之间。大陵为心包之输、原穴，属土。心包本身并无支脉与目相连，心包与三焦相表里，而三焦经上行至目，故心包通过三焦经与目联系。若心包经有热，热盛传于三焦经，通过三焦经循行袭于目而致目赤。"实者泻其子"，泻心包之子穴大陵，清泄心包经邪热，使之不传于三焦，目无热则不赤。

支沟：在前臂背侧，当阳池与肘尖的连线上，腕背横纹上3寸，尺骨与桡骨之间。三焦属火，支沟为三焦之经穴，亦属火。三焦主一身气化功能，若三焦气化不利，气滞不通，郁而化火，循经上攻于目而致目赤。泻火经之火穴，消散其邪热，通畅其经气，邪热散则目赤可解。

解溪：在足背与小腿交界处的横纹中央凹陷处，当拇长伸肌腱与趾长伸肌腱之间。胃经起于鼻根部，过内眦之睛明穴，其经别上行至目眶下，连于目系。饮食不节，或过食辛辣肥甘之品，可致胃内生湿生热，久而化火；若复感风热之邪，留滞不去，循经下行至胃，引动胃火，再循经上蒸于目，"人身之火，唯胃最烈"，故目赤肿痛，眵多黏结，眼涩难睁。解溪为胃经之经穴，属火，可泻上炎之火，引火下行使目不受火热蒸灼之苦。

目如欲脱 （眼珠胀痛）

【症状】

目如欲脱是指眼珠胀痛突起，或痛如欲脱的症状。

目如欲脱可由风热火毒攻目；或肝胆火邪亢盛，热极生风，风火攻目；或脾湿生痰，痰瘀化热生风，肝风痰火，流窜经络，上扰于目所致。

本证可在现代医学中化脓性炎性突眼、青光眼等病症中出现。

【取穴】

目如欲脱可取攒竹、天柱、昆仑、百会。

【精解】

攒竹：在面部，当眉头陷中，眶上孔或眶上切迹处。攒竹为膀胱经在眉头穴位，太阳主表，风热之邪侵袭，先入太阳，搅乱经气，壅塞经脉，逆经走窜，滞于目窍，风热与气血相搏，气机壅滞，发为眼珠胀痛突起，如欲脱落。本穴可疏散目周风热之邪，使肿痛消散于无形。

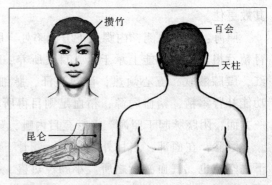

目如欲脱取穴

天柱：在项部大筋（斜方肌）外缘之后入发际 0.5 寸，约当后发际正中旁开 1.3 寸。天柱为膀胱经穴位，最擅清利头目，通畅太阳经气。如风热袭于太阳，与气血相搏，卫气阻而不行，滞于目内所致之目如欲脱，取天柱疏调太阳经脉，卫气畅行，目内阻滞之气消散，而无目脱之苦。

昆仑：在足部外踝后方，当外踝尖与跟腱之间的凹陷处。昆仑为膀胱经穴位，所行为经，阳经属火。已知太阳主表，风热之邪先入太阳，邪壅经脉则经气运行不畅，郁而化火，风火逆乱经脉，循经骚扰于目，风热火毒壅塞气机，则目如欲脱。泻火穴以散经脉之火热，是谓正治，火热散则拨乱反正，经气正常循经运行，上病下取，目证可消。

百会：在头部，当前发际正中直上 5 寸，或两耳尖连线中点处。百会为督脉穴位，手、足三阳、督脉之会，又称三阳五会。膀胱经与督脉会于此穴，故可疏风清热，治疗风热袭目所致之目如欲脱；又肝经"与督脉会于巅"，肝胆火邪亢盛，热极生风，风火攻目亦可致目如欲脱，刺此穴又可泻上炎之肝火，治疗肝阳上亢之目如脱。

目不能视

【症状】

目不能视是指暴盲，指眼外观端好，猝然一眼或双眼视力急剧下降，甚至失明的严重眼病。如《证治准绳》中所说："暴盲，平日素无他病，外不伤轮廓，内不损瞳神，倏然盲而不见也。"

目不能视可由热入营血，肝火上逆，阴虚火旺，及气血瘀阻，导致血不上荣而引起。临床上当审因论治，采取积极措施，不可贻误病情，诚如《审视瑶函》中所说："其证最速而异，……急治可复，缓则气定而无用。"

本证可在现代医学中视网膜中央血管阻塞及急性视神经炎等病症中出现。

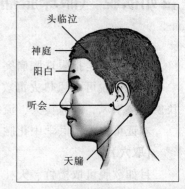

目不能视取穴

【取穴】

目不能视可取神庭、听会、头临泣、阳白、天髎。

【精解】

神庭：在头部，当前发际正中直上 0.5 寸。神庭为督脉穴位，为足太阳、足阳明、督脉之会。外感热邪，内传脏腑，以致邪热内炽，营阴骤耗，发为目不能视。取本穴泻太阳以解表，理督脉以泄热，调胃经以和营，治疗热邪骤伤营阴之目不能视。

听会：在面部，当耳屏间切迹的前方，下颌骨髁状突的后缘，张口有凹陷处。听会为胆经穴位。因暴怒愤懑，肝之气火上炎，神珠受损而致暴盲。肝胆相表里，肝火盛则胆火亦燃，而胆之经脉从耳后入耳中，出走耳前达于目眦。本穴位于耳前，泻之可清泻肝胆上炎之火，火熄则耳聪目明。

头临泣：在头部，当瞳孔直上入前发际 0.5 寸，神庭与头维连线的中点处。头临泣为胆经穴位，本穴正在睛之上，居高临下，而泪出为泣，故名临泣。肝胆皆喜疏泄而恶抑郁，若疏泄失常，气郁不畅，郁久化火，分别循经上冲于目，伤于目系，而目不能视。取本穴散肝胆上炎之火，火散则目能视。

阳白：在前额部，当瞳孔直上，眉上 1 寸。阳白为胆经穴位，手阳明、足阳明、少阳、阳维五脉之会。火热属阳，其色赤，白为寒色，穴有散热之能，故名。可治一切热邪犯目所致目疾。肝气不舒，郁而化火，肝火上炎至目系，目不能视，肝胆同治，取本穴以泻肝火；嗜好烟酒，恣食肥甘，胃中痰热内生，上壅目窍，本穴通于阳明经，故又能清化痰火。

天牖：在颈侧部，当乳突的后下方，平下颌角，胸锁乳突肌的后缘。天牖为三焦经穴，《难经》曰："三焦者，原气之别使也，主通行之气，经历于五脏六腑。"若三焦之气滞，上焦失于宣发，造成目之经脉气血不通，血不上荣，目失所养而致目不能视。本穴位于颈部，为三焦宣散开发之门户，取而泻之，转户枢开天牖，经脉通畅，则目受血荣。

目珠上视

【症状】

目珠上视又称目珠上牵、两目上吊，俗称翻白眼，是指两眼极度上视，而致黑睛隐于上睑，露出白睛的症状，属目系气机失和为患。常伴有昏仆，不省人事，牙关紧闭，角弓反张，四肢抽搐，或兼有高热、尖叫等。

《内经》云："诸风掉眩，皆属于肝。"故可知本证与肝关系密切；肝失疏泄，气郁犯脾，不能运化水湿，聚湿成痰，痰迷清窍；而肝肾同源，所以目珠上视主要是由肝、脾、肾三脏功能失调引起的。亦有因高热伤津，而津血同源，津伤则血虚，血虚生风而发。由先天因素所致者，则多在怀胎之时，脏气失调，痰浊内生，胎气受损而发生，定期发作，甚难治愈。

本证可在现代医学中的癫痫、高热所致抽搐等病症中出现。

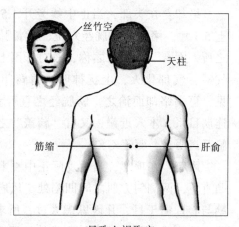

目珠上视取穴

【取穴】

目珠上视可取筋缩、丝竹空、肝俞、天柱。

【精解】

筋缩：在背部，当后正中线上，第 9 胸椎棘突下凹陷中。筋缩为督脉穴位，肝主筋，开窍于目，目系亦为筋。因积劳久病，耗伤阴精，肝肾阴虚，目系失养；阴虚而不能制阳，肝阳偏亢，肝风内动，牵引目系而目珠上视。督之络入系于目，本穴主筋病，两旁为肝俞，故取之可平肝柔筋，目系弛缓。

丝竹空：在面部，当眉梢凹陷处。丝竹空为三焦经穴位，位于眼周"外维"部，与胆气相通，刺之能疏解冲目之上焦风火，又能泻胆平肝，"外维"气机平和，则目得正视。

肝俞：在背部，当第9胸椎棘突下，旁开1.5寸。肝俞为肝在膀胱经之背俞穴，一般来说，背俞穴滋补作用往往强于清泄功能，肝俞亦如此，擅养血柔肝，滋阴潜阳。若肝阴血不足，则目失所养，目之筋脉无血充润；而阴虚则阳亢，血虚又生风，风阳循经上扰，目系急而吊睛上视。取此穴以补肝之阴血，养目柔筋，目得肝血而能视；阴血足则内风无以生，虚阳受制而下潜，无力牵目上翻。向下斜刺5分，深恐危险，或向脊柱方向斜刺或平刺。

天柱：在项部大筋（斜方肌）外缘之后入发际0.5寸，约当后发际正中旁开1.3寸。天柱为膀胱经穴位，位于头后，功能疏风清热，又可开窍醒神。对于感受风热之邪，内传入气血，耗伤阴血所致之目珠上视，不省人事，取本穴以清热醒神，本穴又位于筋中，且可缓解筋急。

目妄见（幻视）

【症状】

目妄见非指目之疾患，乃心神之病，是指神志失常，所见悖于常理，发癫发狂之证。

目妄见可由痰气郁结，痰火上扰，肝胆郁火，瘀血内阻，及心脾两虚所致。目妄见而狂乱不安，骂詈歌笑，喧扰不宁者为狂证；目妄见而情志不乐，语无伦次，善悲欲哭者为癫证。

本证相当于现代医学中精神分裂症。

【取穴】

目妄见可取络却、风府、天柱、肺俞。

【精解】

络却：在头部，当正中线旁开1.5寸，前发际直上5.5寸。络却为膀胱经穴位，近督脉与肝经会于巅之所，因有"强阳"之称，故对于因七情内伤，肝胆气滞，气郁化火，上扰神明，清窍闭阻所致之目妄见，可泻络却而治之。膀胱经之直行者，从巅入脑，连属目系，本穴近巅，又有"脑盖"之名，故又能醒脑开窍明目，驱逐幻象。

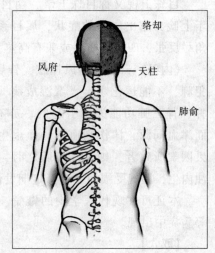

目妄见取穴

风府：在项部，当后发际正中直上1寸，枕外隆凸直下，两侧斜方肌之间凹陷处。风府为督脉穴位，深部为枕骨大孔，深刺有生命危险。脑与心皆痛于目，凡因思虑太过，所求不得，或因惊恐，气血逆乱，脾不运湿，气滞津聚，结而成痰，痰迷元神心窍，神明不用而致目妄见，可取本穴，因为本穴通于脑，又为督脉、阳维之会，刺之能温阳健脾豁痰，醒神开窍。

天柱：在项部大筋（斜方肌）外缘之后入发际 0.5 寸，约当后发际正中旁开 1.3 寸。膀胱经起于目内眦，本穴位于头后，前病后取，可泄困目之邪热。膀胱与肾相表里，肾阴虚则肝血不足，肝阳上亢，横逆犯脾则脾不运湿，湿聚成痰，风痰上扰清窍，"狂见鬼"。取本穴滋阴以潜阳，风阳降痰湿化，则目见正常。

肺俞：在背部，当第 3 胸椎棘突下，旁开 1.5 寸。肺俞为膀胱经之背俞穴，肺藏魄，"并经而出入者谓之魄"，肺精气不足则魄散，目妄见。取本穴以补肺之精气，魄得安居于肺则目见如常。肺主气，气滞则血瘀，湿聚成痰，故取肺俞穴又可行气导滞，气行则无邪壅之患，清窍亦得通畅。

青盲（视神经萎缩）

【症状】

青盲是指眼外观端好，而视力渐降至盲无所见的眼病。如《诸病源候论》所云："青盲者，谓眼本无异，瞳子黑白分明，直不见物耳。"

青盲可由肝肾两亏或禀赋不足引起，精血虚少，不得荣目，致目窍萎闭，神光遂没；或心荣亏虚，目窍失养，神光衰竭；或脾肾阳虚，精微不化，目失温养，神光渐失；或情志抑郁，肝气不舒，玄府郁闭，致神光不得发越；或头眼部外伤，及肿瘤压迫，致脉道瘀阻，玄府闭塞而神光泯灭。

本证相当于现代医学中的视神经萎缩。

【取穴】

青盲可取商阳、承光、目窗、瞳子髎、上关。

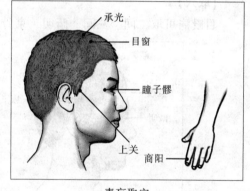

青盲取穴

【精解】

商阳：在手食指末节桡侧，距指甲角 0.1 寸。商阳为大肠手阳明之井金穴，为金经之金穴。若年老体衰，则肝肾亏虚，精血不足，神珠失养，目窍萎闭，渐至青盲。"虚者补其母"，依理当补其之母经母穴——肺之经穴经渠，但恐其生精生血之力不足，而肺与大肠相表里，且大肠为多气多血之经，故以大肠之井金商阳代之，补肾益精。肾精充足则肝血旺盛，目窍得养，"肝受血而能视"。

承光：在头部，当正中线旁开 1.5 寸，前发际直上 2.5 寸。承光为膀胱经穴位，承天之光，从穴名可知其与目有关。膀胱经起于目内眦，又有分支连目系，而肾无经脉与目相连，故可通过表里经脉输精于目。膀胱经受邪，经脉不通，则肾精不能上注于目，目失荣养，神光渐失。取本穴通经活络，使膀胱经气畅行，输光明于目，神光可复。

目窗：在头部，当前发际直上 1.5 寸，头正中线旁开 2.25 寸。目窗为胆经穴位，又是足少阳、阳维之会。若情志抑郁，闷闷不乐，久而肝气不舒，玄府郁闭，以致神光不得发越。肝胆同治，疏胆即疏肝，取本穴疏利胆之气机，使肝胆疏泄功能正常。本穴如目之窗，窗启则玄府清明，神光澄澈。

瞳子髎：在面部，目外眦旁，当眶外侧缘处。瞳子髎为胆经起始穴，手太阳、手少阳与胆经之会。本穴近目外眦，刺之以疏肝利胆，调和目系，输肝血以养目，目受肝血而能视。

上关：在耳前，下关直下，当颧弓的上缘凹陷处。上关又名客主人，为胆经穴位，穴在耳前骨上，开口有空，动脉宛宛中，张口取之，手少阳、足少阳、阳明之会。木旺生火，火旺生风，风火相助，上蒸目系，致脉道瘀塞，神光蒙蔽。取本穴以泻其风火，邪去则目系脉道通，视物如常。

目眦痛

【症状】

目眦即大小两眦，为上、下胞睑的内、外侧联合处。大眦又名内眦，小眦又名外眦、锐眦。目眦痛，是指目眦一侧或双侧疼痛，颜色正常或红赤的症状。

目眦属五轮中的血轮，内应于心。由于心与小肠相表里，故目眦痛与心和小肠有关。又根据经脉循行，胃经过内眦部睛明穴，小肠经支脉上至目锐眦，膀胱经起于目内眦，三焦经支脉过目内眦及锐眦，胆经起于目锐眦，以上诸经之气血，皆至目眦，目眦得气血滋养而功能正常。若经气不畅，气滞不通，不通则目眦痛；若气滞久而化火，火攻于目眦，则目眦疼痛，其色红赤。

【取穴】

目眦痛可取二间、三间、睛明、京骨、颔厌、悬颅、悬厘、风池等。

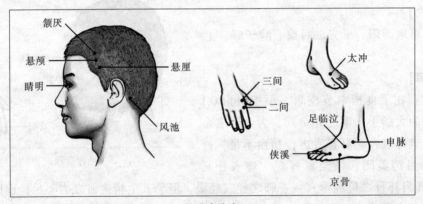

目眦痛取穴

【精解】

二间：微握拳，当手食指本节（第2掌指关节）前桡侧凹陷中赤白肉际处。二间为大肠经之荥水穴，大肠属金，故为本经子穴。大肠经上行头面，与足阳明胃经相接，而胃经过目内眦。若饮食不节，胃中积有湿热，头面复感风热之邪，循经入胃，引动胃中湿热，逆经上蒸，至目内眦，蒸灼气血，致经脉不通，发为红肿疼痛。"实者泻其子"，据接经之法，泻二间以散蒸目之湿热之邪，湿热去则内眦痛可消。

三间：微握拳，在手食指本节（第2掌指关节）后桡侧凹陷处。三间为大肠经穴位，所注为输木穴。手足阳明同为多气多血之经，两经相接，一经热盛，即传他经，气血逆阻，经气不通，故两经穴位皆可取以泻之。胃火循行上蒸于目内眦所致之目眦赤痛，上病下取，可取本穴釜底抽薪，泻上蒸之火，以复目之安宁。

睛明：在面部，目内眦角稍上方凹陷处。睛明为膀胱经起始穴，下为内眦。卫气起于睛明穴，循头下项，剽悍滑利，抵御外邪。若卫外不固，风热之邪侵袭，先入太阳，而膀胱经起于目内眦，故风热可滞于内眦为患，发为"内眦赤痛"。取本穴为局部取穴，疏经通络，可散内眦之壅热，又可激发卫气，使其行脉外而驱风散邪，风热散则赤痛止。

京骨：在足外侧部，第5跖骨粗隆前下方赤白肉际处。膀胱经起于目内眦，止于足。风热侵袭，先入太阳，致太阳经风火壅盛，火性炎上，风性轻扬，循经上犯目内眦，风火与气血相搏，发为目内眦红肿疼痛。京骨为膀胱经原穴，上病下取，刺之激发膀胱经原气，散太阳经风火，引火下行，经气通畅，目无邪扰，遂安。

颔厌：在头部鬓发上，当头维与曲鬓弧形连线的上1/4与下3/4交点处。颔厌为胆经穴位，胆经起于目锐眦，三焦经止于目锐眦，胃经过目内眦，本穴为手少阳、足少阳、足阳明之交会穴，故与目眦关系极为密切。无论胆气失畅，郁而化火，上攻锐眦；或三焦气机失调，导致三焦火盛，循经传于目外眦，可取本穴以泻之，或以三棱针放血，则郁火可散，眦痛可除。

悬颅：在头部鬓发上，当头维与曲鬓弧形连线的中点处。悬颅为胆经穴位，亦为手少阳、足少阳、足阳明之会。擅泻三经郁火，其理与上穴相同。

悬厘：在头部鬓发上，当头维与曲鬓弧形连线的上3/4与下1/4交点处。悬厘为胆经穴位，亦是手少阳、足少阳、足阳明交会穴，意同颔厌。

风池：在项部，当枕骨之下，与风府相平，胸锁乳突肌与斜方肌上端之间的凹陷处。风池为胆经穴位，又是足少阳、阳维之会。足少阳经起于目锐眦，其分支又至目锐眦，其经别系目系，并于足少阳经会合于目锐眦，故目眦与胆经关系至为密切。本穴名为风之池，言其擅治风邪，对于风热侵袭目眦所致之目眦痛，可散外风而治之；对于因肝血不足，血虚生风，内风逆于目眦所致之目眦痛，又能平肝息风，降其虚火而除之。

足临泣：在足背外侧，当足4趾本节（第4趾关节）的后方，小趾伸肌腱的外侧凹陷处。足临泣为胆经穴位，胆经起于目锐眦，至此所注为输，目流泪落于此，故亦名临泣。胆属木，木主生发，如生发太过，胆气上逆，壅于目眦而造成气滞不通，不通则痛，但其色不变。阳输木，泻木经木穴，使之生发不致太过，胆之经气条畅，气通则不痛。

侠溪：在足背外侧，当第4、第5趾间，趾蹼缘后方赤白肉际处。侠溪为胆之荥水穴。《素问》曰："胆者，中正之官，决断出焉。"胆喜疏泄而恶抑郁，如情志不舒，胆气郁滞，郁久化火，循经上炎，阻于锐眦，经脉壅塞，气血不通，红肿疼痛。水克火，取侠溪以制上炎之火，引火下行，火散则气血通畅，目眦痛得以消除。

太冲：在足背侧，当第1、第2跖骨结合部前下凹陷处。太冲为肝经穴位，所注为输。肝开窍于目，受血而能视，其经脉直达目系，输肝血以养目。如肝气不舒，气郁化火，火沿经脉上注于目，目为火塞，气血不通，两眦虽属心，但按八廓分脏，内眦却与肝有关，气血不通则内眦络阻，发为眦痛。取太冲以疏肝理气，清热止痛，气通火泻则痛可止。

申脉：在足外侧部，外踝直下方凹陷中。申脉为膀胱经穴位，八脉交会穴，通阳跷脉。膀胱经起于目内眦，下行至足；阳跷脉起于申脉，上行至目内眦与膀胱经、阴跷脉相会，故本穴气通目内眦。若风热之邪侵袭太阳，太阳经气为邪所壅而逆乱，风热泛于内眦而赤痛；或阳跷气盛，塞闭于内眦，气血不通，内眦疼痛而色不变。泻申脉既可疏散太阳经风热之邪，邪热散则赤痛消；又能降阳跷浮气，使目眦不患气滞之痛。因此，上病下取，泻申脉以治"令人目痛从内眦始"。

目不明 （眼花）

【症状】

目不明俗称"眼花"，是指外眼无异常，而视力减退，以致视物不清、昏暗不明而言。

目不明可由湿热痰浊内蕴，上犯清窍；或情志不舒，气滞血瘀；或肝肾不足，精血亏耗；或命门火衰，元气亏耗所致。

现代医学中的脉络膜、视网膜炎、玻璃体退变、慢性球后视神经炎等病症中可出现此症。

【取穴】

目不明可取丘墟、脑户、偏历、手五里、中渚、涌泉等。

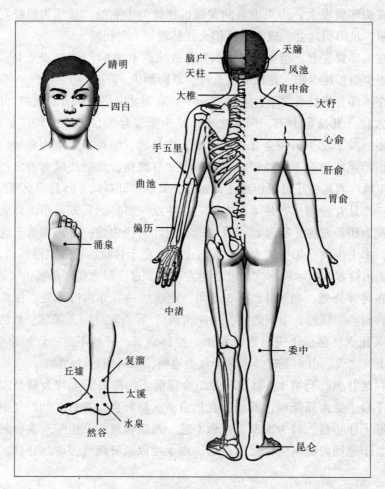

目不明取穴

【精解】

丘墟：在外踝的前下方，当趾长伸肌腱的外侧凹陷处。胆为中精之府，"血气衰而肝叶薄，胆汁减"，胆汁减则目不明。丘墟为胆经原穴，为胆之经气汇聚之地，取之可疏胆理气，使胆正常渗润精汁，养润于目，目得濡养而视物清明。本证短时难复，需较长期治疗。

脑户：在头部，后发际正中直上 2.5 寸，风府上 1.5 寸，枕外隆凸的上缘凹陷处。脑户为督脉穴位，足太阳、督脉之会。督主一身之阳，经脉分支至巅顶和目内眦而与膀胱经相会。因年老体衰，倦劳过度，久病失养，元气耗损，而致命门火衰，视物不明。可取本穴以补助元阳，温养于目。再者，本穴为脑之门户，阳经之气入脑之所，而《素问》曰："头者精明之府。"为目之根本，故取本穴又可清脑明目。

偏历：屈肘，在前臂背面桡侧，当阳溪与曲池连线上，腕横纹上 3 寸处。偏历为大肠之络穴，别走太阴。肺主气，朝百脉，气能推动血行，气血并行全身，则目亦得其温煦濡养。若肺气不足，以致目失温养，则昏暗不明，此即《灵枢》所谓："气脱者，目不明。"本穴通于肺，取之可补益肺气，促进肺气运行全身，气行则血行，目得温养而视物清明。

手五里：在臂外侧，当曲池与肩髃连线上，曲池上 3 寸处。手五里为大肠经穴位。肺与大肠脏腑相合，互为表里。小肠浊物下注大肠，化为粪便，有赖肺气肃降，以推送其排出体外。若大肠积热，腑气不通，影响肺失肃降，湿热聚于眼而致目不明。取本穴以泄大肠经积热，通经活络，经气畅则腑气通，肺之肃降功能正常，湿热泄而目视清楚。

中渚：在手背部，当环指本节（掌指关节）的后方，第 4、第 5 掌骨间凹陷处。中渚为三焦经穴位，所注为输。目内所涵神水，由三焦而发源，三焦主一身之气机，若三焦之气不畅，气郁化火，火盛则水枯；火盛则循经上扰，目为火困，视物不清。本穴为火经之木穴，泻之则火无木可燃，神水渐盛，视物清晰可辨。

涌泉：在足底部，蜷足时足前部凹陷处，约当第 2、第 3 趾趾缝纹头端与足跟连线的前 1/3 与后 2/3 交点上。涌泉为肾之井木穴。肝肾阴虚，精血耗损，精气不能上荣，目失濡养以致视物不清。本穴位于人体最下之处，乃人之根本，取之可培补肾精，本穴属木，又具生发之象，可输精于目以濡养神珠，目得精血养护而能视物清晰。

睛明：在面部，目内眦角稍上方凹陷处。睛明为膀胱经起始穴，又是手足太阳、足阳明、阴阳跷五脉之会。五脉之气血，皆上注于目，目得濡养而能视；相反，若五脉为邪所乘，又皆可循经上扰于目，目为邪壅塞，视物昏渺。本穴位于目内眦，作为局部取穴可疏通经络，散邪通滞；若目失濡养，则可引诸经之气血，上济于目。故本穴为治目病之要穴，无论阴阳虚实，皆可取之，刺后目明，疗效甚佳。

天柱：在项部大筋（斜方肌）外缘之后入发际 0.5 寸，约当后发际正中旁开 1.3 寸。目在前，而天柱位于头后，头后项背为太阳经分野。风热侵袭，先入太阳。风热入于经脉，与经气交结，不能循经下行，反逆经而上，过头至目，目内眦为经脉所出之处，风热壅阻目络，致使气血运行不畅，视物不清。前病后取，泻天柱于头后，以疏风散热，行气通络，经气通畅则壅目之邪可散，目复清晰。

大杼：在背部，当第 1 胸椎棘突下，旁开 1.5 寸。风热之邪最易侵犯膀胱经，膀胱经又起于目内眦，若膀胱经内风热壅盛，即易逆经上炎至目，风热阻目，气血瘀滞，目视物不清，故《银海指南》有"治目不可不细究膀胱"之说。大杼为膀胱经穴位，为本经离项入背之始，取之可疏导膀胱经内逆行之气，使之通畅下行，并能散风清热，祛目内郁滞之邪，目内气血通畅，神光复原，则目视物清晰而不昏乱。

心俞：在背部，当第5胸椎棘突下，旁开1.5寸。《素问》中说："诸血者，皆属于心"，"诸脉者，皆属于目"，故可知心主全身血脉，脉中之血受心气推动，循环全身，上输于目，目受血养，才能维持视觉。而心神在目，发为神光，神光深居瞳神之中，才能明视万物。若心血不足，心营亏损，血不养睛，神光耗散，故病目不明。心俞为心之背俞穴，功能滋养心阴，补血安神，按俞募配穴法，同时取心之募穴巨阙，则补心养血之力更强，心血充足，则神光通彻，视物毫发可辨。

肝俞：在背部，当第9胸椎棘突下，旁开1.5寸。《素问》中载："东方青色，入通于肝，开窍于目，藏精于肝。"肝又藏血，所以肝血能源源不断地输送至眼，使眼受到滋养，从而维持其视觉功能。若肝血不足，血不能上濡目窍，目失血养，故视物不清。肝俞为肝在膀胱经之背俞穴，功可滋阴补血，"肝受血而能视"，亦可配肝之募穴期门，则补血之效更佳。

肾俞：在腰部，当第2腰椎棘突下，旁开1.5寸。肾俞为膀胱经背俞穴。因年老体衰，倦劳过度，久病失养，而致肾阳耗损，髓海不温而不能养目，出现视物昏暗、形寒肢冷、夜尿频多、腰膝酸软等症。可取肾俞以温补肾阳，填充元气，命门火旺则髓海温暖，水不凝涩，而目得精养，精力充沛而目光犀利。亦可采用灸法，穴得艾温，助阳之力更著。

委中：在腘横纹中点，当股二头肌腱与半腱肌肌腱的中间。委中为膀胱经穴位，所入为合。膀胱主贮藏津液，行气化水，水之余为尿，由膀胱排出。若湿热之邪蕴结膀胱，则膀胱气化功能失调，水液潴留，湿热泛滥于上，蒸于清窍则视物昏花。本穴属土，土气壅盛则水道不通，今泻其土穴，疏通水道，清瘀除滞，水道通畅，湿热随水之余得以泄出体外，则清窍塞开，视物清晰。

昆仑：在足部外踝后方，当外踝尖与跟腱之间的凹陷处。昆仑为膀胱经穴位，所行为经。古人认为，中国之山，无大于昆仑者，而太阳自睛明而下，行于外踝之后，所过之穴，其骨而峙起者，无如外踝之大也，故外踝之后穴名以昆仑。阳经属火，故擅泄本经之湿热，并能促进膀胱气化功能，行气化水。对于因膀胱湿热上犯，蒸郁清窍而致之目不明，可取本穴以引湿热下行，目得解脱而视物无碍。

水泉：在足内侧，内踝后下方，当太溪直下1寸，跟骨结节的内侧凹陷处。肾主藏精，精能生髓，脑为髓海，目系上属于脑。肾精充沛，髓海丰满，则思维灵活，目光敏锐。反之，如朱丹溪所谓"目疾所因，不过虚实，虚者昏花，由肾经真水之亏"，若肾精不足，髓海不充，则双目昏花，视物不清。水泉为肾之郄穴，功可补肾益精，滋阴填髓，髓充目得髓养，则目力复原。

复溜：在小腿内侧，太溪直上2寸，跟腱的前方。复溜为肾经穴位，所行为经。肾藏精，生髓，脑为髓之海。若肾阴精不充，髓海空虚，无精以养目系，则视物昏矇，如隔轻纱薄雾。阴经金，肾属水，金生水，故为本经母穴，据子母补泻法，补本穴以滋肾水，生髓充脑，目得髓养而视物如初。

大椎：在后正中线上，第7颈椎棘突下凹陷中。大椎为督脉由背上项穴位，又是手、足三阳与督脉之交会穴。督主一身之阳，若有一阳经热盛，即可传及督脉，则督脉之阳亦亢，督脉上头，其支脉至目，故督之火亦可流溅于目，目受火灼而视物不清，或眼前黑花飞舞。本穴又与足三阳经气汇聚，故为阳中之阳，泻之能清督热以凉血，平虚亢之阳。亦可以皮肤针扣刺后拔罐放血，泻血清热，阴阳平和则目无火扰。

曲池：屈肘成直角，在肘横纹外侧纹头与肱骨外上髁连线中点。曲池为大肠之合土穴，土生金，为本经母穴。阳明为多气多血之经，"阳明为目下纲"，手阳明大肠经至目下以养目系。若大肠经气血不足，目失供养，可有目不明之证。"虚者补其母"，取本穴以补助阳明气血，使之充盛，上注于目，目得气血供养而能视。

四白：在面部，瞳孔直下，当眶下孔凹陷处。四白为胃经穴位。古人云："此穴在目下，故所治多目病。目病，自上来者属太阳，自外来者属少阳，自下来者属阳明，阳明多气多血，故目症宜泄胃经之热。"胃有积热，循经由下上蒸于目，则目不明。从解剖上看，本穴下为眶下孔，有眶下神经、动脉经过，故对眼病有特效。

肩中俞：在背部，当第7颈椎棘突下，旁开2寸。若心经有热，可传至与其相表里之小肠经，小肠经上行至目，故其热可沿经上犯于目，目受火烤，则眼前昏花，视物渺渺。肩中俞为小肠经穴位，小肠经气由此输注于大椎，大椎为诸阳之会，擅泄诸阳之热，泻肩中俞，能通大椎之气，使小肠经热邪至此而泄，不得上于目，目不为火困则视物正常。

天牖：在颈侧部，当乳突的后下方，平下颌角，胸锁乳突肌的后缘。天牖为三焦经穴位。三焦经为火经，若三焦气机不畅，气郁化火，易成燎原之势，循经上行至目，焰嚣于目而目不清。本穴为经火上行之要冲，中途截而泻之，则火不能上扰，目不为邪困而正常。

风池：在项部，当枕骨之下，与风府相平，胸锁乳突肌与斜方肌上端之间的凹陷处。风池为胆经穴位，乃在头之虚处，故按此穴疼痛，风之来易伤之。风热侵袭多入此穴，循胆经至目而目不明。本穴又为胆经离首入项之第一穴，故取之可通经活络，散风明目。

然谷、太溪：然谷在足内侧缘，足舟骨粗隆下方，赤白肉际处。太溪在足内侧，内踝后方，当内踝尖与跟腱之间的凹陷处。然谷、太溪皆为肾经穴位，然谷为荥穴，太溪为输、原穴。若肾精不足，阴水虚少，髓海空虚，目失所养；阴不足则阳偏亢，虚火上扰，故目视物不清。太溪为肾之输、原穴，肾虚之证尽可取之，补肾益精添髓，滋阴润目；然谷属火，取之可滋阴以降肾之虚火，则目系得养，且无虚火萦绕，故神水清澈，明察秋毫。

近视

【症状】

近视亦称能近怯远，是指视近清楚，视远模糊的症状。

近视有先天、后天之分，先天近视一般近视程度较高，晶状体变形，故难以治愈；后天近视又分为真性近视及假性近视，真性近视晶状体变形，也难以纠正；这里所说的近视是指假性近视，亦称青少年近视，是眼屈光不正造成的，经治疗可以改善或治愈。

　　近视常由于青少年学习、工作时不善使用目力，劳瞻竭视，耗气伤神所致；或肝肾亏虚，精血不足，目失所养而引起。如《银海精微》认为近视原因为"血虚气不足也"。

【取穴】

　　近视可取承泣、承光、水泉、瞳子髎、目窗。

【精解】

　　承泣：在面部，瞳孔直下，当眼球与眶下缘之间。承泣为胃经起始穴，又是任脉、阳跷脉、足阳明三经交会穴，是治疗近视的常用穴位。灯下阅读细字过久，目力过劳，久视伤血，或内伤劳倦，耗气伤神，神伤而气血亏损，神光不充，故远视不明。阳明为多气多血之经，取本穴可调

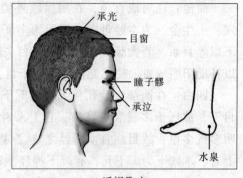

近视取穴

动阳明经气血，使之上充于目，神光得养而能视远。刺本穴时应先以压手将眼球上推，针稍向上斜刺，不提插、不捻转，得气即出，深不过 1 寸，刺后当感眼目明亮，视力较针前有大幅提高。

　　承光：在头部，当正中线旁开 1.5 寸，前发际直上 2.5 寸。承光为膀胱经穴位。人之远视依赖于神光，神光者，源于命门，为命门之火；《此事难知》中说："目能近视者，责其有水，不能远视者，责其无火。"故近视一证，与阳虚亦有关。膀胱经为巨阳，主一身之阳，起于目内眦，又有分支连目系，而承光者，承先天之光，以运于目。故取本穴可运命门火以温养神光，目有火而能远视。

　　水泉：在足内侧，内踝后下方，当太溪直下 1 寸，跟骨结节的内侧凹陷处。目之所以能视，有赖肝肾精血的滋养，肝肾充盛，则神水沛旺，视远犀利。若先天不足，肾精不丰，肝血不盈，复加目力过劳，伤气耗阴，则视近怯远，眼前黑花渐生，伴腰膝酸软，头晕耳鸣，夜眠多梦，脉细。水泉为肾之郄穴，功可补肾益精，滋阴填髓，肝肾同源，肾精得补则肝血亦生，目受精血，神水源泉不绝而能视远。

　　瞳子髎：在面部，目外眦旁，当眶外侧缘处。瞳子髎为胆经起始穴。手太阳小肠、手少阳三焦、足少阳胆三经皆上于目，本穴为三经之会，近目眦，气血于此相会以养瞳神，故名。作为局部取穴，可疏导三经气血，使之上注养目；三经皆属阳，"不能远视者，责其无火"，经脉通则三经阳气温煦瞳子，目能远视。

　　目窗：在头部，当前发际上 1.5 寸，头正中线旁开 2.25 寸。目窗为胆经穴位，足少阳、阳维之会。而胆经连于目，故与目关系密切。人视远赖于神光，神光又源于命门，通于胆，发于心，皆火之用事。若胆火不足，不温运肝血于目，神光虚弱而不能视远，可取本穴，助胆气，输胆火以温运肝血而护神光，遂可视远。

夜盲

【症状】

　　夜盲是指白昼视觉正常，入暮或居暗室之中，则视物不见或昏矇的症状。如《诸病

源候论》中描述："有人昼而睛明，至暝则不见物，世谓之雀目。"故又称"雀盲"，以少儿多患。

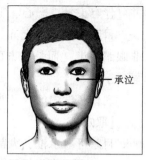

夜盲取穴

夜盲可由肝血不足，气血两虚及脾肾阳虚所导致。

现代医学认为，夜盲是由维生素 A 缺乏所引起，服用维生素 A 或含维生素 A 较多的食物可以治愈，如动物的肝脏等。

【取穴】

夜盲可取承泣。

【精解】

承泣：在面部，瞳孔直下，当眼球与眶下缘之间。承泣为胃经起始穴，又是任脉、阳跷脉、足阳明三经交会穴。饥饱无常，劳累过度，或思虑伤脾，中气不足，脾胃虚弱，脾运失司，则清阳之气不能升运，头目失养而致夜盲。本穴为目下眶内穴位，功能疏通目之经络，而阳明为多气多血之经，取本穴又可调动本经气血，使之上充以养目，目得气血养护，则不受为夜盲之苦。

目珠痒

【症状】

目痒是指睑边、眦内，甚则痒连睛珠，痒极难忍，可兼白睛红赤，但视力正常的症状。

临床上由于风、湿热、血虚以及邪退正复，气血得行均可引起目痒。轻者痒处不定，重者痒若虫行，或痒极难忍。

【取穴】

目珠痒可取承泣、侠溪。

【精解】

承泣：在面部，瞳孔直下，当眼球与眶下缘之间。承泣为胃经穴位，又是任脉、阳跷脉、足阳明三经交会穴。取本穴泄阳明之积热，引火下行，治外感

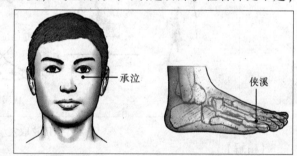

目珠痒取穴

风热之邪，风热客于目，引起的目痒难忍；或外感风热，风热之邪循经下胃，引动胃中积热，上蒸于目，则双目灼热奇痒，白睛发红，泪热眵稠，口干口苦，尿黄便结。宜配以内庭，亦可治肝血不足，目窍生风之虚证目痒。

侠溪：在足背外侧，当第 4、第 5 趾间，趾蹼缘后方赤白肉际处。《银海精微》中说："痒极难忍者，肝经受热，胆因虚热，风邪攻充，肝含热极，肝受风之燥动，木摇风动，其痒发焉。"可见肝胆虚热而致目痒难忍，即所谓的血虚生风。侠溪为胆经穴位，所溜为荥，为胆之水穴，取之可滋肝胆阴血，降虚火，除目风，无风则木不摇，痒不发。

目眩

【症状】

目眩是指视物昏花旋转，轻者如坐舟车、闭目即止，重者眼前天旋地转、不能站立。

并可伴有头晕、恶心、呕吐、耳鸣、耳聋等症状。

目眩可由肝阳上亢、心脾两虚、中气不足、肾精亏虚及痰浊中阻所致。目眩一般并非眼睛疾患，而是各方面致病因素作用于头所产生的自觉症状，因目系通于脑，故其症显现于目。

现代医学中的内耳眩晕、高血压、颅内疾患、神经衰弱及颈椎病等都可出现本症状。

【取穴】

目眩可取承泣、大都、前谷、阳谷、小海、听宫、睛明、玉枕、天柱、大杼等。

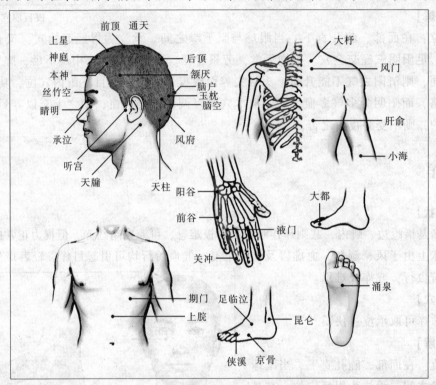

目眩取穴

【精解】

承泣：在面部，瞳孔直下，当眼球与眶下缘之间。承泣为胃经穴位，又是任脉、阳跷脉、足阳明三经交会穴。任为阴脉之海，阳跷主司纵行之阳，而阳明又为多气多血之经。故因劳心太过，思虑无穷，耗伤气血，或大病大失血之后，气血不足，气血亏耗不能上荣头目，故目眩，心悸神疲，少寐，面色无华。取本穴可调动诸经气血上充，通过目系入脑以充养头目，气血充沛则头晕目眩可止。

大都：在足内侧缘，当足大趾本节（第1跖趾关节）前下方赤白肉际凹陷处。大都为脾经穴位，所溜为荥。由于饮食不节，损伤脾胃，脾失健运，水谷精微运化失常，湿聚生痰，痰湿中阻，清阳不升，浊阴不降，故目眩，故《丹溪心法》中说："无痰不作眩。"饮食入于胃，胃腑饱胀，痰涎上溢，故食后目眩更甚。取本穴以健脾利湿，化痰开窍，治疗"饱则眩"，痰去则清阳得升，浊阴得降，清窍透彻，目眩不生。

前谷：在手掌尺侧，微握拳，当小指本节（第5指掌关节）前的掌指横纹头赤白肉际处。前谷为小肠经穴位，所溜为荥。小肠经从手走头，若心火盛，循经上冲于目，心亦可移热于小肠，以致小肠热盛，火传于经，上炎至头而扰清窍，目为之眩。阳荥水，取本穴滋水以制火，火遇水则熄，清窍安宁而目不眩。

阳谷：在手腕尺侧，当尺骨茎突与三角骨之间的凹陷处。阳谷为小肠经穴位，所行为经。对于因小肠经热盛上扰清窍而致的目眩，取前谷的用意为滋水以制火；而阳经为火，小肠又属火，泻火经之火穴阳谷，是为正治，泻之引上窍之火下行，则清窍得安。另外，根据"子母补泻法"，本穴为胆之子经子穴，又能治疗因胆火上扰、清阳浮越之目眩。

小海：在肘内侧，当尺骨鹰嘴与肱骨内上髁之间凹陷处。小海为小肠经穴位，所入为合。阳合土，故本穴为本经子穴，"实者泻其子"，对于小肠火旺，循经上扰而致目眩，可取而泻之，经火泄则无火邪上扰之忧。

听宫：在面部，耳屏正中前，下颌骨髁状突的后方，张口时呈凹陷处。听宫为小肠经穴位，手少阳、足少阳与本经相会之所。三经皆达于目，故若三经热盛，火传于此，清窍被扰，则目眩头晕，身体向一侧倾倒，并有耳鸣耳聋、恶心呕吐等症。取本穴清三经上扰清窍之火，疏散邪热，以治"眩仆"。

睛明：在面部，目内眦角稍上方凹陷处。《灵枢·大惑论》中云："邪中于项，因逢其身之虚，其入深则随眼系以入于脑，入于脑则脑转，脑转则引目系急，目系急则目眩以转矣。"卫气起于睛明穴，循头下项，剽疾滑利，抵御外邪。若卫外不固，风热之邪逢虚而入，中于太阳之项部，膀胱经起于目内眦，风热壅盛则逆经传至睛明，再随眼系以入脑，脑转、目系急而目眩。取本穴可散目系之壅热，通畅经络，缓解急迫；又可激发卫气，卫行脉外以散风热之邪，取一穴而标本兼治，目眩可止。

玉枕：在后头部，当后发际正中直上 2.5 寸，旁开 1.3 寸，平枕外隆凸上缘的凹陷处。玉枕为膀胱经穴，当头项之间。若卫外不固，风热侵袭，邪中于项，邪盛由目入脑而目眩。取本穴可激发卫气，疏通太阳经脉，阻止项部风热之邪向上传于目，风热散则目眩不发。

天柱：在项部大筋（斜方肌）外缘之后入发际 0.5 寸，约当后发际正中旁开 1.3 寸。天柱为膀胱经穴，位于头下项上。治疗目眩之理同上。

大杼：在背部，当第 1 胸椎棘突下，旁开 1.5 寸。大杼为膀胱经穴位，为本经离项入背之始。若卫气虚，风热乘虚袭项，太阳经气逆乱，热壅经脉，循经上逆于目，入目系而目眩。取本穴疏风散热，引项以上风热之邪入背循经下行，至州都之官经气化而排出体外。

风门：在背部，当第 2 胸椎棘突下，旁开 1.5 寸。风门为膀胱经穴位，为背上风之门，若卫外固密，则风门闭，邪无从入；若卫外不固，则风门开放，风热侵袭，先入此穴。"最虚之地，便是容邪之所"，则邪循太阳经入于目，循目系入脑，而脑转目系急，目眩不止。取本穴疏风固表，犹闭门据寇，风热之邪不得入内；更引经气下行，使客于目之风热，下入膀胱而得以排出，目不为邪困则不眩。

肝俞：在背部，当第 9 胸椎棘突下，旁开 1.5 寸。《素问》曰："诸风掉眩，皆属于肝。"若经常恼怒郁闷，导致肝气郁滞，气郁化火，耗伤肝阴，以致风阳内动，风火上扰于清窍，而致目眩，怒则加重，面赤耳鸣，少寐多梦，口干口苦。肝俞为肝之背俞穴，功可疏肝理气，滋阴补血，阴血足则虚火得降，清窍安而目不眩。

昆仑：在足部外踝后方，当外踝尖与跟腱之间的凹陷处。昆仑为膀胱经穴位，所行为经。"膀胱者，州都之官，津液藏焉，气化则能出矣"，若膀胱气化不利，则小便不通，水液郁而化湿热，湿热循经上扰，蒙蔽清阳，发为目眩。本穴为本经火穴，泻之可清本经湿热之邪，湿热去则小便通，清阳脱困而不眩。

京骨：在足外侧部，第5跖骨粗隆前下方赤白肉际处。京骨为膀胱经穴位，所过为原，《难经》曰："五脏六腑之有病者，皆取其原也。"若膀胱气化不利，"膀胱不利为癃"，小便不畅，津液之余不得泄，潴留于膀胱，久而化湿浊，湿浊循经上扰，阻于清窍而目眩。取本穴可治本腑之疾患，清利膀胱经气，疏导瘀滞湿浊，经气通气化畅，则小便流畅，湿浊去清窍安，则头目清明。

关冲：在手环指末节尺侧，距指甲角0.1寸（指寸）。关冲为三焦经穴位，所出为井。三焦主通行元气，总司人体气化，上焦气滞则易化为火，下焦气滞则易于停湿，一旦上焦气机不畅，郁而化火，火盛则溢于经脉，上扰头面，壅塞清窍，目为之眩。关冲为三焦经气所出之处，为根，三焦火盛上项头目，未盛之时，刺之可由火之源起处减其焰。宜点刺放血，热随血泄，火不壅则目不眩。

天牖：在颈侧部，当乳突的后下方，平下颌角，胸锁乳突肌的后缘。天牖为三焦经穴，若三焦之气滞而化火，火溢于经脉，循经上扰而致目眩。天在上，牖为窗，取本穴截经而泄其热，开天窗而散其火，则火散中途，不得上行，目眩可除。

颔厌：在头部鬓发上，当头维与曲鬓弧形连线的上1/4与下3/4交点处。颔厌为胆经穴位，手少阳、足少阳、足阳明之交会穴。胆附于肝，位于胁下，肝胆本为一体，肝主疏泄，胆亦主疏泄，故怒而伤肝胆，疏泄失职，郁而化火，火盛则上扰清窍，罹患目眩。本穴位于额角，作为局部取穴，可疏通气血，清热散风。

本神：在头部，当前发际上0.5寸，神庭旁开3寸，神庭与头维连线的内2/3与外1/3交点处。本神为胆经穴位，足少阳、阳维之会。阳维维络诸阳，会于此穴以约束胆火，使之不致过盛。若胆失疏泄，气滞不通，郁而化火，火逆经而上扰清窍，清窍不宁而目眩。取此穴既可泻胆之上扰之火，清热启闭；又能通过阳维的调整作用，抑制胆火，以维系目睛的阴阳平衡。

脑空：在头部，当枕后凸隆的上缘外侧，头正中线旁开2.25寸，平脑户。脑空为胆经穴位，足少阳、阳维之会。本穴为脑之空隙，若胆经有火，易循经上犯，至此入脑，头者精明之府，为火邪所阻则清阳郁闭，不得宣通，发为目眩，并有口苦、胁痛等症。泻此穴搜除头中邪热，并使胆热不再上冲入脑，清窍通畅则目眩消失。

足临泣：在足背外侧，当足4趾本节（第4趾关节）的后方，小趾伸肌腱的外侧凹陷处。足临泣为胆经穴位，所注为输，八脉交会穴，通带脉。胆属木，主升发，性喜条达，但若木气过旺，则性急善怒，疏泄过度，木气上逆，血随气涌，头目昏眩。本穴为木经木穴，取之可泻有余之木气，久而性情平和，无上逆之气，目眩乃止。

侠溪：在足背外侧，当第4、第5趾间，趾蹼缘后方赤白肉际处。侠溪为胆经穴位，所溜为荥，是泻胆火重要穴位。经常恼怒郁闷，气郁化火，伤及肝阴，导致肝血不足，血虚则生风，风火上扰。《素问·玄机原病式》曰："风火皆属阳，多为兼化，阳主乎动，两动相搏，则为之旋转。"而肝胆相表里，肝经风火壅盛，则风火壅盛于胆经，阳荥属水，泻其水穴则木气减，肝气平和，风火不生。

期门：在胸部，当乳头直下，第6肋间隙，前正中线旁开4寸。期门为肝经所止穴位，足厥阴、太阴、阴维之会。若肝肾阴虚，或热病久病伤阴，阴津不足，水不涵木，以致肝阳上亢，扰于清窍而目眩。故《景岳全书》云："无虚不能作眩，当以治虚为主，而酌兼其标。"期门为肝之募穴，取之可滋肝补血，养阴制阳，若按"俞募配穴法"，同取肝俞，则效果更著。阴血得养，木为水涵，肝阳不升而目不眩。

上脘：在上腹部，前正中线上，当脐中上 5 寸。上脘为任脉穴位，足阳明胃、手太阳、任脉之会。因饮食不节，或过食辛辣肥甘，胃腑郁生痰湿，痰湿壅盛，可循经上逆于头面，痰浊蒙蔽清窍，发为目眩。上脘、中脘属胃络脾，胃以通降为顺，本穴近胃，泻之可降胃气，化痰升清，清阳出上窍，浊阴走下窍，则目朗头清。

风府：在项部，当后发际正中直上 1 寸，枕外隆凸直下，两侧斜方肌之间凹陷处。风府为督脉穴位，督脉、阳维之会，为风之府，袭人之风居于此，故为治风之要穴。《内经》曰："邪客于风府，循膂而下，卫气一日夜大会于风府，……每至于风府，则腠理开，腠理开则邪气入，邪气入则病作。"风邪入于经脉，扰于清窍而作目眩。故取风府可运行卫气，固密腠理，以御外邪，并疏解风邪，行气活血以通畅清窍，则目眩可解。

涌泉：在足底部，蜷足时足前部凹陷处，约当第 2、第 3 趾趾缝纹头端与足跟连线的前 1/3 与后 2/3 交点上。肾藏精生髓，为先天之本，先天不足或年老肾气衰弱，或房劳过度，肾精亏耗。脑为髓之海，肾精亏耗则髓海不足，故见目眩。故《灵枢》曰："髓海不足，则脑转耳鸣，胫酸眩冒，目无所见，懈怠安卧。"涌泉为肾经穴位，所出为井，肾气泉涌于此，补之可滋肾益精，充脑填髓，髓海充足则目不眩。

脑户：在头部，后发际正中直上 2.5 寸，风府上 1.5 寸，枕外隆凸的上缘凹陷处。脑户为督脉穴位，足太阳、督脉之会。督为阳脉之海，足太阳为一身之巨阳，本穴为两阳之会，又名为脑之门户，以其阳气入脑温养髓海故也。若阳虚畏寒，或脑户闭塞，阳气不得上于脑而温髓海，髓海凝涩，清窍不充，则头昏目眩。取本穴以通经活络，运阳气以入脑，或再配命门以助元阳，则阳气充沛，髓海得温，头目不眩。

前顶：在头部，当前发际正中直上 3.5 寸（百会前 0.5 寸）。前顶为督脉穴位，百会为顶，此穴在百会之前，故名。督主一身之阳，至头顶为阳之极，若督脉热盛，热邪亦壅于头顶，火焰流布，清窍壅塞，则目眩面赤。取此穴可散头顶之郁热，或可刺血，热随血泄，头目得安。

上星：在头部，当前发际正中直上 1 寸。上星为督脉穴位，位于鼻直上入发际寸半。督主一身诸阳，至头顶阳气如日月而最盛，至本穴阳气渐衰，阴气渐生，其光如星。若督脉阳气郁结于头，火泛头目，清窍塞而目眩。取本穴除燥热而见星光，通经络而开清窍，则目眩之证已矣，当以三棱针等刺血为宜。

神庭：在头部，当前发际正中直上 0.5 寸。神庭为督脉穴位，足太阳、阳明、督脉之会。本穴为神之庭院，督之阳将下额之所，阳气平和则神宁气清，阳盛则神躁浮越，头为之昏，目为之眩。取本穴可散多余之阳气，神不被扰，则安居于庭，头昏目眩随之消失。

后顶：在头部，当后发际正中直上 5.5 寸（脑户上 3 寸）。后顶为督脉穴位，穴在百会之后，百会为顶，故曰后顶。督之阳气至此将至最盛，若督脉有热，而火性炎上，此处为热所聚，头者精明之府，为热所壅则精明游移，目眩不止。刺此穴散热于未盛之时，热散则精明炯然而目不眩。

液门：在手背部，当第 4、第 5 指间，指蹼缘后方赤白肉际处。液门为三焦经穴位，所溜为荥。三焦主一身之气机，若气行不畅，气滞而化火，火盛则溢于经脉，上于头以掩清窍，清窍不清而目眩。本经为相火，阳荥属水，水克火，故补水穴以制火，火得水而不旺，不得上扰而目不眩。

丝竹空：在面部，当眉梢凹陷处。为三焦经所止穴位，通足少阳。耳能闻丝竹之音，本穴虽位于眉后，故亦擅治耳病。若三焦经有热，循经上头入耳，再至目周，清窍为邪热所惑，目为之眩，耳为之鸣，不闻丝竹之声。泻本穴以清窍之邪热，亦可刺血，热随血泄则耳聪目明。

通天：在头部，当正中线旁开1.5寸，前发际直上4寸。通天为膀胱经穴位，百会位置最高，犹通于天，而本穴在百会左右，通于督脉，故曰通天。清窍者，清阳所居之处，而清阳通于天气，本穴亦通于天，故能开清窍，升清阳。无论是湿热、风热、虚阳、痰浊何种病邪，蒙蔽清窍所致之目眩，皆可取本穴以运清气通清阳，清阳通则清窍开，目眩乃止。

泪出（迎风流泪）

【症状】

肝开窍于目，而泪为肝之液；肾为津液之根，津液在目化为泪，为目外润泽之水，故泪与肝肾密切相关。

泪出是指泪液无制，溢出眼外而言。有"迎风冷泪"、"迎风热泪"、"无时冷泪"、"无时热泪"之分。因情志变化，如悲喜过剧而引起的泣涕并下，属生理变化的流泪，不在此范畴。

泪出可由虚寒，风热，肝肾两亏，阴虚火旺以及气血不足，目之"纲"、"维"失养而引起。

【取穴】

泪出可取承泣、四白、后溪、心俞、液门、行间、头临泣等。

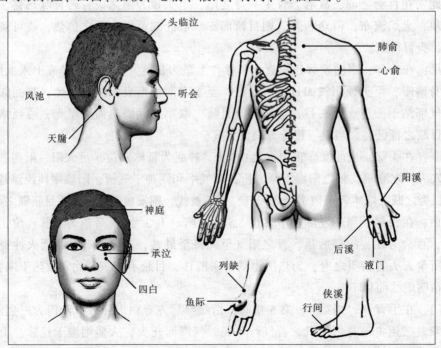

泪出取穴

【精解】

承泣：在面部，瞳孔直下，当眼球与眶下缘之间。承泣为胃经起始穴，位于眶内，为承受泣泪之处，取之则可约束泪液。又是任脉、阳跷脉、足阳明三经交会穴，三经气血均上注于目，气血虚弱，目之"下纲"失养气弱，则泪液失约。取本穴又可调动三经气血，使之上充以养目，目之下纲得气血养护，则泪液收制。

四白：在面部，瞳孔直下，当眶下孔凹陷处。四白为胃经穴位，通于目系。胃为后天之本，胃气虚则纳谷不佳，水谷精微不足以滋养四肢百骸，目失所养，不能约束其液，而致冷泪频流。阳明为多气多血之经，取本穴可健胃理气，鼓动本经气血上养于目，又可疏通排泪窍道，使泪下渗而不外溢。

后溪：在手掌尺侧，微握拳，当小指本节（第5指掌关节）后的远侧掌横纹头赤白肉际处。后溪为小肠经穴位，所注为输。小肠达于目，为受盛之官，主分清泌浊，清者归于脾，脾输精于全身。若小肠虚弱，分清泌浊功能降低，清浊俱下输大肠排出，则脾无精可输，精不化血，气血虚弱，不能循经上达于目，而目失养护，上纲气弱则无时冷泪。阳输属木，木生火，为本经母穴，补之可扶助小肠气机，使其正常行使其分泌清浊功能。如此则脾受精微以布，气充血沛，气血循经上达于目，目得养护，上纲强健，而泪窍固密，泪不外溢。

心俞：在背部，当第5胸椎棘突下，旁开1.5寸。心俞为心之背俞穴。《素问》曰："目者心之使也，心者神之舍也。"故眼睛为心灵之窗。心主血，血养目，《审视瑶函》中说："夫目之有血，为养目之源，充和则有生发长养之功，而目不病，少有亏滞，目病生矣。"如血不养目，泪窍开张，泪液长流不息，取此穴可使心气充足，行血上养于目，则泪窍约束。亦可依"俞原配穴法"，配心之原穴神门，增强其补心养血之功。

液门：在手背部，当第4、第5指间，指蹼缘后方赤白肉际处。液门为三焦经穴位，所溜为荥。液者，水之称也，本经为火而主气，本穴乃水穴也，在歧骨间，有门之象，故曰液门。"三焦主通行元气，经历于五脏六腑"，风热之邪袭于三焦经，郁于经脉，风火上扰于目，以致迎风频流热泪。本穴属水，本经属火，取液门滋水以制火，风火降则泪窍正常。

行间：在足背侧，当第1、第2趾间，趾蹼缘的后方赤白肉际处。肝开窍于目，其经脉通于目系。若肝经蕴热，复感风邪，内外合邪，引而外发，风热相搏，上攻于目，致迎风频流热泪，故有"迎风热泪"之名。若风热化火，火热炎蒸，则目流热泪而赤涩，口鼻干燥。行间为肝经荥穴，阴荥火，为本经子穴，泻之可清肝祛风，泻火通经。肝经风火得泻则目得安宁，无迎风热泪之症。

头临泣：在头部，当瞳孔直上入前发际0.5寸，神庭与头维连线的中点处。头临泣为胆经穴位，临于泣泪，可约束泪窍。若胆经为风热所袭，经气逆乱，风热之邪逆扰于目，灼伤泪窍，以致迎风热泪。取本穴可疏风清热，阻止风热之邪入目，并能散目窍之热，泪窍得清凉，则迎风亦不流泪。

天牖：在颈侧部，当乳突的后下方，平下颌角，胸锁乳突肌的后缘。三焦主一身之气机，若三焦气机失调，通行不畅，则气滞而化火，火不得泄，而炽盛于经脉。三焦经脉至目，故其郁火可上燃于目，蒸迫泪窍，泪出而不止。天牖为三焦经穴位，位于颈项部，为三焦火热上扰必经之地，中道取而泻之，则火不得上燃，泪窍不受火之蒸侮。

听会：在面部，当耳屏间切迹的前方，下颌骨髁突的后缘，张口有凹陷处。听会为胆经穴位，之所以主听事，为听之会，是因为足少阳之脉从耳后入耳中，出走耳前，而足少阳之脉还循行至目，本穴距目不远，故亦应治目之疾患。况且耳目皆为清窍，听会能疗耳目之疾更加顺理成章。若胆腑郁热，火热入经而上炎至目，胆热与津液相搏，泪出不止。取本穴可清胆火利清窍，清窍无热邪所扰则宁。

风池：在项部，当枕骨之下，与风府相平，胸锁乳突肌与斜方肌上端之间的凹陷处。风池为祛胆经风热之要穴，穴名风池者，最虚之地，便是容邪之所，为风之池，风热由此入胆经，壅盛则逆行于目。风热蒸腾，泪窍失约而泪出。故宜从薄弱处着手，取风池以清胆经风热之邪，通行胆经气血以御邪，风热散则泪窍约束。

侠溪：在足背外侧，当第4、第5趾间，趾蹼缘后方赤白肉际处。肝血不足，不能上荣于目，目窍空虚，因虚引邪，风寒乘虚而侵，寒邪凝滞遇风则动，冷泪频频涌出，故有"迎风冷泪"之名。《圣济总录》中说："肝开窍于目，其液为泪，肝气既虚，风邪乘之，则液不能制，故常泪出，冲风则甚也。"肝胆相表里，肝气不足则胆气亦虚，侠溪为胆之荥水穴，为本经母穴。肝之液为泪，泪多伤肝，故应及时治疗，取本穴以补肝气，祛风散邪；又因本穴属水，故可滋补肝血以养目，泪窍固密则邪不能侵。

神庭：在头部，当前发际正中直上0.5寸。神庭为督脉穴位，足阳明、足太阳、督脉之会。督脉、膀胱经、胃经皆与目相连，若经脉热盛蔓延至目，津为热迫，则泪出不止。本穴位于两目间直上，取之可散目上经脉风热之邪，使之未传至目即消散，目得庇护而安居。

鱼际：在手拇指本节（第1掌指关节）后凹陷处，约当第1掌骨中点桡侧赤白肉际处。鱼际为肺之荥火穴，可治"脱色目泣出"。肺主一身之气，肺虚则气不帅血，心血不荣于面，目窍之气亦虚，所以面白无华，时时泪出。急刺鱼际，宣发肺气，肺气得布，血随气行，气血上充于面目，则面色润泽而泪窍固密。

阳溪：在腕背横纹桡侧，手拇指向上翘时，当拇短伸肌腱与拇长伸肌腱之间的凹陷中。阳溪为手阳明大肠经穴位。大肠与肺相表里，若肺为风热所袭，肺热可传至大肠，大肠为热所壅，则热溢于经脉，其经脉连接于足阳明经，足阳明之经别又系连于目系，故热邪可蔓延至目，泪窍失约而热泪频出。本穴属火，泻之可清大肠经热邪，则火不销金，热亦不传于胃经，而目证无碍。

列缺：在前臂桡侧缘，桡骨茎突上方，腕横纹上1.5寸，当肱桡肌与拇长展肌腱之间。列缺为肺之络穴，通大肠经，又是八脉交会穴，通任脉。肺主气，气为血帅，血随气行，若肺气虚弱，则血行亦不畅，肝血不能及时供养于目，泪窍之下纲弛缓，则冷泪不止。取本穴可补肺益气，气行则血行，目得血养。阳明为多气多血之经，任为阴脉之海，刺列缺又能引此两经阴血循任脉上注于目下，补肝血养目之遗缺。

肺俞：在背部，当第3胸椎棘突下，旁开1.5寸。肺俞为膀胱经之背俞穴。本穴擅补肺气，疏风祛邪。对于因肺气虚弱，血不能正常运行，目失血养，目窍气弱失约而泪出，可取本穴以行气运血，目得养则泪出之证可止。

斜视

【症状】

斜视是指双眼平视前方，一眼或双眼斜于一侧，甚者黑睛为该侧眼眶半掩，或全部掩没，外观只显白睛，视一为二为临床特征的眼病。

斜视可由风邪中络，痰湿阻络，风热上攻，肝风内动，瘀血阻滞，或肝肾亏虚所引起。

【取穴】

斜视可取水沟、少商。

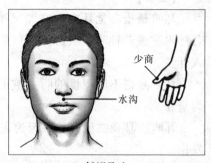

斜视取穴

【精解】

水沟：在面部，当人中沟的上 1/3 与中 1/3 交点处。水沟为督脉与手、足阳明交会穴。若肝血不足，则肝气偏盛，横逆犯于脾胃，脾不运湿，湿聚成痰，肝血虚易生风阳，风挟痰浊上扰，目系脉络受阻，眼带约束失常而致斜视。督主一身之阳，风阳上犯则督脉气盛，泻本穴可散上越之风阳；又通阳明经以清热化痰，健运脾胃。故本穴能豁痰开窍，清热息风，风痰得解，则目系约束正常。

少商：在手拇指末节桡侧，距指甲角 0.1 寸。少商为肺之井木穴。肺主皮毛，卫气司汗孔之开合，"卫者，水谷之悍气也，其气剽悍滑利，不能入于脉也，故循皮肤之中，分肉之间，熏于肓膜，散于胸腹。"若肺卫功能正常，则皮毛汗孔固密，邪不能入侵。但若肺气不足，卫外不固，风热之邪乘机入侵，上扰于目，眼带筋脉偏缓以致斜视。肝开窍于目，肝属木，肺属金，金克木，而少商属木，与肝目气相通，取相克之经的木穴，能泻肝目之实，风热袭目，为目之实。取此穴可激发肺气，疏风清热，鼓动卫气。风热除，卫外固，则目安如处，筋脉弛张有度。

面肿目痈

【症状】

面肿目痈是指胞睑皮肤红如涂丹，热如火灼，漫肿疼痛，并伴头面肿大。亦称"火胀大头"、"眼丹"等。

本证是由风热相搏或湿热壅遏于胞睑而引起。

【取穴】

面肿目痈可取陷谷。

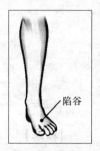

面肿目痈取穴

【精解】

陷谷：在足背，当第 2、第 3 跖骨结合部前方凹陷处。《审视瑶函》论曰："此症目赤痛，而头面水肿，皮内燥赤也，状若大头伤寒，夏日多有此患，……湿热多泪而皮烂。"因饮食不节，而致脾胃湿热内蕴，壅遏上冲头目，停于胞睑，与气血相搏，发为面肿目痈。陷谷为胃之输木穴，胃之经气所注之处，头面为胃经之分野，按"上病下取"的取穴原则，泻陷谷以健胃利湿，清热消肿。

耳鸣、耳聋

【症状】

耳鸣是指自觉耳内鸣响。《外科证治全书》中如此描述："耳鸣者，耳中有声，或若蝉鸣，或若钟鸣，或若火熇熇然，或若流水声，或若簸米声，或睡着如打战鼓，如风入耳。"

耳聋是指不同程度的听力减退，轻者，听而不真，称为重听；重者，不闻外声，则为全聋。

耳鸣、耳聋二证，关系至为密切，"耳鸣乃是聋之渐也"，耳聋则为鸣之甚，常同时发作。

耳鸣、耳聋可由风热侵袭，肝火上扰，痰火郁结，肾精亏损，脾胃虚弱，心神不安所引起。

由于耵聍、异物、脓耳等而致之耳鸣、耳聋，不在此范围。

【取穴】

耳鸣、耳聋可取商阳、合谷、偏历、少商、少泽、前谷、后溪等。

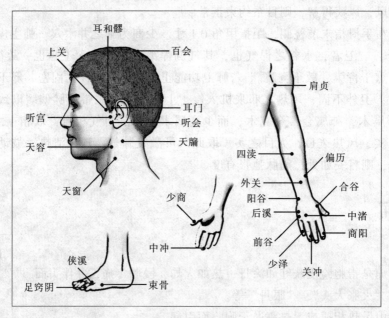

耳鸣、耳聋取穴

【精解】

商阳：在手食指末节桡侧，距指甲角0.1寸。因饮食不节，则脾胃不健，水湿不运，湿聚成痰，痰郁化火，痰火上壅，阻塞气道，而致耳鸣、耳聋。故《明医杂著》云："痰火上升，郁于耳中而为鸣，郁甚则壅闭矣。"商阳为大肠手阳明之井穴，阳井金，大肠亦属金，故本穴为金中之金。据"子母补泻之法"，土生金，泻胃之子经子穴商阳，能够健运脾胃，清热化痰，痰火降则耳窍开，耳鸣、耳聋尽除。

合谷：在手背，第1、第2掌骨间，当第2掌骨桡侧的中点处。合谷为大肠经原穴。

手阳明循行接足阳明，足阳明从颊车上耳前，故手阳明经之气血亦上注于耳。若饮食劳倦或过食寒凉，损伤脾胃，使脾胃虚弱，脾气不健，气血生化之源不足，经脉空虚，不能上奉于耳，清窍失养而发为耳鸣、耳聋。足阳明经气血虚弱则手阳明亦为所累，而原穴为经气汇集之处，故取合谷以补气养血，推动气血运行，使之上注以养清窍，耳得血养则无鸣聋之苦。

偏历：屈肘，在前臂背面桡侧，当阳溪与曲池连线上，腕横纹上3寸处。偏历为大肠之络穴，别走太阴。肺主皮毛，司汗孔之开合，肺气不足，则汗孔开合失司，风热外袭，或风寒化热，侵及耳窍，清空之窍遭受蒙蔽，失去"清能感应，空可纳音"的功能，终至或聋或鸣。本穴通于肺，取之可补益肺气，固密皮肤，防止外邪入侵，并且疏风清热，宣通耳窍，则鸣聋消除。

少商：在手拇指末节桡侧，距指甲角0.1寸。肺开窍于鼻，肺气虚，则风热之邪由口鼻而入首先犯肺，但因七窍内通，相互影响，所以也可表现于耳窍。耳部经气痹塞不宣，故有耳内阻塞感、耳鸣、听力下降等症状，故《温热经纬》中提出："耳为肾水之外候，然肺经之结穴在耳中，名曰茏葱，专主乎听，金受火烁，则耳聋。"少商为肺之井穴，取之可宣通肺气，疏风清热，风热散清窍开通，则耳能正常听音。

少泽：在小指末节尺侧，距指甲角0.1寸。少泽为小肠经穴位，所出为井。若热毒壅盛，久困于里，内犯心经，导致心火炽盛。心与小肠相表里，移热于小肠，循经上扰直达听宫，热壅气闭，则耳鸣、耳聋。故取本穴以泻心火，引热下行，耳中邪热循经下泄，则鸣聋之症可除。

前谷：在手掌尺侧，微握拳，当小指本节（第5指掌关节）前的掌指横纹头赤白肉际处。前谷为小肠经穴位，所溜为荥。心肾为水火之脏，水火相济，心肾相交，则阴平阳秘；若心火盛于上，心肾不交，肾水不能上济，耳失所养，则耳鸣、耳聋，心烦少寐。心与小肠相表里，表里同治，本穴又属水，其气通于肾，故取之可以水制火，火得制则肾水可以上济，耳窍得肾水之滋养，耳聪而无异常。

后溪：在手掌尺侧，微握拳，当小指本节（第5指掌关节）后的远侧掌横纹头赤白肉际处。后溪为小肠经穴位，"所注为输"。若心火亢盛，肾水不能上济，心肾不交，耳窍无水而有火，故耳鸣若火熇熇然，听力下降。心与小肠相表里，心亦可移热于小肠，致小肠经热盛。本穴属木，木生火，取之可断火之源，则火热之势渐弱，肾水渐涨，终至心肾交通，火下循以温肾水，水上济以滋心阳，耳窍得养，则无异样之感。

阳谷：在手腕尺侧，当尺骨茎突与三角骨之间的凹陷处。阳谷为小肠经穴位，所行为经。小肠属火，本穴为火经火穴，对于小肠热盛，循经上冲于耳所致之耳鸣、耳聋，可直泻其火，无令其上炎，耳中无火则不鸣。

肩贞：在肩关节后下方，臂内收时，腋后纹头上1寸。肩贞为小肠经穴位。小肠经之分支入耳，若小肠经为外邪所侵，邪壅于经脉，可循经而客于耳，阻隔清窍，耳鸣如潮，听力下降。取本穴可泄小肠经热邪，使之不能上肩，则清窍之热逐渐消散，除鸣音而听声音。

天窗：在颈外侧部，胸锁乳突肌的后缘，扶突后，与喉结相平。天窗为小肠经穴位，小肠经循行入耳，若小肠经有热，或心移热于小肠，经热可循经上窜至耳，耳窍为热邪所蒙蔽，猝然耳鸣、耳聋。取本穴可迎上行之火而泻之，则热不能入耳，鸣聋之症可渐消。

天容：在颈外侧部，当下颌角的后方，胸锁乳突肌的前缘凹陷中。天容为小肠经穴位，在耳下曲颊后。若小肠经热盛，热邪可循经入耳，清窍阻塞可有耳中轰响、耳聋等症。本穴近耳，泻之则热邪不得入耳，清窍之塞渐开。

听宫：在面部，耳屏正中前，下颌骨髁状突的后方，张口时呈凹陷处。听宫为小肠经穴位，手、足少阳与本经相会之所。本穴正位于耳前，气通于耳中，对于上气不足之虚证和三焦、胆、小肠热之实证的耳症皆有良效。

束骨：在足外侧，足小趾本节（第5跖趾关节）的后方赤白肉际处。束骨为膀胱经穴位，肾主骨，而本穴名为束骨，能约束足之小骨，故其气通于肾。肾藏精，主骨生髓，上通于脑，开窍于耳。肾气充沛，髓海得濡则听力敏锐。若素体不足，或病后精气失充、恣情纵欲等，均可导致肾精伤耗、髓海空虚，而致耳鸣、耳聋。膀胱与肾相表里，本穴又通肾，故取之可补肾益精、填补髓海，肾气足则耳窍得养，诸症皆不存。

关冲：在手环指末节尺侧，距指甲角0.1寸（指寸）。关冲为三焦经穴位，所出为井。三焦经的分支从"耳后入耳中，出走耳前"，若三焦气机不畅，郁而化为火，火盛则外溢于经脉，循经进入耳中，留滞于清窍，耳中鸣声乃作。本穴为三焦经气所出之处，泻之则其经火不能旺，亦可点刺放血以泄热，热随血泄，火熄则耳窍安宁。

中渚：在手背部，当环指本节（掌指关节）的后方，第4、第5掌骨间凹陷处。为三焦经之输穴，渚者，水所留之称也，中乃三焦之脉，行于两经之中，故曰中渚。三焦湿热循经上攻于耳，耳窍蒙蔽，发为鸣声。盛则泻输木穴，无薪则火不能燃，湿无热则下流，三焦疏泄条达，清窍渐开，耳鸣、耳聋逐渐好转、痊愈。

外关：在前臂背侧，当阳池与肘尖的连线上，腕背横纹上2寸，尺骨与桡骨之间。外关为三焦经穴位，又是络穴，通于心包经，亦为八脉交会穴，通阳维脉。《素问》曰："三焦者，决渎之官，水道出焉。"若三焦之气不畅，水道不利，水湿聚而成痰，痰郁又能化火，痰火循经上壅，蒙蔽清窍，则两耳蝉鸣不息，听音不清。取本穴可泻三焦之火，使之不致上扰清窍；又能兼利心包，使肾水上济。

四渎：在前臂背侧，当阳池与肘尖的连线上，肘尖下5寸，尺骨与桡骨之间。四渎为三焦经穴位。若三焦经气不利，火郁三焦，次盛于经，气火交结，上注耳中，则猝然耳聋不闻。渎为水道之象，取本穴可清泻三焦之火，开通水道，令其条达，则火不能上扰，气火渐散，耳能闻声。

天牖：在颈侧部，当乳突的后下方，平下颌角，胸锁乳突肌的后缘。天牖为三焦经穴，位于颈侧耳根之下。若三焦经火热壅盛，过颈而上入耳，则清窍不通。本穴有窗之象，泻之如开窗通风散热，经热除尽，耳中热亦可清，则鸣声之证可去。

耳和髎：在头侧部，当鬓发后缘，平耳廓根之前方，颞浅动脉的后缘。和髎为三焦经穴位，足少阳、手太阳与本经相会之处。十二经脉中，唯有手少阳、足少阳，手太阳三经有分支入耳中，其他经脉或至耳周，或通过他经间接与耳相联系，而本穴为此三经之交会穴，可见其于耳之重要性。耳为清窍，亦为髎，本穴无异常则耳窍和，故名耳和髎。三经若有异常，经气郁滞，化火上扰，入清窍发为鸣声，本穴必亦为火热所壅。进针后，针尖向耳门方向斜刺，可以疏散三焦、胆、小肠经郁热，并使局部经络气血通畅，则鸣声无踪。

耳门：在面部，当耳屏上切迹的前方，下颌骨髁状突后缘，张口有凹陷处。耳门为三焦经穴位，正位于耳前。三焦经从耳后入耳中，出走耳前，故耳门为治耳病要穴。三焦经热盛，火热循经入耳，耳为清窍，清窍闭阻则耳鸣、耳聋。取本穴以泻之，可散局部壅滞之火，通窍启闭，又能清泄三焦火热，使之不入于耳。

听会：在面部，当耳屏间切迹的前方，下颌骨髁状突的后缘，张口有凹陷处。听会为胆经穴位，张口取之。足少阳之脉从耳后入耳中，出走耳前。耳虽为肾之窍，却位于足少阳之分野，少阳之火炎于上，则耳为之鸣，久则聋矣。本穴专主听事，为听之会，泻之可清胆火利耳窍，则鸣聋可止，张口进针 1.2 寸，得气后提针向上，再向听宫斜刺 1 寸，然后将针提至浅层留针。

上关：在耳前，下关直下，当颧弓的上缘凹陷处。上关为胆经穴位，手少阳、足少阳、足阳明之交会穴。手、足少阳经脉分支皆从耳后入耳中，出走耳前，而足阳明经从颊车上耳前。三经若有热，皆可循经上扰于耳，闭塞清窍，出现耳鸣、耳聋之证。本穴可清三经之火，通利耳窍，耳窍通畅，适用于火热实证之鸣聋者。

侠溪：在足背外侧，当第 4、第 5 趾间，趾蹼缘后方赤白肉际处。肝为将军之官，性刚劲，主生发疏泄，喜条达，若暴怒伤肝，肝气郁结而上逆，阻塞清窍。胆附于肝，互为表里，经脉相互络属，其生理、病理变化，关系非常密切。胆为中正之官，若肝气郁滞，则胆气亦不舒而气上逆。侠溪为胆之荥穴，五行属水，取之可以和肝利胆，行气导滞，郁滞散，清窍通，则耳聪不聋。

足窍阴：在第 4 趾末节外侧，距趾甲角 0.1 寸。足窍阴为胆之井穴，胆经至此接于厥阴，如有窍通于阴，故名。本穴既通少阳、厥阴，功亦阴阳两治。若情志抑郁，肝失疏泄条达，郁而化火，肝胆之火上扰清窍，致鸣致聋。取本穴点刺，以其金能克木而清泻肝胆之火，调畅气机，郁火散则鸣聋不发。

中冲：在手中指末节尖端中央。中冲为心包经之井穴，阴井木，为本经之母穴。心包为心之使，邪侵于心，必先犯心包，故《灵枢》曰："故诸邪之在于心者，皆在于心之包络。"心包有热，肾水不能上济，心火不能下温，而致心肾不交，久则耳窍失养，发为鸣聋。点刺中冲以"釜底抽薪"，则心包热解，阻隔消除，肾水得以上济，耳鸣、耳聋逐渐消失。

百会：在头部，当前发际正中直上 5 寸，或两耳尖连线中点处。百会为督脉穴位，手三阳、足三阳、督脉之会。督主一身之阳，百会位于人体最高之处，至此而阳盛至极点。若督脉火盛，火热焚蒸，其焰熊熊于此穴。本穴为三阳五会，通于诸阳，故上亢之阳热可由此流入他经，塞闭清窍，则耳鸣如雷，听力减弱。取本穴于火最盛之处而泻之，减其火势，避免流入他经，清窍开通，则鸣聋之证可消。

耳痛

【症状】

耳痛是指耳部疼痛，其病变部位可在耳廓、外耳道和鼓膜，常与耳内流脓并见。

耳痛由风热邪毒、肝胆热毒侵犯于耳所致者，其病变可发生在耳廓、外耳道和中耳等部位；由气血瘀阻于耳窍所致者，则发生在耳内。本证多为实证，常与肿并见。

现代医学中颈神经疾患、化脓性中耳炎、耳疖、耳部湿疹等疾病均可出现耳痛的症状。因昆虫或异物入耳而引起的耳痛，不在此范畴。

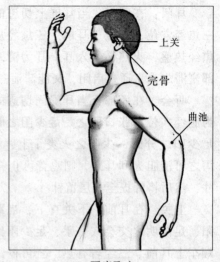

耳痛取穴

【取穴】

耳痛可取曲池、上关、完骨。

【精解】

曲池：屈肘成直角，在肘横纹外侧纹头与肱骨外上髁连线中点。因外伤皮肤，或风热邪毒入耳，导致经络阻滞，气血凝聚，故耳痛伴有耳肿。曲池为手阳明大肠经合穴，大肠经接于胃而上耳前，别络入耳中，阳明为多气多血之经，邪侵则易火热泛滥，循经上壅于耳，故取而泻之，以清泄阳明经热邪，疏散耳窍之壅滞，邪去则经气畅顺，耳前痛得以消除。

上关：在耳前，下关直下，当颧弓的上缘凹陷处。上关为足少阳胆经穴位，手少阳、足少阳、足阳明之会。《素问》中说："少阳热盛，耳痛溺赤。"肝郁化火，火盛则入于经脉，肝经本身与耳不相连接，而肝胆相表里，故肝火入于胆经，循胆经上行，熏灼耳窍，热壅气阻则耳部痛剧。取本穴以泻肝胆经脉之火，火泻则耳窍得安，疼痛得消。

完骨：在头部，当耳后乳突的后下方凹陷处。肝胆最易郁而化火，而胆经入耳，故《辨证录》中说："少阳胆气不舒，而风邪乘之，火不得散，故生此病。"此病者，耳中痛也。完骨为胆经穴位，位于耳后，又为足少阳、足太阳之会，泻之可舒畅肝胆气机，并疏风散火以通络，风散火泻络通，则耳后疼痛亦得消散。

鼻酸

【症状】

鼻酸是指鼻窍或鼻根有辛酸感觉的症状，常与流涕或鼻内干燥同时出现。鼻酸可由胆经热盛，风热壅肺，或肺虚感寒而引起。因碰撞或情绪激动所引起的鼻酸，不在此范畴。

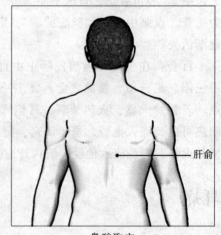

鼻酸取穴

【取穴】

鼻酸可取肝俞。

【精解】

肝俞：在背部，当第9胸椎棘突下，旁开1.5寸。肝俞为肝经之背俞穴，肝经上出"颃颡"即鼻咽部，入脑后与督脉会于头巅。肝主酸，肝气盛，循经上逆则见鼻酸。取肝之背俞穴，以清肝之有余，肝气下行，则鼻酸之感化为乌有。

流涕

【症状】

流涕是指从鼻孔内流出分泌物而言。引起流涕的原因很多，如伤风流涕、过敏流涕、鼻窦炎流涕等。流涕的量有多有少，色有白有黄，质地有清有稠，味有无有臭。所以有称清涕、灼涕、黄涕、白黏涕、黏脓涕、黄脓涕、臭涕或涕中带血等。流清涕者一般由鼻黏膜卡他性炎症引起，流稠浊涕者则多为鼻窦或黏膜有化脓性炎症所导致。

流涕可由风寒、风热侵袭，湿热壅鼻，燥邪犯鼻，肺气虚弱，肾阳不足等引起。

【取穴】

流涕可取口禾髎、迎香、腕骨、京骨、素髎、水沟、风门。

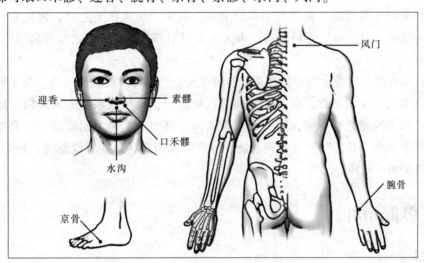

流涕取穴

【精解】

口禾髎：在上唇部，鼻孔外缘直下，平水沟穴。口禾髎为大肠经穴位，五谷为禾，鼻能闻五谷之香气，而本穴位于鼻孔下，故名口禾髎，因为在口上鼻下，故口鼻之病皆可责之。大肠与肺相表里，鼻为肺之窍，大肠经循行至鼻旁，故与肺相关之流涕，如风寒、风热袭肺，导致肺气不宣，邪阻鼻窍；或肺气虚弱，气虚不摄津液所致之流涕，可取本穴以疏通鼻部气血，调理肺气，气固邪去而涕可止。

迎香：在鼻翼外缘中点旁，当鼻唇沟中间。迎香为大肠经所止穴位，以鼻闻香臭而得名，专治鼻病。一切鼻窍异常病症皆可近部取之。又因肺与大肠相表里，故邪壅于鼻窍，肺气不能宣发于鼻，或肺气虚弱，失于统摄所致流涕，都可刺之祛邪利气。

腕骨：在手掌尺侧，当第5掌骨基底与钩骨之间的凹陷赤白肉际处。腕骨为小肠经原穴，小肠经的分支从颊抵鼻根到内眦。小肠经有火无寒，若小肠经热盛，燥热之邪上壅于鼻，煎灼津液，而见鼻流黄黏涕而量少，鼻腔干痛，热伤于络则涕中带血。本穴为手太阳经气汇聚之处，刺之可泄小肠经燥热之邪，使之不上蒸于鼻窍，并能通过调整小肠经气运行，疏通鼻之气血运行，血润于鼻则津液不亏，黄黏涕之证可解。

京骨：在足外侧部，第5跖骨粗隆前下方赤白肉际处。京骨为膀胱原穴，膀胱经起于鼻根部之目内眦。膀胱为州都之官，藏水，经气不行则郁热，热易与水气交结，化为湿热，湿热循经上蒸于鼻根，灼蚀肌膜，则涕黄或黄绿，质稠量多，气味腥臭，从鼻之上方流下。本穴为足太阳经气汇聚之处，鼻病远端循经刺之，疏理膀胱之气，经气顺畅而下行，由此湿热下输膀胱而得以排出，无上蒸之患，鼻根壅滞之邪亦得消散，流浊涕之症可减轻。

素髎：在面部，当鼻尖的正中央。鼻为阳脉之所聚，素髎为督脉穴，位于鼻尖，督脉为阳脉之主，作为局部取穴，擅治各种阳热为患之鼻病，阳热熏灼，或湿热上蒸之鼻流浊涕宜取本穴。素髎还有升血压的作用，治疗低血压及突然血压降低所致休克患者。针3分，不宜灸。

水沟：在面部，当人中沟的上1/3与中1/3交点处。水沟为督脉穴位，位于鼻下沟中，涕为水，流而至此，故名水沟。本穴为督脉与手、足阳明之交会穴，手阳明止于鼻孔旁，足阳明起于鼻根部，督脉贯于鼻窍上下，故本穴为鼻机关之穴，泻之能开，补之能收，作为局部取穴，可治各种鼻病。本穴亦为通阳开窍要穴，刺之醒神启闭。针4分，针尖斜向上。

风门：在背部，当第2胸椎棘突下，旁开1.5寸。风门为膀胱经穴位，位于后背肺俞之上。风之袭人，先入项背，而风门为项背入风之门，故风挟寒邪先入风门，次传肺俞而入于肺。肺为风寒之邪所壅，则肺失宣发肃降，液出于上窍，则流清涕。取本穴可疏风散寒，驱邪于表，并能降肺气，利膀胱，肺气宣发肃降，津液下流膀胱，则鼻窍通畅，津液润于肌膜而不成涕。

鼻痈（鼻部疖肿）

【症状】

鼻痈，是指发生在鼻尖、鼻翼及鼻前庭部位的疔疖、痈肿。

因鼻部血管丰富，血运良好，故一旦发生感染，则传变迅速。且鼻部静脉通于颅底海绵状静脉窦，若大量细菌入血，易入颅而发生生命危险。所以鼻部出现疖肿应及时治疗，防止磕碰，更不宜为了美观而挤压，否则容易导致菌毒血症，而发生中医所说的疔毒走黄。

本证多因挖鼻、拔鼻毛等损伤肌肤，风热邪毒乘机侵袭，内犯于肺，内外邪毒壅聚鼻窍，熏蒸肌肤而致。或因恣食膏粱厚味，辛辣醇酒，以致火毒结聚，循经上犯鼻窍而致。

【取穴】

鼻痈可取禾髎、迎香、脑空、素髎、龈交。

【精解】

口禾髎：在上唇部，鼻孔外缘直下，平水沟穴。口禾髎为大肠经穴位，擅宣通鼻窍，使鼻能闻五谷之气。若饮食不节，过食辛辣肥甘之品，则胃中积热。复因感受风热之邪，热入肺胃，引动胃中积热，循经上犯于鼻，故《素问》曰："膏粱之

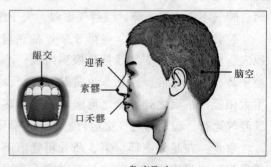

鼻痈取穴

变，足生大疔。"鼻内或鼻周红肿疼痛。取本穴能疏通鼻周气血，意在消散邪热于无形。应配远端穴位，如内庭、足三里、商阳、曲池等。

迎香：在鼻翼外缘中点旁，当鼻唇沟中间。迎香为大肠经在鼻翼旁穴位，作为局部取穴，亦能疏通鼻之壅滞之邪，引鼻可辨香臭之气。若因挖鼻或拔除鼻毛，损伤鼻部肌肤，复加风邪侵犯，邪入于肺，导致风热壅滞于肺。而肺气失宣，鼻为肺之窍，故风热邪毒壅塞鼻窍，蒸灼肌肤，则气血凝滞，聚集不散而成鼻疔。泻迎香可疏风清热，解毒消肿，同理亦应浅刺，或配尺泽、少商等远端穴位，则消散疔肿之效更佳。

脑空：在头部，当枕后凸隆的上缘外侧，头正中线旁开 2.25 寸，平脑户。脑空为胆经穴位。胆为中精之府，其精气上行，脑空为脑之空隙，胆气至此入脑，脑下通于鼻，故胆气通于鼻。若胆腑郁热，而热性炎上，随胆气入脑而下鼻，以致鼻部经络不通，气血凝滞，热邪与气血相搏，发为红肿疼痛。取本穴可通脑之空窍，散胆经之邪热，与鼻腔前后呼应，前病后取，治鼻孔、鼻腔壁生疔。

素髎：在面部，当鼻尖的正中央。素髎为督脉穴位，督脉循行沿后背正中线过头而至鼻，而督为阳脉之海，阳盛易化而为火，若鼻有损伤，则督脉之火至此而留滞，与气血相搏，化而为鼻中悬疔，刺本穴疏通局部经络气血，清热解毒，消肿散结。若失治误治，或热毒过盛，则见疔陷无脓，根脚散漫，鼻肿如瓶，两目合缝，头痛如劈，并有高热、烦躁、呕恶、神昏谵语、发痉发厥、口渴便秘，舌红绛，苔厚黄燥，脉象洪数等症者，为走黄逆证。本穴宜治疗鼻疔初期，邪进而未成脓之时，亦应浅刺，清热泄毒，意在消散肿痛于无形。发生疔毒走黄时万不可刺此穴，可配远端穴位，如十二井放血，泻侠溪、行间等。

龈交：在上唇内，唇系带与上齿龈的相接处。龈交为督脉穴位，督、任、足阳明之会。督主一身之阳，任主一身之阴，本穴为阴阳相会之地，阴阳于此相交则一身阴阳平和，阴阳平和则疾病不生。若阳盛于上而阴不能上济，则督热至鼻而郁滞，留而不去，化热为火，气血凝滞，经络不通，鼻中气弱，邪毒内侵而成蚀疮。取此穴以交通任督，使阴能上济化阳，火得下行入阴，鼻窍正气充盛，并能散鼻内邪毒，为扶正祛邪之法。

鼻衄

【症状】

鼻衄即鼻中出血，是多种疾病常见的症状，包括在衄血范围内。《灵枢》云："阳络伤则血外溢，血外溢则衄血。"古人根据病因及症状不同，又有伤寒鼻衄、时气鼻衄、温病鼻衄、虚劳鼻衄、五脏衄、酒食衄、折伤衄等称谓。

鼻衄可由肺经热盛，胃热炽盛，肝火上逆，肝肾阴虚，脾不统血等原因导致。

鼻衄是因鼻中出血的症状而命名，临床上，必须排除其他部位的出血经由鼻腔流出者，切忌将肺、胃、咽喉的出血误诊为鼻衄。

【取穴】

鼻衄可取天府、尺泽、二间、阳溪、合谷、偏历、温溜等。

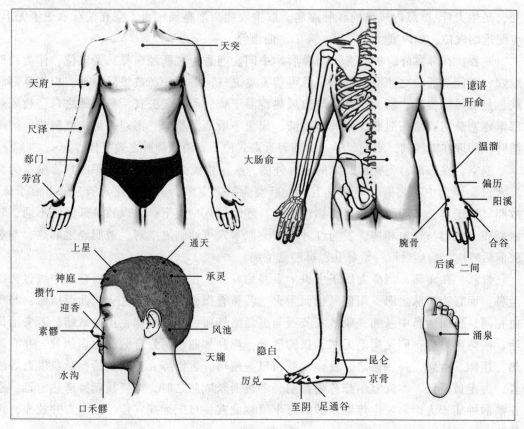

鼻衄取穴

【精解】

天府：在臂内侧面，肱二头肌桡侧缘，腋前纹头下3寸处。《内经》曰："暴瘅内逆，肝肺相搏，血逆口鼻，取天府。"暴瘅为大热，肝肺两经火邪相为搏击，火气上逆，灼伤阳络，以致口鼻出血。天府为肺经穴位，为太阴脉气，宜泻肺金之穴，清肺泻肝，肃降上逆之热邪，火去则络安。

尺泽：在肘横纹中，肱二头肌腱桡侧凹陷处。尺泽为肺经穴位，所入为合。《诸病源候论》曰："凡血与气，内荣脏腑，外循经络，相随可行于身，周而复始，血性得寒则凝涩，热则流散，而气，肺之所生也，肺开窍于鼻，热乘于血，则气亦热也，血气俱热，血随气发于鼻，为鼻衄。"本穴为肺经子穴，泻之可清肺热，肺热清则肺气调和，血随气正常运行，不致溢于脉外。

二间：微握拳，当手食指本节（第2掌指关节）前桡侧凹陷中赤白肉际处。二间为手阳明大肠经之荥水穴。《外科正宗》中说："鼻中出血，乃肺经火旺，迫血妄行，而从鼻窍出。"大肠与肺相表里，泄大肠热即是泄肺热，大肠属金，故本穴为大肠经子穴，实泻其子，则大肠与肺经火邪俱得泻，血归其位，鼻衄乃止。

阳溪：在腕背横纹桡侧，手拇指向上翘时，当拇短伸肌腱与拇长伸肌腱之间的凹陷中。阳溪为手阳明大肠经穴位，大肠经循行交鼻下，左至右，右至左，上挟鼻孔。若大肠经有热，火热之邪循经上行，壅于鼻窍，损伤鼻中阳络，血随热涌，妄行于脉外，而为鼻衄。本穴为经火穴，大肠为金，泻火以清金，经气平和，火不上扰，鼻衄不发。

合谷：在手背，第1、第2掌骨间，当第2掌骨桡侧的中点处。合谷为手阳明原穴。

外感风热或燥热之邪，首先犯肺，肺与大肠相表里，邪热循大肠经，上壅鼻窍，热伤脉络，血液妄行，溢于鼻中，故为鼻衄。原穴为经气汇集之处，擅泄本脏腑邪热，故取合谷以泄大肠与肺之热邪，行气凉血，通经活络，血不为热迫则衄止。

偏历：屈肘，在前臂背面桡侧，当阳溪与曲池连线上，腕横纹上3寸。偏历为大肠之络穴，别走太阴。本穴在阳而通阴，为阳经之阴穴，故治肺多于大肠。肺若受风热之邪，大肠必为所累，表里二脉俱热，气火交结而上，伤于鼻中血络，而"鼻鼽衄"，鼽衄者，血下如清涕也，言其量多。今取本穴，旨在清泻表里两经，除热导滞，经脉之热清，则鼻中之热不得存，血络清凉而衄不出。

温溜：屈肘，在前臂背面桡侧，当阳溪与曲池连线上，腕横纹上5寸。温溜为手阳明大肠经之郄穴。阳明为多气多血之经，受邪则易致气滞血凝，化而为火，气火俱为阳，氤氲而上，至鼻部有窍乃止，火之上行源源不断，热极则络破血出，量多色红。郄穴为经气所聚之处，擅治骤急之证，故泻之可清泻阳明经火，理气调经，恢复其气血上济，经气和缓之象。

口禾髎：在上唇部，鼻孔外缘直下，平水沟穴。禾髎为大肠经穴位，位于鼻孔之下，髭生之处，髭像禾，故口禾髎亦有此意。头面为诸阳之会，手阳明经至此经气已盛极，若经为热邪所乘，热邪至此亦盛极，伤于鼻中络脉，鼻衄不止。取本穴可泻脉中盛极之邪热，凉血止血，火散则络和，络和则血不外溢。

迎香：在鼻翼外缘中点旁，当鼻唇沟中间。迎香为大肠经所止穴位，气通于足阳明。本穴不仅可治疗大肠经热盛所致之鼻衄，而且对于胃经素有积热，或暴饮烈酒，过食辛燥，以致胃热炽盛，火热内燔，循经上炎，伤于鼻络所致之鼻衄，亦有良好的治疗作用。

厉兑：在足第2趾末节外侧，距趾甲角0.1寸。《寿世保元》中说："衄血者，鼻中出血也，阳热沸郁，致动胃经，胃火上烈，则血妄行，故衄也。"鼻衄量多，色鲜红或深红，并兼鼻内干燥，口干、口臭，烦渴引饮，便秘溲赤等症。厉兑为胃经穴位，所出为井，土生金，为本经子穴，"实者泻其子"，取本穴以清泻上烈之胃火，引火下行，火泻则血不妄行，衄则止。

后溪：在手掌尺侧，微握拳，当小指本节（第5指掌关节）后的远侧掌横纹头赤白肉际处。后溪为小肠经穴位，所注为输。小肠为太阳火经，其支者从颊抵鼻旁到内眦。若心为邪热所侵，心火亢盛，可移热于小肠，循经上行至鼻，伤于鼻络，而致鼻衄。故《素问》说："心肺有病，而鼻为之不利。"本穴为小肠经母穴，木生火，今减其木，则火为之减，无火上扰之忧，鼽衄乃止。

腕骨：在手掌尺侧，当第5掌骨基底与钩骨之间的凹陷赤白肉际处。腕骨为小肠经穴位，所过为原。小肠为"受盛之官，化物出焉"，若小肠气机不利，肠腑不通，则气郁化热，热盛为火，火热之邪可循经上行，至于鼻窍而留滞，火焰蒸腾，燎伤鼻内肌膜，血出为衄。原穴擅泄内腑热邪，取本穴可清泄小肠郁热，条畅小肠气机，小肠腑热消除，气机通畅，则经火不再上炎，血不再出。

攒竹：在面部，当眉头陷中，眶上孔或眶上切迹处。攒竹为膀胱经穴位，位于眉头上，通过山根与鼻相连，针刺时针感可至山根，有时通鼻。足太阳膀胱经起于山根，循头下背至足。风热侵袭，上先受之，膀胱经为风热所壅，邪热与经气交结，不循经反逆而行至鼻根，热盛蔓延，灼伤鼻窍脉络，导致鼻中点滴出血，色鲜红，量不甚多，鼻干咳嗽。泻攒竹可凉血疏风清热，疏解鼻至眉头风热之邪，鼻脱风热之困则血不出。

通天：在头部，当正中线旁开1.5寸，前发际直上4寸。头面为诸阳所聚，鼻居面中为阳中之阳，是清阳交会之处。若清阳之地为风热所袭，风热亦为阳邪，阳加于阳则易化火，火灼于络则迫阴血外出，而火势愈盛。通天为膀胱经穴位，在督之百会左右，位在高处，犹通于天。取而泻之，如醍醐灌顶，阴翳顿生，而阳邪骤减，火意全消，如此鼻衄可止。

谚语：在背部，当第6胸椎棘突下，旁开3寸。谚语为膀胱经穴位，穴下为心之下膈之上，空虚处也，乃肺金之位。若肺为风热所袭，风热壅肺则金实不鸣，穴下满滞；肺开窍于鼻，风热至鼻则鼻络血出。取本穴为局部取穴，可通穴下之壅滞，清泄肺中风热之邪，使穴下复归于虚无，肺热清则鼻热亦不存，络安血稳。

昆仑：在足部外踝后方，当外踝尖与跟腱之间的凹陷处。足太阳膀胱经属水，其上为水中之火，其下为水中之水，火在上，下行以温寒水；水在下，上行以济烈火。故足太阳接于小肠经，起于头而走足，为火之路；膀胱经所出为井，循经而上，为水之路。水火相济，则火不独亢于上，水不独凝于下，阴阳平衡而疾病不生。若风热侵袭太阳，热盛于上，邪逆于鼻，灼伤脉络而为衄。昆仑为膀胱经穴位，所行为经，阳经属火，故泻之可引太阳经火热之邪下行，调阴水以上济，水火既济，衄证乃除。

京骨：在足外侧部，第5跖骨粗隆前下方赤白肉际处。京骨为膀胱经原穴，《难经》曰："五脏六腑之有病者，皆取其原也。"若年老体衰，肾精不足，精不足则血虚，血虚则肝阳上亢，犯于鼻窍而衄，常反复发作，并兼腰膝酸软，烦躁易怒，口苦咽干等证。肾与膀胱相表里，故取本穴以补肾之精血，虚火无阴而升，得阴而降。肾阴不虚而虚火不生，则诸证转愈。

肝俞：在背部，当第9胸椎棘突下，旁开1.5寸。因暴怒伤肝，肝火上逆，血随火涌，塞闭鼻窍，损伤脉络，则血不循经，离经而出。《疡科心得集》中说："有因七情所伤，内动其血，随气上溢而致。"肝俞为肝之背俞穴。取之可清泻肝火，通过凉血以止血。

大肠俞：在腰部，当第4腰椎棘突下，旁开1.5寸。肺与大肠同属金，为表里之脏腑，其气相通。若肺受风热侵袭，风热之邪炼烁肺金，里热及表，大肠亦为热所困。鼻为肺窍，肺热亦涌其窍，而鼻络为热所伤，络破血流。大肠俞为大肠之背俞穴，取之可清大肠腑热，又通过表里经的关系，清肃肺经风热，肺热除则其窍清凉，络和血止。

足通谷：在足外侧，足小趾本节（第5跖趾关节）的前方赤白肉际处。足通谷为膀胱经穴位，所溜为荥。风热侵袭，火盛于上，鼻窍为风热所壅，肌膜之脉络被灼伤，血液妄行而为衄。阳荥属水，本穴为水经水穴，取之可资水以上济，引阳热以下行，火遇水则熄，血归于经，则鼻衄不发。

至阴：在足小趾末节外侧，距趾甲角0.1寸。至阴为膀胱之井穴，位于最下，由足太阳将传于足少阴，故名。阳井金，本穴为本经母穴，刺之以生水，水沛以上济，上济以制火，火散则衄止，故亦治疗风热侵袭膀胱经所造成的鼻衄。

涌泉：在足底部，蜷足时足前部凹陷处，约当第2、第3趾跖缝纹头端与足跟连线的前1/3与后2/3交点上。涌泉为肾之井穴，肾气发生之处。久病伤阴，肝肾阴虚，精血耗损，虚火掠血升腾，溢于窍外，发为鼻衄。故《证因脉治》说："或房劳伤肾，阴精不足，水中火发，……则内伤衄血之证作矣。"本穴为肾气所出之处，阴血涌出之泉，取之可培补肾精，滋阴养血，阴血充沛则涵木于水，虚火不发，衄血不作。

天牖：在颈侧部，当乳突的后下方，平下颌角，胸锁乳突肌的后缘。《医学入门》说："上焦主阳气，温于皮肤分肉之间，若雾露之溉焉，故曰上焦如雾。"若上焦不利，易化为火，而肺位于上焦，热必壅于肺，火热流溢于鼻窍，络伤血出。天牖为三焦经穴位，位于颈侧，擅泻上焦之火，清肺肃金，肺热清而鼻无流火，火去络安而衄止。

郄门：在前臂掌侧，当曲泽与大陵的连线上，腕横纹上 5 寸。心肺同位于上焦，心属火而肺属金，若心火亢盛，则火可烁金，金为火炼则病，金病则其窍亦不安，血随热涌，鼻衄乃发。心包包络心外，为心之使，心病则心包难逃，故泻心包即是泻心。郄门为心包经郄穴，经气深聚之处，刺之可泻心包之火，凉血以止血，则金不被火伤，其窍得安而不衄。

劳宫：在手掌心，当第 2、第 3 掌骨之间偏于第 3 掌骨，握拳屈指的中指尖处。劳宫为心包经穴位，所溜为荥。人劳于思，则此穴之脉大动，因此穴为本经之火，心劳则火动，火动则脉大动于此穴，故曰劳宫。若思虑过多而耗伤心血，心火炽盛，火盛燔金，肺金壅热，热涌其窍，鼻络为热所伤，则血溢为衄。本穴为心包火穴，取之可泄心包郁热，清金降火，火泄则窍得安。

承灵：在头部，当前发际上 4 寸，头正中线旁开 2.25 寸。承灵为胆经穴位，足少阳、阳维交会穴。胆之经脉，曲折布于脑后，胆气通于脑，脑气通于鼻。故胆气不舒，胆气郁滞而化火，火可循经上于脑，从脑入鼻，火迫血络而衄出。本穴位于头上，刺之泻少阳上冲之火，使之不入于脑，则鼻不为邪扰；又通于阳维，阳维维络诸阳，刺之平衡阴阳，抑火入鼻而止血。

风池：在项部，当枕骨之下，与风府相平，胸锁乳突肌与斜方肌上端之间的凹陷处。因情志不遂，而肝气郁结，久郁化火，血随火动，蒸迫鼻窍，脉络受损，血液外溢，发为鼻衄。鼻衄量多，血色深红，并有头痛头晕，胸胁苦满，面红目赤，急躁易怒，舌质红，苔黄，脉弦数等症。肝胆相表里，肝火盛则胆火亦亢。风池为胆经穴位，亦是足少阳、阳维之会。取之可清肝泻胆，凉血清热，火泻血凉，则血不外溢。

天突：在颈部，当前正中线上，胸骨上窝中央。若素体阳盛之人，复感热邪，化火则阳愈盛，火蒸血沸，随火上炎。鼻为清窍，在面上最高之处，为阳中之阳，火热挟血注于鼻窍，络破则血泻。任为阴脉之海，循行上面经鼻旁，而督为阳脉之海，行于鼻上。取本穴汲阴水以上行救火，阳得阴而平，火得水而熄，鼻衄乃止。

上星：在头部，当前发际正中直上 1 寸。上星为督脉穴位，通鼻。督为阳脉，行于鼻上，各种实热犯鼻，导致鼻窍为热邪壅滞，热迫血出之鼻衄，皆可取本穴以泄热凉血，热泄则血止。

神庭：在头部，当前发际正中直上 0.5 寸。神庭为督脉穴位，足太阳、足阳明、督脉之会。面中为足阳明胃经分野，胃经素有积热，或因暴饮烈酒，过食辛燥，以致胃热炽盛，火热内燔，循经上炎，损伤鼻中阳络，血随热涌，妄行于脉外，而为鼻衄。本穴位于鼻中直上，为阳气汇聚之所，取之宣阳泄气，则火势顿挫，鼻衄不生。

水沟：在面部，当人中沟的上 1/3 与中 1/3 交点处。水沟为督脉穴位，正位于鼻下沟中。手、足阳明皆交至此，阳明为多气多血之经，若为热邪所壅，热得气而盛，化为火，火挟血奔腾，上涌至鼻窍，鼻络为火热所逼，络破血出。取本穴可泻阳明，凉血泻督脉以清热，阳气通畅，热消血止。

素髎：在面部，当鼻尖的正中央。素髎为督脉穴位，正位于鼻尖之上。刺之可宣散鼻窍中热，泻火凉血，治疗因火盛壅鼻，灼伤鼻络，而致衄血者。

隐白：在足大趾末节内侧，距趾甲角0.1寸。因忧思劳倦，或久病不愈，损伤脾气，脾气虚弱，则统血失司，胃经脉无力摄血，血不循经，脱离脉道，渗溢于鼻，而致鼻衄。鼻衄渗渗而出，色淡红，并有面色不华，饮食减少，神疲懒言等症。脾与胃以膜相连，隐白为脾之井穴，为胃经交止之处，取之可健脾理气，脾气健运，则能统血，胃脉强健，血归于经中，不致溢于脉外。

鼻鼽（过敏性鼻炎）

【症状】

鼻鼽或称鼽嚏，是指以突然和反复发作鼻痒、喷嚏、流清涕、鼻塞等为特征的鼻病。《刘河间医学六书》说："鼽者，鼻出清涕也。"

本病的典型症状是呈突发性鼻痒、喷嚏，流涕清稀量多，鼻塞，起病急，消失也快，常反复发作，病程一般较长。鼻内肌膜多呈淡白肿胀。

本病主要由于肺气虚弱，卫表不固，腠理疏松，风寒乘虚而入，犯及鼻窍，而卫气循行昼夜五十度，每出于太阳、阳明鼻与鼻窍邪气相逢则邪正相搏，肺气不得通调，津液停聚，鼻窍壅塞，遂致喷嚏、流清涕。肺气的充实，有赖于脾气的输布。脾气虚则肺气虚。而气之根在肾，肾虚则摄纳无权，气不归元，阳气易于耗散，风邪得以内侵致病。故本病主要与肺、脾、肾三脏虚弱有关。

本病与过敏性鼻炎相似。多由花粉、灰尘等过敏原引起，脱离过敏原可不发作。

【取穴】

鼻鼽可取迎香、水沟、上星、通天、譩譆、飞扬。

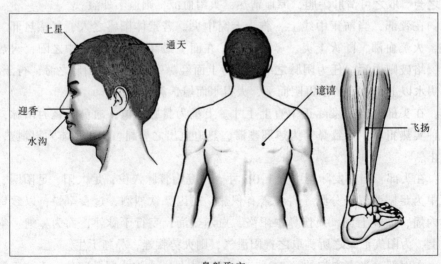

鼻鼽取穴

【精解】

迎香：在鼻翼外缘中点旁，当鼻唇沟中间。迎香为大肠经穴位，位于鼻之旁。刺之可开通鼻窍，行气活血。大肠与肺表里相通，故取本穴又能宣发布散肺气，调节水液代谢，向内眦方向平刺治疗因肺气虚弱，卫外不固，邪入鼻窍而致之鼽嚏。

水沟：在面部，当人中沟的上 1/3 与中 1/3 交点处。水沟为督脉穴位，通于手足阳明。《灵枢》曰："人受气于谷，谷入于胃，以传与肺，五脏六腑，皆以受气，其清者为营，浊者为卫，营在脉中，卫在脉外，五十而复大会。"故可知卫气来源于脾胃中的水谷精微。若脾胃虚弱，则卫气不足，腠理不固，毛孔失约，风寒觑机而入，犯于鼻窍，鼻窍壅塞，而致鼻鼽。取本穴可疏散鼻窍壅塞之邪，并通过与胃经的联络调整脾胃功能，运化水谷精微，则卫气得养，以固密腠理，抵御外邪的入侵，宜向鼻中隔方向斜刺，行泻法。

上星：在头部，当前发际正中直上 1 寸。上星为督脉穴位，与鼻相通。督为阳脉之海，运行阳气。鼻鼽总有肺气虚弱，或可兼有脾气不足，或可兼有肾阳虚弱，多为虚寒之证。取本穴以宣通鼻窍，运行阳气以温暖化散虚寒，清窍得温则鼽可止，配迎香治鼻鼽为"鼻三针"。

通天：在头部，当正中线旁开 1.5 寸，前发际直上 4 寸。通天为膀胱经穴位，气通督脉。足太阳为一身之巨阳，督为阳脉之海，本穴又位在高处，故为阳中之阳。《张氏医通》曰："鼻鼽，鼻出清涕也。风寒伤皮毛，则腠理郁闭。"取本穴御诸阳以散寒邪，宣通鼻窍，则鼻通畅而无涕。

谚语：在背部，当第 6 胸椎棘突下，旁开 3 寸。谚语为膀胱经穴位，穴下为空虚之处，肺所居之地。取本穴可宣发肺气，布卫气于皮毛，充肌肤，肥腠理，则风寒之邪不得入侵；又能使肺肃降得力，津液输布正常，从而鼻鼽之证得到控制。

飞扬：在小腿后面，外踝后，昆仑直上 7 寸，承山外下方 1 寸处。飞扬为膀胱经络穴，络于肾。肺主气，而肾主纳气，肾为气之根。肺之呼气于鼻，与大肠经出于鼻孔相关，肾之纳气于鼻，与膀胱经起于鼻根相关。肾虚则不能纳气，气不归元，浮散于外，风寒得以入侵，邪正相搏，津液停聚，而致鼽涕。取本穴在表通膀胱经利鼻窍，在内补肾益气，培固气根，则气得深纳，不浮于外，而邪无可乘之机，鼻鼽之证不得发。

鼻息肉

【症状】

鼻息肉又称鼻痔，是指鼻腔内的赘生物，其状若葡萄或石榴子，光滑柔软，有蒂而可活动。《外科正宗》曰："鼻内息肉如榴子，渐大下垂，闭塞孔窍，使气不宣通。"

若检查鼻腔可发现，鼻内有一个或多个表面光滑、大小不一、带蒂可活动、质软无痛的赘生物。

本病多因肺经湿热，壅结鼻窍所致。或胃中湿热上蒸于鼻，结滞鼻窍而成。

【取穴】

鼻息肉可取龈交、素髎。

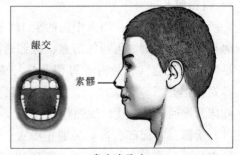

鼻息肉取穴

【精解】

龈交：在上唇内，唇系带与上齿龈的相接处。龈交为督脉穴位，位于上唇系带处，督、任、足阳明之会。因素嗜辛辣厚味，致使胃中湿热内生，蒸于鼻窍，结聚壅滞而成鼻痔，表现为一个或数个息肉，色灰白或淡红，半透明，触之柔软可移动，并有鼻塞不解、嗅觉减退、涕多等症。取本穴可泄胃经湿热，通畅鼻中经络，行气散结，则瘀滞可解，久而息肉可消。

素髎：在面部，当鼻尖的正中央。鼻窍长期受风湿热邪毒侵袭，因肺开窍于鼻，故致肺经蕴热，失于宣畅，湿热邪浊渐积鼻窍，留伏不散，凝滞而结成息肉之患。《医学入门》曰："鼻痔肺风热极，日久凝浊，结成息肉如枣，滞塞鼻窍。"素髎为督脉穴位，位于鼻尖，作为局部取穴，刺之可行气散结，活血化瘀，使肿物渐消；又能宣通肺气，疏散肺窍风热，使鼻窍不为邪扰，息肉不致再增。

失嗅 （嗅觉失灵）

【症状】

失嗅是指鼻窍嗅觉减退或嗅觉丧失而言。《诸病源候论》曰："鼻气不宣调，故不知香臭。"

本证可由肺经风热，胆腑郁热，脾胃湿热，肺脾两虚，或气血两亏所致。失嗅有暂时和永久、嗅觉不灵和完全失嗅之分，暂时嗅觉不灵，一般是实证，一段时间或经治疗后可恢复正常；完全嗅不到气味日久，大多为虚证，较难治愈。

【取穴】

失嗅可取水沟、素髎、天牖、风门。

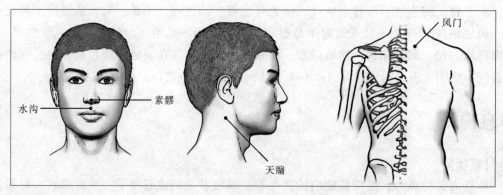

失嗅取穴

【精解】

水沟：在面部，当人中沟的上 1/3 与中 1/3 交点处。水沟为督脉穴位，位于鼻下。作为局部取穴，刺之可行气活血，散邪通滞，通鼻窍而使鼻能知香臭。本穴又为督脉与手、足阳明之交会穴，故对于胃积湿热，或湿困脾土，致运化失常，清阳不升，浊阴不降，鼻窍为湿热所壅之失嗅，能健脾利湿，升清降浊，使鼻窍无邪所扰，嗅觉渐恢复正常，临床常配通天、玉枕以加强疗效。

素髎：在面部，当鼻尖的正中央。素者，白也，白为肺色；髎者，孔也，本穴为督脉穴位，正位于鼻尖上，鼻有孔通肺，故名素髎。鼻为肺之窍，失嗅的发生，与肺密切相关，肺和则鼻窍通利，嗅觉灵敏，故《灵枢》曰："肺气通于鼻，肺和则鼻能知香臭矣。"若肺气失和，邪滞肺窍，壅阻脉络，气血运行不畅，鼻窍窒塞，则鼻不闻香臭。取本穴可通畅鼻窍，行气宣肺，若配以循经远端的太渊，以补肺行卫，肺和则鼻窍通，而嗅觉正常。

天牖：在颈侧部，当乳突的后下方，平下颌角，胸锁乳突肌的后缘。天牖为三焦经穴位。上焦如雾，宣发卫气，《黄帝内经灵枢集注》曰："卫者阳明水谷之悍气，从上焦而出，卫于表阳，故曰卫出上焦。"若三焦气滞，卫气出而不利，卫外不固，风热之邪乘机入侵，热壅鼻窍，气血为之阻滞，嗅觉失灵。取本穴可行三焦气，有如门户，使上焦正常宣发卫气，驱逐表邪，清肃肺金，则鼻窍可通，嗅觉可复。

风门：在背部，当第2胸椎棘突下，旁开1.5寸。风门为膀胱经穴位。风热袭人，多乘肺卫虚弱、腠理不固之时，入而壅塞于肺，鼻窍亦无可免之理，故邪滞鼻窍，嗅而不闻。风门为入风之门，次可传肺俞，而至于肺。故取本穴可闭风之门户，免风热再入作祟，又可泄肺之壅热，宣通肺气，肺和则鼻窍通利，而能
知香臭。

鼻痛

【症状】

鼻痛是指鼻部疼痛而言。可单纯鼻痛，亦可与鼻肿、鼻酸并见。

鼻痛可由各种原因导致的鼻部经络气机阻滞所引起。

【取穴】

鼻痛可取复溜、二间。

【精解】

复溜：在小腿内侧，太溪直上2寸，跟腱的前方。复溜为肾经穴位，所行为经。肾藏精，主纳气，肾之经别合于膀胱经止于鼻旁，鼻为明堂，其生理功能健旺，

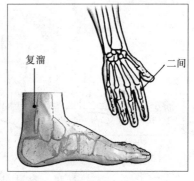

鼻痛取穴

有赖肾之精气供养。若肾阴精不充，则鼻失所养，气浮于外，易为邪侵；阴不足则阳亢，虚火循经上炎，灼蚀鼻窍，则鼻干热而痛。本穴为肾经之经穴，五行属金，其穴与肺气相通，肾为水脏，金水相生，故为本经母穴。虚补其母，补本穴以滋养肾精，充养鼻窍；又能引降虚火，使之不焚明堂，则鼻无痛楚。

二间：微握拳，当手食指本节（第2掌指关节）前桡侧凹陷中赤白肉际处。二间为手阳明大肠经穴位，所溜为荥，《本草纲目》曰："鼻痛是阳明热。"本证起因多由嗜酒及恣食辛辣厚味，致胃积湿热，复外受邪热，引胃中湿热上扰鼻窍，经络壅滞，不通则痛。大肠与胃同属阳明，经脉相接，大肠属金，本穴为大肠经子穴，实泻其子，则阳明经湿热之邪得泄，鼻窍经络通畅，通则不痛。

鼻窒（鼻室不通）

【症状】

鼻窒即鼻塞不通，《刘河间医学六书》解释："鼻窒，窒塞也。……但侧卧上窍通利，而下窍闭塞。"鼻窒有两种情况：一是指伤风鼻塞，是因外感风邪而致鼻窍不通，并有流涕、喷嚏、不闻香臭等症；二是指鼻塞时轻时重，或双侧鼻窍交替堵塞，反复发生，经久不愈，甚至嗅觉失灵的症状。其中前者相当于急性鼻炎，病程较短，数日可愈；后者相当于慢性鼻炎，病程较长，亦难治愈。

伤风鼻塞可由外感风寒或风热之邪引起；而慢性鼻窒则多由肺脾气虚，邪滞鼻窍，或邪毒久留，气滞血瘀所致。

【取穴】

鼻窒可取口禾髎、迎香、厉兑、前谷、眉冲、曲差等。

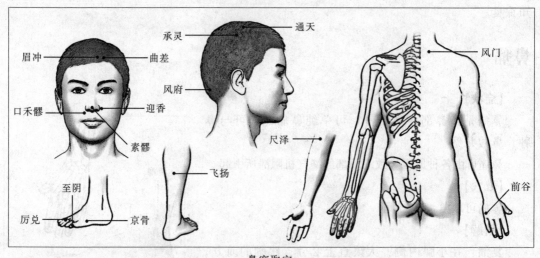

鼻窒取穴

【精解】

口禾髎：在上唇部，鼻孔外缘直下，平水沟穴。口禾髎为大肠经穴位，位于鼻孔下。阳明为多气多血之经，作为局部取穴，刺之可疏通鼻窍经络，使气血畅行于鼻。大肠又与肺相表里，鼻为肺之窍，故取本穴又能宣发肺气，通利鼻窍。所以本穴对于虚实之鼻窒，刺之皆有效。

迎香：在鼻翼外缘中点旁，当鼻唇沟中间。迎香为大肠经所止穴位，位于鼻孔旁。《通玄指要赋》曰："鼻窒无闻，迎香可引。"其解概同上穴，又因本穴通于足阳明，故对于胃热上蒸所致之鼻窒，刺之可泻胃火而通鼻窍。

厉兑：在足第2趾末节外侧，距趾甲角0.1寸。厉兑为胃经穴位，所出为井。外邪久犯鼻窍，邪毒留而不去，阻于脉络，遏滞气血，以致气滞血瘀，鼻窒重而嗅觉不灵。足阳明经行于鼻根及鼻侧，阳明为多气多血之经，故取本穴可通阳明经气血，活血化瘀通滞，瘀滞除气血通则鼻窍通利。

前谷：在手掌尺侧，微握拳，当小指本节（第5指掌关节）前的掌指横纹头赤白肉际处。前谷为小肠经穴位，所溜为荥。小肠经循行抵鼻旁，而心与小肠相表里，《难经》

曰："心主嗅，故令鼻知香臭。"若心经有热，可移于小肠，循经上犯于鼻，热壅鼻窍，而鼻窒不通，不闻香臭。取本穴泄小肠经邪热，使之不扰于鼻，则鼻通而知香臭。

眉冲：在头部，当攒竹直上入发际0.5寸，神庭与曲差连线之间。眉冲为膀胱经穴位。风寒、风热邪毒外侵，肺气失宣，邪郁气道，鼻窍不利，故鼻内肌膜肿胀，鼻塞声重。太阳主表，足太阳又起于目内眦，故刺本穴一能疏风解表，驱散风寒、风热之邪，表邪散则肺气宣发；二能循经通络，去鼻窍之壅塞，如此则清窍通利。

曲差：在头部，当正中线旁开1.5寸，前发际直上0.5寸，即神庭与头维连线的内1/3与中1/3交点。曲差为膀胱经穴位，一名冲鼻，其气通于鼻。与眉冲一样，本穴能够疏风解表，除滞通窍，对于风寒、风热侵袭所致之鼻窒，效果尤佳。

通天：在头部，当正中线旁开1.5寸，前发际直上4寸。通天为膀胱经穴位，位置最高。鼻为肺之窍，鼻窒虽为肺气不宣所致，但太阳经起于目内眦，行于项背，而风邪先中太阳，故鼻窒太阳经亦为风邪所壅。取此穴可疏散太阳经风邪，行气解表，表邪散则鼻窍通畅。

风门：在背部，当第2胸椎棘突下，旁开1.5寸。风门为项背入风之门，风门下为肺俞，风邪入风门后再传肺俞，后入于肺，肺为风邪所壅，则肺失宣降。肺又开窍于鼻，邪滞于鼻，则气道堵塞，鼻塞不通。取本穴如扎篱防风，关门拒盗，使风不能再入，又可通过肺俞宣通肺气，疏散风邪，肺气宣发则鼻窍通畅。

京骨：在足外侧部，第5跖骨粗隆前下方赤白肉际处。膀胱气不足，外邪时犯鼻窍，邪毒滞而不去，鼻窒日久不解。京骨为膀胱原穴，取之可培补膀胱元气，以温养鼻窍，扶正祛邪。鼻无外邪滋扰，渐可通气，此为针对慢性鼻炎治本之法。

飞扬：在小腿后面，外踝后，昆仑直上7寸，承山外下方1寸处。飞扬为膀胱经络穴，气通于肾。功可培补肾精，运行肾经精气，上注充养鼻窍，又能化湿浊，利膀胱，驱逐鼻内留滞之邪。

至阴：在足小趾末节外侧，距趾甲角0.1寸。至阴为膀胱之井穴，通于足少阴肾经。阳井金，为本经母穴，"虚者补其母"，取本穴可补肾填精，激发肾之精气上注以养鼻窍，鼻窍和则气血通畅，郁滞得除，气通于窍，此穴亦治慢性鼻炎。

承灵：在头部，当前发际上4寸，头正中线旁开2.25寸。胆为中精之腑，中容胆汁，其清气上通于脑，再通于鼻，滋养鼻窍。若肺气虚弱，不能宣发卫气，输布精气于肌表，故易为邪毒侵袭而不散；或因久病耗伤肺气，宣发与肃降功能失调，以致病后余邪未清，滞留鼻窍，鼻窍经络郁滞，气血不通，鼻窒不闻香臭。承灵为胆经穴位，刺之可通行胆气，调整枢机，改善肺之宣发肃降功能，以此达疏泄鼻窍，除邪导滞之效，余邪除而经络通，鼻窒可复。

风府：在项部，当后发际正中直上1寸，枕外隆凸直下，两侧斜方肌之间凹陷处。风府为督脉穴位。卫气首先行于足太阳，卫气虚则腠理开，风寒、风热之邪乘虚而入。风邪伤于头项，风府先受之，因为督脉为阳脉之首，风亦为阳邪，风阳相搏，督脉气机阻滞，可循经壅塞鼻窍，邪滞脉络则鼻窒不通。取此穴可宣通卫气，祛风散邪，邪散则鼻窍通利。

素髎：在面部，当鼻尖正中央。素髎为督脉穴位，对于各种鼻窒均有效。因为本穴正位于鼻尖，所以作为局部取穴，可疏通鼻部经络，行气活血，气血行则郁滞散，肌膜得养，清气可通。

尺泽：在肘横纹中，肱二头肌腱桡侧凹陷处。肺司呼吸，若肺卫不固，风热之邪，从口鼻而入，风热上侵，首先犯肺，或风寒之邪久郁化热犯肺，以致肺失清肃，治节失常，肺气不宣，邪毒停聚鼻窍。尺泽为肺经穴位，所入为合，是肺经子穴，刺之可清肺泄热，肺热清则肺气得宣发，疏风解表，表热散则诸症皆除。

善嚏

【症状】

善嚏是指喷嚏频作，多由鼻中作痒而引起。《刘河间医学六书》曰："嚏，鼻中因痒而气喷作于声也。"

本证可由风寒侵袭，风热犯肺，肺气虚弱，肾气不足等而致。嚏，可以认作是邪正交争，正搏邪出之象。

【取穴】

善嚏取攒竹、风门、昆仑、颔厌。

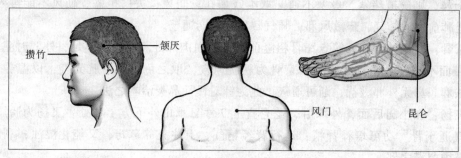

善嚏取穴

【精解】

攒竹：在面部，当眉头陷中，眶上孔或眶上切迹处。风之袭人，上先受之，故风寒、风热之邪侵袭，皆犯于太阳经与肺。太阳经气阻滞，肺失清肃，风毒挟寒或热停聚鼻窍，正邪相争，则鼻痒、喷嚏频作。风毒挟寒者，伴鼻流清涕，鼻塞，恶寒，头痛等症；风毒挟热者，伴流黄涕，鼻塞，汗出，咳嗽等症。太阳主表，本穴又近鼻，刺之可疏风解表，宣通鼻窍，邪去则喷嚏不作，诸症尽消。

风门：在背部，当第 2 胸椎棘突下，旁开 1.5 寸。风门为膀胱经在背入风之门，此穴下紧接肺俞，风邪经肺俞而入肺。风热侵袭，或风寒郁久化热犯肺，肺肃降功能失职，邪滞鼻窍，邪正相争，则鼻痒而干，喷嚏不断。取此穴以关门拒风，风不入则嚏不生。

昆仑：在足部外踝后方，当外踝尖与跟腱之间的凹陷处。肾主纳气，气之根在肾，若肾气不足，则摄纳无权，常可致膀胱经气血由上而下之循行不利。其特点是鼻痒喷嚏，音低频作，并兼鼻塞、清涕、形寒肢冷、遗精早泄、小便清长等症。肾与膀胱相表里，表里通用，肾中无火，膀胱气弱，则膀胱经气不降，气上逆于鼻根而嚏出，而昆仑为膀胱之经火穴，能温肾利膀胱，使气下归根。

颔厌：在头部鬓发上，当头维与曲鬓弧形连线的上 1/4 与下 3/4 交点处。颔厌为胆经穴位，胆经布于脑后，胆气上通于脑，脑通于鼻，故胆之经气平和，则鼻亦无病。若胆失疏泄，胆气郁滞，化火循经上行，移于脑而犯于鼻，胆火与肺气相搏，鼻灼痒而喷嚏，且嚏声响亮。并兼烦躁易怒，口苦咽干，胸胁胀痛等症。故《古今医统》中说："火热上冲，鼻中痒而嚏也。"取本穴可清泻胆火，使之不致犯鼻，鼻无邪壅则嚏不作。

咬颊舌

【症状】

咬颊舌是指经常不由自主地嚼咬舌及唇颊而言。此症常见于小儿，亦发于成人，在清醒状态下反复自咬颊舌，久而致颊舌溃疡。

《内经》认为，经脉气逆是导致本症的主要原因，如："人之自啮舌者，此厥逆走上，脉气皆至也。少阴气至则啮舌，少阳气至则啮颊，阳明气至则啮唇。"虽非为大症，但小症常作，人亦觉痛苦不适。

咬颊舌取穴

【取穴】

咬颊舌可取解溪、冲阳、京骨、光明、足临泣、陷谷。

【精解】

解溪：在足背与小腿交界处的横纹中央凹陷处，当姆长伸肌腱与趾长伸肌腱之间。解溪为胃经穴位，所行为经。阳明为多气多血之经，阳明火盛，经络壅塞，上蒸清窍，颊齿气机失调，而发咬颊。取本穴理气和血，清泻经络中壅滞之火，火泻则颊齿和谐，症状可解。

冲阳：在足背最高处，当姆长伸肌腱和趾长伸肌腱之间，足背动脉搏动处。冲阳为胃之原穴。胃经循行挟口环唇，又及颊侧，若足阳明经火热上蒸，胃经气阻滞，齿动而颊不动，则"善啮颊齿唇"。"五脏有疾也，当取十二原"，故取冲阳以清胃泻火，胃火泻则唇颊无火蒸之忧，颊齿动作和谐而证止。

京骨：在足外侧部，第5跖骨粗隆前下方赤白肉际处。肾气弱则齿弱，阳明盛则颊强，肾虚则齿颊气机失和，齿伤颊舌。肾与膀胱相表里，京骨为膀胱原穴，取之可滋肾，强精壮骨，齿与颊协调若一。

光明：在小腿外侧，当外踝尖上5寸，腓骨前缘。光明为胆之络穴，别走厥阴肝经，肝之经脉，下颊里环唇内。体盛形丰之人，痰涎壅盛，复因郁怒伤肝，肝风内动，风挟痰涎，上扰口颊，颊口气急，牙齿气缓，发为善啮颊。取本穴治疗，镇肝息风，循经而上利口颊之枢机，瘀散痰清则口颊轻利。

足临泣：在足背外侧，当足4趾本节（第4趾关节）的后方，小趾伸肌腱的外侧凹陷处。足临泣为胆经穴位，所注为输，肝胆属木，本穴为木经木穴。肝主生发，体阴而用阳，体常不足，用常有余，气有余便是火，火极生风。风阳上扰，阻滞少阴厥阴上部经脉，冲舌鼓颊，则啮咬唇舌。取本穴可泻肝胆过旺之木气，去其有余，使肝胆疏泄之功能正常，木气冲和条达，无风火上扰之忧。

陷谷：在足背，当第2、第3跖骨结合部前方凹陷处。陷谷为胃经穴位，所注为输。阳输木，木克土，木旺则土伤，泻胃经木气，则木不乘土，而脾胃运化功能正常，胃气和降，经脉畅顺，口颊筋肉气机调和，则无"善啮唇"之证。

口唇痛

【症状】

口唇痛是指口唇及口腔内疼痛而言。

脾主口，手足阳明经及肝、任脉环绕口唇，肝胃火盛及脾胃虚寒皆可循经上攻于口唇，口唇经脉气机阻滞可致本证。

【取穴】

口唇痛可取太冲、解溪、冲阳、商阳。

口唇痛取穴

【精解】

太冲：在足背侧，当第1、第2跖骨结合部前下凹陷处。太冲为肝经穴位，输、原穴。素体阴虚，加以病后或劳伤过度，阴血不足，阴不制阳，虚火旺盛，肝经下颊里，环唇内，虚火循经上炎于口唇，热壅气阻，而发为口唇疼痛。本穴功擅疏肝理气，平肝潜阳，通畅口唇经络气血，若配以肝俞、太溪，以滋补肝肾精血，育阴潜阳，阴不虚则火不生，肝之阴血上荣于口，而治阴虚虚火上炎之口痛。

解溪：在足背与小腿交界处的横纹中央凹陷处，当踇长伸肌腱与趾长伸肌腱之间。解溪为胃经穴位，所行为经。嗜食辛辣肥甘之品，则胃中湿热内生，复感风邪，引动胃中湿热之邪循经上蒸，胃经挟口环唇，则风湿热之邪结于唇部，气血凝滞，痛如火燎。取本穴可健脾胃利湿浊，清泄胃腑中壅滞之湿热，火不上蒸则唇可不痛。

冲阳：在足背最高处，当踇长伸肌腱和趾长伸肌腱之间足背动脉搏动处。冲阳为胃经穴位，所过为原。对于外感风热之邪，引动胃中湿热上蒸于口唇，导致之口唇疼痛，唇红肿胀，并兼口渴喜饮，口臭，大便干燥等症，可取本穴而泻之，则胃中湿热可得清利，不致上蒸为患。

商阳：在手食指末节桡侧，距指甲角0.1寸。商阳为大肠经穴位，所出为井。大肠经循行挟口唇，手阳明循行又接于足阳明。大肠属金，与肺相表里，本穴亦属金，肺与大肠经不足，经脉所过之处失于温养，故见"唇齿寒痛"之症。取商阳调肺气而理大肠，使阴阳经气和平，阳生阴，阴生阳，阴阳双补，肺与大肠经气旺盛而治口寒痛。

口歪（面瘫）

【症状】

口歪或称口僻，是指口歪向一侧，弛纵不收而言。或伴目不能合，故又称口眼㖞斜。前人多将此证列于中风门下，并有中经络与中脏腑之分，中经络者仅有口眼㖞斜，或伴半身不遂，而神志清楚；中脏腑者则口眼㖞斜，半身不遂，并兼突然昏倒、不省人事等。

本证可由风邪外袭，肝风内动，肝气郁结，气血两亏，及风痰阻络等引起。可发于任何年龄，无明显季节性。

本证现多称面瘫，即面神经麻痹，分中枢性及周围性，中枢性者为核上瘫，多出现在脑血管意外患者；而周围性面神经麻痹则为核下瘫，一般认为是由于面神经周围组织病变、水肿或炎症，使面神经受压，神经营养缺乏，甚至引起神经变性而致病。亦有因病毒感染引起的非化脓性炎症所致。

临床上常见为周围性面瘫患者，其典型症状是：急性发作，突然一侧或两侧面部肌肉麻痹，额纹消失，眼裂变大，露睛流泪，鼻唇沟变浅，病侧不能做皱眉、蹙额、闭目、露齿、鼓颊和撅嘴等动作。部分患者初起时有耳后、耳下疼痛，还可出现患侧舌前2/3味觉减退或消失，听觉过敏等症。病程延久，可因瘫痪肌肉挛缩，口角反牵向患侧，形成"倒错"现象。所以应早期抓紧治疗，避免贻误病情。还有一个值得注意的问题，就是应用电针治疗过的患者，再进行针灸治疗时，往往疗效不佳，所以在面瘫初发时，应慎用电针。

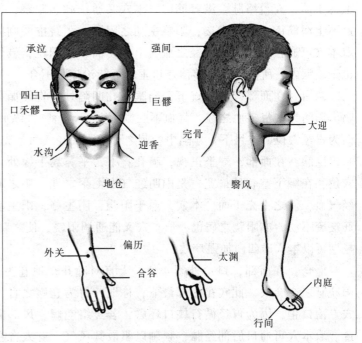

口歪取穴

【取穴】

口歪可取太渊、合谷、偏历、口禾髎、迎香、承泣、四白等。

【精解】

太渊：在腕掌侧横纹桡侧，桡动脉搏动处。太渊为肺经穴位，所注为输。肺主皮毛，若肺气不足，肺失宣降，皮毛腠理不固，风邪客于面部阳明脉络，使气血运行失常，脉络失荣，而见口歪之证。作为辨证取穴，取本穴可补肺益气，治疗肺气虚之口眼㖞斜者。

合谷：在手背，第1、第2掌骨间，当第2掌骨桡侧的中点处。合谷为治疗口歪最重要的远端穴位。"面口合谷收"。合谷为大肠经原穴，阳明为多气多血之经，原穴为经气汇集之处，故合谷为气血汇聚之大穴。面部为阳明经分野，手阳明循行至口，阳明筋脉失荣，气血不通，筋缓不收，则见口歪。取合谷以通经活络，行气活血，促进面部气血运行，经络通畅而筋脉得养，则口歪可愈。

偏历：屈肘，在前臂背面桡侧，当阳溪与曲池连线上，腕横纹上3寸处。偏历为大肠之络穴，别走太阴。本穴一穴而担两经，既能行阳明经气血，上注面部以养筋脉，筋得血养而润；又可宣肺解表，使风邪不困于肌腠，经通络畅。面部无风邪所扰，又得气血充养，则口歪可正。

口禾髎：在上唇部，鼻孔外缘直下，平水沟穴。首先，作为局部取穴，口禾髎位于上唇，刺之可理筋通络，使口周经脉无阻滞之患，气血可正常运行其中。再者，按经络辨证，口禾髎为大肠经穴位，能够引阳明经气血上济，供养阳明经筋，经筋得养而能收摄。

迎香：在鼻翼外缘中点旁，当鼻唇沟中间。迎香治疗口歪之意与口禾髎相似，所不同的地方就是迎香接于足阳明，还可引胃经经气上济，以养筋脉，其针刺当以透口禾髎为妙。

承泣：在面部，瞳孔直下，当眼球与眶下缘之间。作为胃经起始穴，"胃为水谷之海"，后天之本，故足阳明经之气血更具养筋充络之功效，取本穴可调动本经气血，使之上达于面，充盈络脉，滋养筋肉。本穴又通任脉、阳跷，任脉为阴脉之海，任脉不足则血不上润筋肉，筋枯肉痿；阳跷主动之阳脉，阳跷虚弱则阳脉痿废不用，筋缓不收。故取本穴可通任脉，调动阴经之血气上承于面；理阳跷，鼓舞阳脉之气血活动筋肉。本穴位于眼眶内，所以不仅能够治疗口歪，更能治疗眼不合。

四白：在面部，瞳孔直下，当眶下孔凹陷处。胃经循行挟口环唇，阳明气血以养唇吻，阳明为多气多血之经，气血不旺则不上充，唇吻失纵而㖞斜。"治痿独取阳明"，四白为胃经穴位，在目下 1 寸陷中，刺之可行阳明经气血，充养唇吻，唇吻得养而能收。

巨髎：在面部，端坐正视，瞳孔直下，平鼻翼下缘处，当鼻唇沟外侧。巨髎为胃经穴位，在颧下空软处最宽，是阳明经气血汇聚之地。刺之不仅通面部经络，更能行阳明经气血，使之上充于面。本穴又通于阳跷，阴主静，阳主动，而阳跷主动之阳，阳脉之筋痿废不动，亦阳跷之病也，取本穴又能通调阳跷，使之跷动诸阳，操纵筋脉而能动用，早期可以本穴透四白加强疗效。

地仓：在面部，口角外侧 4 分，上直对瞳孔。地仓为胃经穴位，手阳明、足阳明、阳跷脉之交会穴。此穴在面部最下，称地，胃为仓廪之官，乃饮食所入，故曰地仓。此穴专治口歪，因为胃经循行挟口环唇，若经络空虚，风邪觑机而入，筋脉失养而口歪不遂。取本穴可通口唇部经脉，频刺以驱散其风气，有人言左病治右，右病治左，然其经脉所行并无交叉，当刺病侧为是。

大迎：在下颌角前方，咬肌附着部前缘，当面动脉搏动处。大迎为胃经穴位，穴在颊侧，有迎物而嚼之象，故名。气主煦之，血主濡之，气属阳主动，血属阴主静，气虚不能上奉于面，阴血亦难灌注阳明，面部肌肉失却气血的温养，出现口㖞眼斜，嚼而漏水谷之症。取本穴可健脾胃以调养后天之本，并引阳明经气血上奉于面，肌肉渐得濡养，则口眼渐可复正。

内庭：足背第 2、第 3 趾间的缝纹端。素体气虚，伏有痰饮，或气郁扰痰，痰动生风；或偶遇风寒，风袭痰动，风痰互结，流窜经络，上扰面部，阳明络脉壅滞不利，即可发生口眼㖞斜。本穴为胃经的荥穴，刺之可行阳明经气，驱风化痰通络，经络通则口眼可得约束。

翳风：在耳垂后方，当乳突与下颌角之间的凹陷处。翳风为三焦经穴位，位于耳后陷中，手、足少阳之会。三焦或胆火上扰，均可郁于此穴，郁火窜扰经络，壅滞不通，而见口眼㖞斜。解剖可见：本穴深层正为面神经干所通过。化脓性面神经炎在此处压痛强烈。取本穴可通经活络，清泻郁滞之火，火泻络通则㖞斜可解。

外关：在前臂背侧，当阳池与肘尖的连线上，腕背横纹上 2 寸，尺骨与桡骨之间。外关为三焦之络穴，八脉交会穴，通阳维脉。三焦"主通行之气，经历于五脏六腑"，若三焦气滞，易化火上炎，火极生风，而三焦经曲折行于面侧，故风火壅塞面侧经络，气血不通而筋肉失用。取本穴可泻三焦之风火，使之不致上扰，又能通经活络，邪除络畅则筋肉复苏，口歪可复。

完骨：在头部，当耳后乳突的后下方凹陷处。肝为刚脏，体阴用阳，若恚怒气逆，肝阳化风上窜面部。木旺克土，则面部阳明脉络气血不充，牵动面颊，出现口眼㖞斜，眩晕头昏等症。完骨为胆经穴位，肝胆相表里，肝经风阳上扰则胆经必为风阳所壅，同气相求，泻胆即是泻肝，取此穴可泻肝胆上扰之风火，通经活络；泻木即养土，阳明经气得复，气血上注，筋脉得养，则㖞斜可正。

行间：在足背侧，当第1、第2趾间，趾蹼缘的后方赤白肉际处。肝经环唇内上抵目下，肝气怫郁，肝旺乘脾，阳明脉络不和，气血滞阻于下，不得上充养筋，则见口㖞眼斜，并兼善太息，胸胁苦满，不欲饮食之症。本穴为肝经荥穴，阴荥火，为本经子穴。实泻其子，取本穴以疏肝理气，开郁解闭，肝气平和则阳明脉络通畅，气血充养筋脉，筋脉得养则动作如常。

强间：在头部，当后发际正中直上4寸（脑户上1.5寸）。强间为督脉穴位，督脉由头后下鼻至上唇，其别络上颐环唇，督脉主一身之阳，故口唇动作与督脉有关。阳常有余而阴常不足，若督脉阳气有余，气化为火，火挟痰而上冲，阻于口唇，而任脉之阴不得上济，则口唇部痰热壅塞不解，经络不通，口歪向一侧。本穴位于头后，泻之可散阳火，化痰通络，痰热散经脉通，则口之动作如常。

水沟：在面部，当人中沟的上1/3与中1/3交点处。水沟为督脉与手、足阳明交会穴，阳明为气血有余之经，会于督脉则阳益盛。风、火俱属阳，风热侵袭，肝火上扰，或风痰阻络所致之口歪，均可取本穴以泻有余之阳，火泻则络有望通畅。本穴又正位于唇上，通督脉以散上焦阳热，作为局部取穴，则能活血通络，散瘀导滞，经络通瘀滞除，则口唇复正有期。本穴可透刺地仓或迎香。

咀嚼困难

【症状】

咀嚼困难是指下颌关节不利，咀嚼时疼痛，或口张不开的症状。

本证可由风热侵袭，胃火上蒸及胆火上扰等因素导致。

现代医学中的下颌关节炎、下颌关节功能紊乱等病症可出现此证。

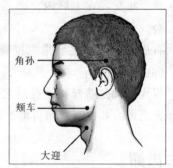

咀嚼困难取穴

【取穴】

咀嚼困难可取大迎、颊车、角孙。

【精解】

大迎：在下颌角前方，咬肌附着部前缘，当面动脉搏动处。大迎为胃经在颊侧穴位，胃经循行"出大迎，循颊车，上耳前"，下颌关节位于耳前。若因过食辛辣肥甘，胃中积热，胃火循经上蒸，留滞耳前关节，造成气滞血瘀，气血与热相搏，而致耳前肿胀疼痛，咀嚼困难。取本穴可泻经脉上蒸之火，通经活络，活血祛瘀，瘀滞散经络通畅，则关节滑利，咀嚼如常。

颊车：在面颊部，下颌角前上方约一横指（中指），当咀嚼时咬肌隆起，按之中央凹陷处。颊车为胃经当颊穴位，作为局部取穴，功可疏通局部经脉气血，使关节气机畅顺，通则不痛，不论虚实皆可取之。

角孙：在头部，折耳廓向前，当耳尖直上入发际处。角孙为三焦经穴位，手太阳、手少阳、足少阳之交会穴。此三经皆走耳前，若为风热之邪所侵，或气盛化火，都能循经窜至耳前，凝聚于关节，以致气血壅塞，脉络阻滞，发为耳前疼痛，口张不大，咀嚼困难。取本穴可泄三经邪热，并能三焦枢机利关节，通则不痛，则咀嚼、张口皆不受限。

齿龈肿痛

【症状】

齿龈肿痛又名牙痈，是指发于牙龈的痈肿，疼痛肿胀，治疗不当或邪热壅盛，可腐肉为脓，溃脓而愈。

本证多由于平素对牙齿保护不当，牙体已被龋蚀或有裂损，使风热邪毒得以侵袭，风热邪毒引动胆中郁火或脾胃积热上冲，风热与胆胃之火交蒸于牙龈而发。

【取穴】

齿龈肿痛可取角孙、龈交。

【精解】

角孙：在头部，折耳廓向前，当耳尖直上入发际处。角孙为三焦经穴位，手太阳、手少阳、足少阳之交会穴。若因情志抑郁，胆腑疏泄不畅，胆中郁热，更有风热之邪侵袭，引动胆热上攻，风火蕴结于上焦齿龈而不解，发为齿龈肿痛。刺本穴可疏风散热，清上攻之胆火，散牙龈之郁热，使之不致酿血肉为脓，疼痛得解。

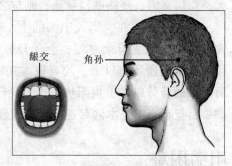

齿龈肿痛取穴

龈交：在上唇内，唇系带与上齿龈的相接处。龈交为督脉穴位，督、任、足阳明之会。足阳明经循行"入上齿中，还出挟口环唇，下交承浆"，若胃中素有积热，加之牙齿有破损，风热之邪乘隙侵袭，则可引胃火上蒸，滞留龈内，蒸灼血肉，发为红肿疼痛。《血证论》曰："胃中实火，口渴龈肿，发热便闭，脉洪数。"本穴通于胃经，刺之可泻胃火，又是督脉接于任脉之所，任脉为阴脉之海，取之可引任脉之阴液上济，取引水熄火之意。如此则邪热可消，经通络畅，肿痛可止。

齿衄

【症状】

齿衄又称牙龈出血，是指牙缝或牙龈渗出血液而言。

本证可由胃肠实火，肾虚火旺或脾不统血所致。《景岳全书》曰："血从齿缝牙龈中出者，名为齿衄，此手足阳明二经及足少阴肾家之病，盖手阳明入下齿中，足阳明入上齿中，又肾主骨，齿者骨之所终也。此虽皆能为齿病，然血出于经，则惟阳明为最。故凡阳明火盛，则为口臭，为牙根腐烂肿痛。或血出如涌，而齿不动摇，必其人素好肥甘辛热之物，或善饮胃强者，多有阳明实热之证"。

【取穴】

齿衄可取龈交。

【精解】

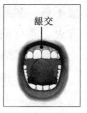

齿衄取穴

龈交：在上唇内，唇系带与上齿龈的相接处。龈交为督脉在上齿正中龈根处穴位。齿衄者，多由足阳明之患，胃中积火，上蒸于龈，灼蚀龈床，损伤血络，迫血离经外出，而致齿衄量多，龈肿痛，口渴引饮，大便秘结，脉洪数。足阳明与督脉交于此穴，刺之以泻法或放出少许血液，以清泻上蒸之胃火，火泻则血可归于经中；督为阳脉之海，任为阴脉之海，督任交会于此穴，阴阳相济，取之又可以引任脉之阴水上注于齿龈，水克火，火遇水而熄，则齿衄不发。

牙痛

【症状】

牙痛亦称齿痛，是指牙齿因某种原因引起的疼痛而言，是口齿科疾病常见的症状之一。牙痛时，往往伴有不同程度的牙龈肿痛的表现，因此，与牙龈肿痛有较密切的关系。

本证主要分为风火牙痛、胃火牙痛、虚火牙痛 3 个证型。亦有因龋齿而时时作痛，或因气郁火逆而致痛者。

现代医学中的牙髓炎、根尖周围炎、齿槽脓肿、牙周炎及龋齿等均可出现牙痛的症状。对于因龋齿所引起的牙痛，针刺一般只能起到短时间止痛的作用。

【取穴】

牙痛可取商阳、二间、三间、合谷、阳溪等。

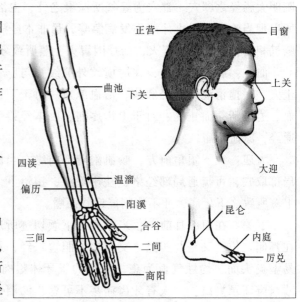

牙痛取穴

【精解】

商阳：在手食指末节桡侧，距指甲角 0.1 寸。商阳为大肠手阳明之井金穴，手阳明经循行入下齿中，根据"经络所通，主治所及"的原理，商阳为大肠经本穴，不盛不虚以经取之，本穴治疗本经病，故可治任何原因引起大肠经气滞所致的"下齿痛"。

二间：微握拳，当手食指本节（第 2 掌指关节）前桡侧凹陷中赤白肉际处。二间为大肠经之荥水穴，根据经脉走行，亦可治疗下齿痛。另外，若牙齿损伤，风火邪毒乘机侵犯，而肺气不宣，则风火不散，凝聚于牙齿中，导致气血滞留，脉络瘀阻，而致牙痛。因大肠与肺相表里，肺与大肠俱为金脏，而本穴属水，故为本经子穴，"实者泻其子"，泻本穴可宣发肺气，疏风清热，风火散则牙中经脉通畅，牙痛乃止。

三间：微握拳，在手食指本节（第 2 掌指关节）后桡侧凹陷处。三间为大肠经之输木穴，本穴亦可治下牙痛。风火侵犯牙体及龈肉，肺气不能肃邪于外，反滞留于内，邪聚不散，导致气血壅遏，经络堵塞，而致牙痛。故《外科正宗》曰："齿病者，有风，有火，亦有阳明湿热，俱能致之。风痛者，遇风发作水肿，随后生痛。"风属木，木旺则火益盛，其焰熊熊，故取木穴以散风邪，风散则火亦不能久存，牙痛由轻而止。

合谷：在手背，第1、第2掌骨间，当第2掌骨桡侧的中点处。合谷为手阳明原穴，是大肠经治疗牙痛的代表穴位。《四总穴歌》曰："面口合谷收。"《杂病穴法歌》亦云："头面纵有诸般证，一针合谷效通神。"其重要性可见一斑。阳明为多气多血之经，合谷为原，故擅补气，行气活血；补气可以固脱，益气可以回阳，行气可以散滞启闭，故为回阳九针穴之一。又因肺与大肠相表里，又能宣肺散寒，疏风清热解表，清热则可以开窍醒志。而本穴又擅治其经络走行部位的病变，牙痛亦在其中。本穴被广泛应用在外感、内伤各科疾病中，疗效显著。

阳溪：在腕背横纹桡侧，手拇指向上翘时，当拇短伸肌腱与拇长伸肌腱之间的凹陷中。阳溪为大肠经之经火穴，阳经火，泻火以清金，金清则肺气宣发，行疏风散热之职，驱逐住于牙齿及牙龈中的风火，风火除则牙痛可已。

偏历：屈肘，在前臂背面桡侧，当阳溪与曲池连线上，腕横纹上3寸处。偏历为大肠之络穴，别走太阴。络穴擅治表里经病变，清肺疏风散热，治疗风火牙痛。

温溜：屈肘，在前臂背面桡侧，当阳溪与曲池连线上，腕横纹上5寸处。温溜为手阳明大肠经之郄穴。郄穴为经气所深聚之处，主治本经急性病症，风火牙痛多急性发生，所以理当治之。胃火牙痛亦发病急骤，虽非本经病变，但大肠与胃同为阳明，经脉相接，腑气相通，故亦可泻胃火，治疗因胃火上蒸所致牙痛。

曲池：屈肘成直角，在肘横纹外侧纹头与肱骨外上髁连线中点。曲池为大肠经之合土穴，最擅清泄大肠经邪热，活血凉血。对于下齿疼痛，因经脉循行所至，故能清热凉血，通经活络而止痛；对于上齿疼痛，因本经接于胃经，又为土穴，同气相求，可泻火通经，凉血止痛。

大迎：在下颌角前方，咬肌附着部前缘，当面动脉搏动处。大迎穴在下颌上，作为局部取穴，可疏通局部经络，祛瘀除滞，擅治下牙痛。又为胃经穴位，故尤宜用于胃火上蒸所致之下牙痛，牙不痛则能迎物而嚼。

下关：在面部耳前方，当颧弓与下颌切迹所形成的凹陷中，闭口取穴。下关为胃经在颊侧穴位，又是与胆经之交会穴。胆胃二经，最易气滞郁热，热极则化火，火盛又最易上炎头面，灼蚀气血为患。若火灼于牙体龈肉，瘀阻脉络，气血不通，则牙痛难忍。故《辨证录》曰："人有牙齿痛甚不可忍，涕泪俱出者，此乃脏腑之火旺，上行于牙齿而作痛也。"刺本穴可泻胆胃上蒸之火，火泻则经络通畅，通则不痛。

内庭：足背第2、第3趾间的缝纹端。内庭为胃经穴位，所溜为荥。胃火素盛，又嗜食辛辣，或风热邪毒外犯，引动胃火循经上蒸牙床，伤及龈肉，损及脉络而为病。《辨证录》曰："人有牙疼日久，上下牙床尽腐烂者，至饮食不能用，日夜呼号，此乃胃火独盛，有升无降之故也。"取本穴可清胃泻火，并引火下行，火泻则牙床得清净，脉络可复而不痛。

厉兑：在足第2趾末节外侧，距趾甲角0.1寸。厉兑为胃经井穴，土生金，故为本经子穴，刺之可清泻胃家实火，使之不致上蒸为患。

四渎：在前臂背侧，当阳池与肘尖的连线上，肘尖下5寸，尺骨与桡骨之间。四渎为三焦经穴位。"上焦开发，宣五谷味，熏肤充身泽毛，若雾露之溉"。若上焦有热，中焦有湿，湿热上蒸，循经而上，伤及牙体龈肉，牙齿阵发疼痛，遇风加重，患处得冷痛减，受热则痛增，牙龈红肿。取本穴可通调三焦，上清下利，使湿热下流，牙龈气血通畅，则牙痛可止。

上关：在耳前，下关直下，当颧弓的上缘凹陷处。上关虽为胆经穴位，却又是手少阳、足少阳、足阳明三经交会穴。其治疗牙痛的道理与下关相类似，所不同的是下关主泻胃火，兼泻胆火；而本穴主泻胆火，兼泻胃火。两穴刺一即可，可交替应用。

目窗：在头部，当前发际上 1.5 寸，头正中线旁开 2.25 寸。目窗为胆经穴位，足少阳、阳维之会。因思虑不遂，郁怒不解，肝胆失于疏泄，气滞化火，循经上逆，阻于颊侧牙龈，气血不行，经络不通，火热与血肉相搏结，而致牙床红肿疼痛，热盛肉腐则跳痛脓成。本穴位于头上，阳气至此而最盛，刺之能清肝利胆，消散上扰之邪热，火热至此而解，又为与阳维之会，阳维维络诸阳，取之则能平抑阳亢，火热散则肿消痛止。

正营：在头部，当前发际上 2.5 寸，头正中线旁开 2.25 寸。正营为胆经穴位，足少阳、阳维之会。疗牙痛之解释同上。

昆仑：在足部外踝后方，当外踝尖与跟腱之间的凹陷处。肾主骨，齿为骨之余，若肾阴亏损，虚火上炎，灼烁牙龈，骨髓空虚，牙失荣养，致牙齿浮动而痛。《辨证录》曰："人有牙齿疼痛，至夜而甚，呻吟不卧者，以肾火上冲之故也，然肾火上冲，非实火也。"肾与膀胱相表里，治肾可取膀胱经穴位。昆仑为膀胱之经穴，阳经属火，故取之可泻肾经上浮之虚火，火不蚀龈，则牙齿坚固而不痛。刺之宜透刺太溪。

吐舌

【症状】

吐舌是指舌频频伸出口外，又立即内收，上下左右伸缩不停，状如蛇舐，又称弄舌。本证多发生于小儿，成人亦有发生。本证可由心脾实热，阴虚内热或痫证发作而致。

【取穴】

吐舌可取温溜、曲池。

【精解】

温溜：屈肘，在前臂背面桡侧，当阳溪与曲池连线上，腕横纹上 5 寸处。心脾实热之吐舌，常发生于发热患儿，热邪蕴留心脾两经，心火亢盛，扰乱神明，引起内风；脾热盛则津液受损。心系舌本，脾络连舌本，散舌下，风主动摇，故吐舌频频；津枯时舌亦干涩难受，故吐弄以舒缓之。故《辨舌指南》云："心火亢盛，肾阴不能上制，所以舌往外舒；肝火助焰，风主动摇，胃热相煽，舌难存放，故舌如蛇舐，左右上下，伸缩动摇。"脾胃

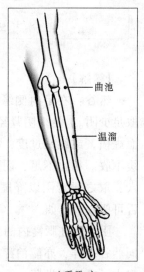

曲池

温溜

吐舌取穴

相表里，脾热可清胃而泄。温溜为手阳明大肠经之郄穴，大肠与胃同为阳明，经脉相接，腑气相通，故刺之可清胃泻脾。心火脾土，子经火泄则母经之火亦难再盛，故取本穴可心脾并泄，治疗"吐舌鼓颔"之证。

曲池：屈肘成直角，在肘横纹外侧纹头与肱骨外上髁连线中点。痫证吐舌则多由脾胃不健，痰湿内生，痰伏络中。复因情志失调，肝风内动，肝风挟痰上扰，清窍被蒙，则猝然昏仆，口吐白沫，抽搐，两目直视，摇头吐舌。《辨舌指南》曰："凡弄舌摇头者，痫病也；病人喜扬目吐舌者，羊痫也。"曲池为大肠之合土穴，大肠与胃同属阳明，脾胃属土，故取本穴可健脾和胃，化痰除湿，并能通经活络，除经络中伏痰。所以本穴可治疗"吐舌有风痰者"。

舌纵缓不收

【症状】

舌纵缓不收是指舌体伸长，吐出口外，回缩困难或不能回缩，流涎不止者。本证与吐舌不同，吐舌是舌体伸出口外，旋露即收，活动灵活。

本证可由心火炽盛，肝气郁结，气虚失养，及肾阴不足等导致。

【取穴】

舌纵缓不收可取然谷、阴谷、足通谷、廉泉、哑门。

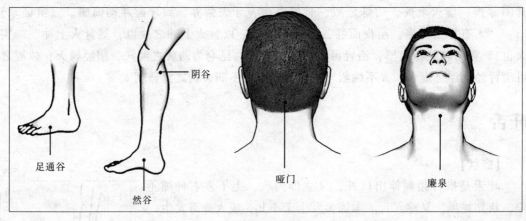

舌纵缓不收取穴

【精解】

然谷：在足内侧缘，足舟骨粗隆下方赤白肉际处。《灵枢》云："舌纵涎下烦悗，取足少阴。"足少阴肾经上挟舌本，舌之用在心，舌之根在肾，久病体虚之人，肝肾之阴血虚损，或纵欲过度，肝肾阴精枯涸，筋脉失养，而舌为筋所会，肝肾阴血不足则舌纵缓不收。精血不足，阴不制阳，则虚阳浮于外，灼于阴津则精血益虚。然谷为肾之荥火穴，取之滋肾阴以降虚火，引火入水，虚火得降，精血渐复，则筋脉得养，舌根气盛，舌可望收放自如。

阴谷：在腘窝内侧，屈膝时，当半腱肌肌腱与半膜肌肌腱之间。阴谷为肾之合水穴，同然谷一样，亦能治疗舌纵缓不收。所异之处为本穴属水，重在滋肾阴水，补精血以降虚火，育阴以潜阳；而然谷属火，长于降肝肾上炎之虚火，使虚火不灼阴液，潜阳以育阴。

足通谷：在足外侧，足小趾本节（第5跖趾关节）的前方赤白肉际处。足通谷为膀胱经之荥水穴。膀胱与肾相表里，本穴穴性通于肾水，治疗舌纵，类似于阴谷。

廉泉：在颈部，当前正中线上，喉结上方，舌骨上缘凹陷处。廉泉为任脉穴位，阴维、任脉之会，仰而取之。舌下津液，由此而生，有泉之象，故名廉泉。《寿世保元》曰："舌吐不收，名曰阳强。"火邪炽盛，则热郁于舌，气不得泄，则舌红绛坚干，时时伸出，回缩困难。本穴乃舌下生津液之本，任脉又为阴脉之海，故刺之可引阴液上济，使舌下泉涌，火得水而熄，舌得津而润，则收吐自如。

哑门：在项部，当后发际正中直上 0.5 寸，第 1 颈椎下。哑门为督脉穴位，督脉、阳维之会，入系舌本，俯头取之。舌为心之窍，若心火炽盛，火出其窍，壅滞阻塞，则如吴昆所言："舌出者，热实于内而欲吐舌泄气也，不能入者，邪气久居，舌强而不柔和也。"本穴在舌之后，督脉统诸阳，阳维维诸阳，一针而诸阳火散，舌之壅滞得除，出入伶俐。本穴可与廉泉同用，前后配穴，相得益彰。

舌肿

【症状】

舌肿是指舌体肿大，或兼木硬、疼痛。甚至肿大满口而妨碍饮食、言语及呼吸。亦称木舌、舌胀等。

本证可由心经郁火，心脾热盛，寒湿侵袭等导致。

【取穴】

舌肿可取足通谷、廉泉。

【精解】

足通谷：在足外侧，足小趾本节（第 5 跖趾关节）的前方赤白肉际处。足通谷为膀胱经穴位，所溜为荥。心在上主火，

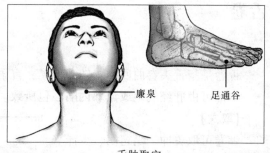

舌肿取穴

肾在下主水，心火下达以温肾水，肾水上济以滋心火，心肾交通，则疾病不生。如有重大心事萦怀，或变故起于非常，致思虑太过，心火暴盛于上，肾水不足难以上济，心肾不交，而舌为心之窍，故心火上攻于舌，而致舌暴肿，舌体胀大满口，色红疼痛，甚则不能饮食言语。肾与膀胱相表里，本穴属水，取之可补肾水，上济以灭心火，心火降则舌无火困，可恢复原状。

廉泉：在颈部，当前正中线上，喉结上方，舌骨上缘凹陷处。廉泉为任脉穴位，阴维、任脉之会。穴下深处正为舌根，刺之可疏通局部经络，开启舌窍，促进局部气血运行。本穴又为舌下生津之泉，任为阴脉之海，阴维维络诸阴，故取之不仅可引任脉之阴，亦能引诸阴经阴液上济，以制壅塞于舌部邪热，故尤擅治疗热壅舌窍所致之舌肿。本穴对于各种原因所致之舌强语謇，疗效良好，针刺时针尖宜向舌根方向。

舌中烂

【症状】

舌中烂是指舌体表面溃破，出现一个或多个溃疡而言。

本证可由心火炽盛，胃火熏蒸，肾阴亏虚，气虚挟热等引起。相当于发于舌上的口疮，实证舌上溃疡点较多，色黄白，较小，溃疡点周围色鲜红，痛剧，饮食时尤甚，愈后平复；虚证溃疡点一个或两个，色苍白，大如黄豆，周围颜色较浅，疼痛较缓，饮食时可以忍受，愈后可留凹陷。

【取穴】

舌中烂可取劳宫。

【精解】

劳宫：在手掌心，当第2、第3掌骨之间偏于第3掌骨，握拳屈指的中指尖处。五志过极皆可化火，若思虑过多，劳心伤神，百思不得其解，则心火炽盛。虽为实火但

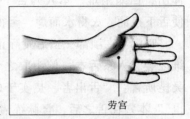

舌中烂取穴

无郁滞之征，而心开窍于舌，火性炎上，故心火上炎于舌窍内，与气血相搏，化血肉为脓。于是舌面出现小溃疡点，舌尖尤甚，兼见面赤口渴，胸中烦热，夜寐不宁，小便赤涩，舌赤或舌尖红绛，脉数或左寸数大。心包代心受邪，心有火泻心包可矣。劳宫为心包之荥穴，人劳于思，则此穴之脉大动。本穴为火经火穴，取之可泻心中郁火，使之不再上炎，火不上炎则苗窍不为火困，溃疡渐愈。

舌卷

【症状】

舌卷是指舌头卷曲回缩，转动不灵，言语不清的症状。多见于急症及危笃患者。

本证可由肝经气绝或温邪内陷心包所致。

【取穴】

舌卷可取关冲、足窍阴、少泽。

【精解】

关冲：在手环指末节尺侧，距指甲角0.1寸（指寸）。心包代心用事，亦代心受邪，故温邪内犯，邪陷心包，则见高热、神昏等症；而舌为心之苗，温邪上传于舌，热盛则津伤，津伤则苗枯，舌卷而短。关冲为三焦

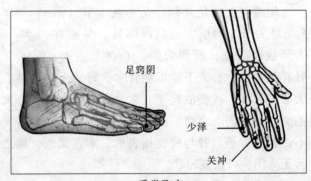

舌卷取穴

之井金穴，三焦与心包相表里主枢机，故刺之可泻心包温热之邪，开窍解毒，温邪解津液得复，则神志清楚，舌得舒展。

足窍阴：在第4趾末节外侧，距趾甲角0.1寸。肝主筋，肝血充沛，筋脉得养则舒展自如。若里热极盛，肝阴枯竭，致肝经气绝，而见舌卷、舌质绛而干、阴囊上缩、唇青、转筋、神昏等症状。《素问》曰："厥阴终者，中热咽干，善溺心烦，甚则舌卷卵上缩而终矣。"足窍阴为胆之井穴，肝胆相表里，胆为阳木，其气以降为顺，胆气顺降，则肝血上行。刺之泄胆经阳热于下，升肝中阴血于上，阴血上行而濡养舌之筋脉，筋脉得养则诸症消除。

少泽：在小指末节尺侧，距指甲角0.1寸。少泽为小肠经穴位，所出为井。若邪陷心

包，心受邪困，导致心火炽盛，心火盛则神明被扰，神志不清；心开窍于舌，热盛则津伤，津伤苗窍失濡则舌卷。小肠经络于颧而与心为表里，心经热盛则可移热于小肠，则见颧赤、尿赤、口噤等症。取本穴以泻心与小肠之火，凉血解毒，更可刺血，使热随血泄，热泄则阴生，阴津充沛上润于舌，舌筋得濡，舒缓自如，而舌无卷缩之象。

舌痛

【症状】

舌痛是指舌有灼痛、辣痛、麻痛、涩痛等感觉。可痛在舌尖、舌边、舌心、舌根或全舌等不同部位。舌痛最早见于《灵枢》："是主脾所生病者，舌本痛。"

舌痛可由脏腑实热或阴虚火旺所导致。

【取穴】

舌痛可取中冲。

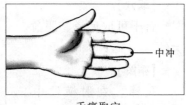

舌痛取穴

【精解】

中冲：在手中指末节尖端中央。夙兴夜寐，思虑过度，而致心火炽盛。心开窍于舌，火冒其窍，舌为火攻，气血凝滞，经络不通，则见舌灼痛以舌尖为甚，并有心烦不寐，尿赤等症。《灵枢》曰："故诸邪之在于心者，皆在于心之包络。"所以泻心火可取心包穴位。中冲为心包经之井穴，为本经之母穴，泻中冲以"釜底抽薪"，则心火自熄，火泻则经络可通，舌痛乃止。

舌急

【症状】

舌急是指舌拘急紧涩，语言难出的症状。

舌急可由风寒中于舌窍，风痰阻遏舌窍或热入心包所引起。

【取穴】

舌急可取风府。

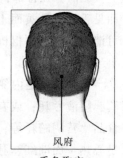

舌急取穴

【精解】

风府：在项部，当后发际正中直上1寸，枕外隆凸直下，两侧斜方肌之间凹陷处。舌为心之窍，若心气不足，心阳不振，则舌窍虚寒，气血运行濡缓，舌色淡白，懒言少动。此时风寒之邪急中于舌，舌无火而不能御，风寒滞于舌窍，寒性收引、凝滞，故舌拘急紧涩，言语难出。风府为督脉穴位，督脉、阳维之会，入系舌本。督为阳脉之海，阳维维络诸阳，故取本穴可引两阳之经气，由头后直入舌本，温化寒凝，活血通络，血行则风自灭。风寒得散，舌得阳温，则舌舒缓能言。

舌干

【症状】

舌干是指舌上有苔，苔面缺乏津液，苔质干燥，或舌光无苔，望之枯涸，扪之燥涩的症状。

舌干可由阳盛灼津，阴虚液亏，或阳虚津不上承等引起。《伤寒论本旨》曰："干燥者，邪热伤津也。"又云："干燥者，阳气虚，不能化津上润也。"《辨舌指南》亦曰："舌上苔津液干燥，毒邪传里也。"

【取穴】

舌干可取尺泽、胆俞、大钟。

【精解】

尺泽：在肘横纹中，肱二头肌腱桡侧凹陷处。热邪袭肺，肺为邪热所壅，消灼津液，致使津液亏损，津不上承，热烁叶焦，在外则见舌红，苔薄而干燥，

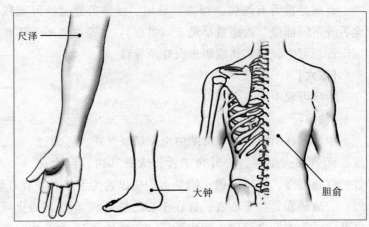

舌干取穴

并兼高热、咳喘、烦渴、咳痰黄少而黏等症。尺泽为肺经之合水穴，为肺经子穴，刺之可清肺泄热。本穴属水，有清金生水之意，肺热泄，津液生，肺叶不焦，重行宣发布之职，则诸症消除，舌复滋润。

胆俞：在背部，当第10胸椎棘突下，旁开1.5寸。肝胆有热，邪热壅盛，津伤液耗，而见舌红，苔黄而干燥，并兼黄疸、发热、胁痛、呕恶等症。胆俞为胆之背俞穴，刺之可清肝泻胆，利枢机，使津液上承下流，除热复津，针用泻法，亦可配太冲、期门，则事半功倍。

大钟：在足内侧，内踝下方，当跟腱附着部的内侧前方凹陷处。热病后期，邪热久羁，阴液亏耗；或有慢性病，久病煎熬至阴分亏损；或五志过极化火伤阴；或嗜酒辛热食品，营阴暗耗等，阴虚火炎伤津，造成舌干少津，舌红绛少苔，并兼口渴、心烦、手足心热、面潮红、脉细数等症。大钟为肾经络穴，别走膀胱经，擅于升阴降阳，肾阴为元阴，一身阴液之本，取本穴调和阴阳二经，阴阳平衡，补肾滋阴，养营生津，阴津循经上承舌本，舌得阴津则润泽。

口中热

【症状】

口中热是指口中发热的感觉，甚若口中含火，但一般并非口中温度升高。可同时兼有口舌生疮，或牙痛、牙龈肿痛、渗血等症。

本证可由心火炽盛，胃火熏蒸，阴虚火旺等原因引起。

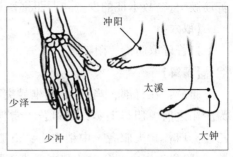

口中热取穴

【取穴】

口中热可取少冲、少泽、太溪、大钟、冲阳。

【精解】

少冲：在小指末节桡侧，距指甲角 0.1 寸。脾主口，心与脾经相会于心中。若穷思竭虑，日夜不休，则心气郁滞化火，心火炽盛，火热循心脾经上炎口舌，则口中烘热，伴心烦失眠，小便赤涩，舌边尖红等症。少冲为心经之井穴，属木，无木则火不燃，故泻本穴可清心降火，火泻则口中不热。

少泽：在小指末节尺侧，距指甲角 0.1 寸。少泽为小肠经井穴。若热毒壅盛，久困于里，内犯心经，导致心火炽盛。舌为心之苗，心火盛则循心脾经现于口舌，而口中灼热。心与小肠相表里，井穴为习用之刺血泄热穴位，故取本穴以泻心火，心火泻则口热之症消除。

太溪：在足内侧，内踝后方，当内踝尖与跟腱之间的凹陷处。久病伤阴，或因房劳过度致使肾精耗伤，阴虚阳亢，虚火扶摇直上。肾经的分支循喉咙，挟舌本，故虚火浮燃于口内，而致口中热。太溪为肾之输穴，阴输代原，故肾之所注、所过皆为此穴，肾阴虚之证，补本穴为最佳。肾之精得补，则阴水渐盛于下，水盛则火潜入水，不浮于上，口内无虚火滋扰则不热。

大钟：在足内侧，内踝下方，当跟腱附着部的内侧前方凹陷处。大钟为肾之络穴，作用与上穴基本相同。但补肾阴液之功稍逊于太溪，但降阳之力却胜于太溪，然而本穴通于膀胱经，一穴而担两经，故既能滋阴，又能清热，使身体在正虚之时免受邪侵。

冲阳：在足背最高处，当蹈长伸肌腱和趾长伸肌腱之间，足背动脉搏动处。脾胃开窍于口，若胃中积热，腑热涌于窍中，口中烘热之感不去，并兼口臭、口渴、消谷善饥、便秘、舌红、苔黄、脉洪数等症。冲阳为胃之原穴，原穴擅治脏腑病，刺之可清胃泄热，散降胃火。胃火泻则诸症尽消。

口苦

【症状】

口苦是指口中发苦的感觉，虽食甜食或刷牙漱口亦不能解。

口苦可由邪传少阳，或肝胆郁热所致。苦为胆味，《灵枢》曰："胆液泄则口苦。"而胆汁又为肝所分泌，所以《素问》又曰："肝气热，则胆泄口

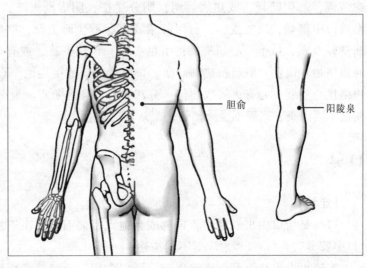

口苦取穴

苦筋膜干。"故本证的发生与肝胆密切相关。

【取穴】

口苦可取胆俞、阳陵泉。

【精解】

胆俞：在背部，当第 10 胸椎棘突下，旁开 1.5 寸。伤寒太阳病不解，邪传少阳，胆为少阳之府，胆热上蒸，则口苦。常伴寒热往来，纳呆喜呕，胸胁苦满等症。《针灸甲乙经》曰："夫胆者，中精之府；五脏取决于胆，咽为之使。……胆气上溢，而口为之苦。"胆俞为胆之背俞穴，刺之可清泻胆火，和解少阳，胆热不存则口苦亦消。

阳陵泉：在小腿外侧，当腓骨小头前下方凹陷处。阳陵泉为胆经穴位，所入为合，筋会阳陵。若情志郁结不舒，肝胆郁火内蕴，疏泄失职，则胆气上溢而口苦。并兼头痛眩晕，面红目赤，性急易怒，舌红脉弦数等症。《杂病源流犀烛》曰："肝移热于胆亦口苦，内经言胆瘅是也。注云，肝主谋，胆主决，或谋不决，为之急怒，则气上逆，胆汁上溢故也。""合治内腑"，取本穴可清泄肝胆之郁热，疏肝利胆，胆气顺则不致上逆，诸症可解。

口中烂

【症状】

口中烂是指口中糜烂，疼痛难忍的症状。一般来说，口中溃疡范围局限，病情较轻者，称为口疮，而口中糜烂如腐，范围较大，病情较重者称为口中烂或口糜。

本证可由脾胃积热，阴虚火旺，中气不足等导致。

【取穴】

口中烂可取劳宫。

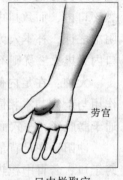

口中烂取穴

【精解】

劳宫：在手掌心，当第 2、第 3 掌骨之间偏于第 3 掌骨，握拳屈指的中指尖处。因思虑劳倦，心阴暗耗，或热病后期，阴分受伤，阴虚则火旺，上炎于口，虚火蒸灼肌膜，而致口中糜烂，反复发作，每因劳累或夜寐不佳而诱发，糜烂呈黄白色，周围淡红，疼痛昼轻夜重，口干，心烦失眠，手足心热，舌红少苔，或有红裂纹，脉沉细数。《杂病源流犀烛》曰："脏腑积热则口糜。口糜者，口疮糜烂也。心热亦口糜，口疮多赤。"心包络代心受邪，心有火可取心包。劳宫为心包经之荥穴，为火经之火穴，刺之可泻心火，使之不再上炎，肌膜不受火蒸灼，糜烂渐可愈合。

口臭

【症状】

口臭是指口中出气臭秽，自觉或为他人所闻而言。由于发病原因和程度不同，又有"口中胶臭"、"口气秽恶"等不同描述。

本证可由胃热上蒸，痰热壅肺，肠胃食积，心脾热盛所致。其中由胃热上蒸引起为最多，多无口腔疾患，亦可兼有口疮、牙宣等症。如有口腔病变，应及时处理。

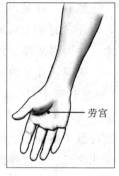

口臭取穴

【取穴】

口臭可取劳宫。

【精解】

劳宫：在手掌心，当第2、第3掌骨之间偏于第3掌骨，握拳屈指的中指尖处。心开窍于舌，脾开窍于口，心宁脾和则口无疾患。若所虑不遂，朝思暮想，晨昏颠倒，少寐失眠，以致心火炽盛，而心脾两经相通，心火炽盛则传于脾，导致心脾热盛。火热性喜炎上，蒸灼于口内，火主焦臭，故见口气热臭，而兼心烦失眠，舌尖红赤，脉数等症。劳宫为火经之火穴，刺之可泻心脾之火，解忧思之患，火不上炎，则口气渐淡，久无热蒸则口无异味。

多涎

【症状】

口中津液黏稠者为涎，多涎是指口中涎液分泌增多，甚从口角流下的症状。本证多见于小儿及老人。

脾在液为涎，故脾虚不敛或脾胃热蒸可见多涎；肾为水脏，涎为津液所化，肾气不足则津液不约而多涎，故多涎与脾胃、肾等脏腑有关。此外，风中于络及风痰上涌亦可见涎从口中流出的症状。

【取穴】

多涎可取心俞、然谷、太溪、复溜、阴谷、彧中、阴交、上脘、廉泉、膈关。

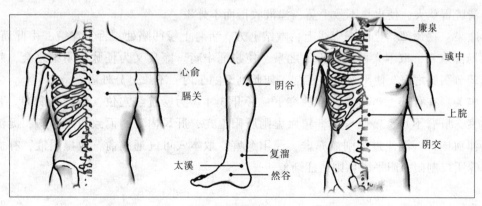

多涎取穴

【精解】

心俞：在背部，当第5胸椎棘突下，旁开1.5寸。心俞为心之背俞穴。若脾胃素虚或伤于饮冷，或虫积为患，耗伤脾胃，致脾气虚寒，无以输布津液，气虚不能摄精，故涎多而溢于口角。并兼面白神怯，腹胀便溏等症。心脾两经相通，脾气虚则心气亦虚，可有心悸怔忡，夜寐不安之症。火生土，取本穴补心以养脾，心气充而脾气得健，津液得以收摄，不致泛滥横流。

然谷：在足内侧缘，足舟骨粗隆下方赤白肉际处。然谷为肾之荥火穴。取之可助火补肾阳，肾阳上温脾阳，脾阳则行运化之职，化水谷精微而生津液，水津四布；而肾主水，主固摄阴津，肾阳充沛，固摄之职得行，则水液布散正常，涎液之量适中。

太溪：在足内侧，内踝后方，当内踝尖与跟腱之间的凹陷处。《珍本图书集成》曰："脾虽开窍于口，而津液则出于肾。足少阴之气上交阳明，戊癸相合而后能化水谷之精微。气不上交，则水邪反从任脉而上于廉泉，故涎下。惟补足少阴以助下焦之生气上升，则任脉下盛而上之廉泉通，则涎下于内，不下于外矣。"太溪为肾之输、原穴，取之可补少阴之气，上合脾胃而化生津液，津液输布正常，则涎生有节，不致无度。

复溜：在小腿内侧，太溪直上 2 寸，跟腱的前方。复溜为肾之经金穴，肾属水，金生水，故为本经母穴，据"子母补泻法"，补本穴以壮肾之精气。而肾经循行挟舌本，舌下廉泉为泌涎之所，故肾之精气足则泌涎自制，多涎之证不存。

阴谷：在腘窝内侧，屈膝时，当半腱肌肌腱与半膜肌肌腱之间。阴谷为肾之合水穴，肾主水，本穴为水经水穴，取之可助肾行水液，输布有致，则涎不外溢。

彧中：在胸部，当第 1 肋间隙，前正中线旁开 2 寸。肾经上胸部穴位，刺之循经入舌本，有敛泉摄液之功，适于肾虚津液失固之"涎出多唾者"。

阴交：在下腹部，前正中线上，当脐中下 1 寸。阴交为任脉穴位，三焦募之上，任脉、肾经、冲脉之会。"三焦者，决渎之官，水道出焉"，主一身水液代谢；任为阴脉之海，全身之阴液皆会于任脉，故本穴为人身水液运行之枢纽。而涎生于廉泉，亦在任脉之上，取阴交可调节全身水液运行，更能调节廉泉之液，使之正常泌出，不至于泛滥。

上脘：在上腹部，前正中线上，当脐中上 5 寸。上脘为任脉穴位，足阳明胃、手太阳、任脉之会。此穴在内为饮食初入于胃之所，故名上脘。脾胃素有蕴热或恣食膏腴，致脾胃伏火上蒸，上迫廉泉，津液外溢，故见流涎。并兼口舌疼痛或糜烂溃疡，口干口苦，便秘尿赤，心烦食减等症。上脘、中脘属胃络脾，胃以下降为顺，故取本穴可降胃气，清脾胃伏火，使火热不致上蒸，津液收摄而不外溢。

廉泉：在颈部，当前正中线上，喉结上方，舌骨上缘凹陷处。舌下津液，由此而生，作为局部取穴，取本穴可调整舌下之泉，使泉涌中庸。廉泉又为任脉、阴维之会，刺之又能调节阴脉之海，使阴液输布正常，如此则涎隐于内，不致过分外溢。

膈关：在背部，当第 7 胸椎棘突下，旁开 3 寸。为膀胱经穴位，位于膈俞旁。若年老体衰，肝肾不足，精血亏虚，精血虚则肝阳上亢，肝风内动，而致口眼㖞斜，涎流不止。津血同源，涎流过多则血亦虚，风阳愈盛。取本穴可气通膈俞，收摄阴液，补血束津，养阴以制阳，阳平风息则诸症渐愈。

善唾

【症状】

唾为口中津液较清稀部分。善唾，是指自觉口中唾液较多，或有频频不自主吐唾的症状。

肾在液为唾，善唾与肾关系较为密切。本证多由肾虚水泛而致，症见多唾，头昏目眩，心悸气短，动则尤甚，甚则脐下悸动，舌质淡，苔白滑，脉濡滑。亦可由脾胃虚寒引起，症见唾量多稀薄，脘腹痞胀，纳谷不香，少气懒言，倦怠乏力，大便溏薄，面黄少华，舌质胖淡，苔白腻，脉濡弱。还可由肺气虚弱而发生，症见善唾频频，语声低微，咳嗽气短，舌质淡，苔白，脉虚弱。

多唾一证，在肾为肾阳虚衰，气化不行，水邪上泛；在脾为中运不及，气不摄纳，液唾上逆；在肺则为清肃不行，津液不降。三者均以虚证为主。

【取穴】

善唾可取太渊、少商、二间、三间、鱼际、石关、幽门、阳陵泉、头临泣。

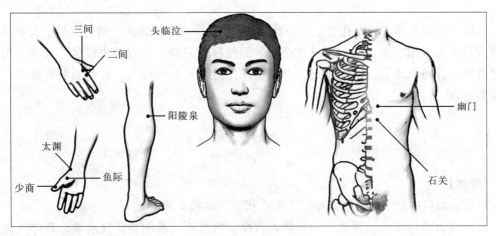

善唾取穴

【精解】

太渊：在腕掌侧横纹桡侧，桡动脉搏动处。太渊为肺经之输、原穴，擅补肺气，而"治节出焉"。穴为土性，取之又意在培土生金，补肺之不足。肺气充沛，肃降顺畅，则津液下输敷布，不致上壅为唾。

少商：在手拇指末节桡侧，距指甲角0.1寸。肺主气，开窍于鼻，在液为涕。若肺气不足，宣发失职，涕纵流不收。"肺为气之主，肾为气之根"，金又能生水，肺气不足，肾气亦不固，则水液不温，上泛而为唾，症见涕多而吐唾频频。少商为肺之井穴，为肺气所出之处，刺之可激发肺气，宣散津液，金充水生，则涕唾得到约束，行润泽之功。

二间：微握拳，当手食指本节（第2掌指关节）前桡侧凹陷中赤白肉际处。二间为大肠经之荥穴，大肠经循行贯颊，入下齿中，还出挟口，而唾生于口，故与大肠经有一定的关系。若大肠脉络不充，经气不足，则口内唾生无约而量多，涔涔而出。取本穴可行大肠经气，使之畅行于头面，气主煦之，可控制津液的泌出。

三间：微握拳，在手食指本节（第2掌指关节）后桡侧凹陷处。三间为大肠经输木穴，同二间一样，亦可用于阳明经气不足所致之善唾。

鱼际：在手拇指本节（第1掌指关节）后凹陷处，约当第1掌骨中点桡侧，赤白肉际处。鱼际为肺之荥火穴，本穴在邪热壅肺时擅泄肺热，而在肺气虚弱，宣降失司之时，又能温补肺气，行气摄津，用于肺虚多唾之证。

石关：在上腹部，当脐中上3寸，前正中线旁开0.5寸。石关为肾经穴位。唾者，肾之液也，多唾，乃肾气上逆，水邪虚泛。肾之直行者，上贯膈，入肺中，循喉咙，挟舌本，取此穴可通经活络，降上逆之肾气，使水归其位。

幽门：在上腹部，当脐中上 6 寸，前正中线旁开 0.5 寸。幽门为肾经穴位，足少阴、冲脉之会。肾经至此，将入胸中清净之所，故曰幽门，言其深远难测也。若禀赋不足，素体虚弱，加以久病失于调理，致肾阳亏耗。肾主水，其液为唾，阳虚失其温化之职，则水湿上泛而唾出。取本穴行肾之精气，化运肾阳，以期温化水湿，水得温则不上泛。

阳陵泉：在小腿外侧，当腓骨小头前下方凹陷处。阳陵泉为胆经穴位，所入为合。若情志郁结不舒，肝升则脾升，胆降则胃降。胆失和降，湿浊上犯，吐唾频频。阳合属土，取本穴可疏泻肝胆，理气散结，并兼健脾利湿，和胃降浊，湿浊降则唾不多生。

头临泣：在头部，当瞳孔直上入前发际 0.5 寸，神庭与头维连线的中点处。头临泣为胆经穴位，足太阳、足少阳、阳维之会。若胆气横逆犯脾，出现脾失健运，湿浊上犯所致之善唾，亦可取本穴，疏胆理气，并通过阳维脉调整胆经经气，以达到胆和脾安，液收唾节之效。

口干

【症状】

口干是指口内发干，或有涎唾减少的症状，欲饮或不欲饮。

口干可由肺热津伤，胃火上蒸，热入营血，气血不足及阴虚火旺所致。其中气血不足与阴虚火旺为虚证，其余皆为实证。

失水口渴及精神紧张而引起的口干不在此范围。

【取穴】

口干可取少商、商阳、三间、曲泽、关冲、少泽、大肠俞、小肠俞等。

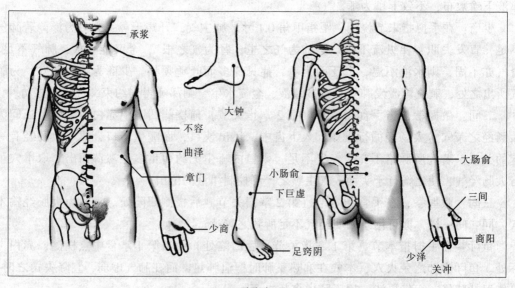

口干取穴

【精解】

少商：在手拇指末节桡侧，距指甲角 0.1 寸。肺为气道，主津液之敷布。若为燥热所侵，热壅于肺，肺津被灼，肺阴受伤，则不能向上敷布津液，而见口干咽燥，干咳无痰，舌红脉数等症。少商为肺之井穴,取之可泄肺热,热泄则阴液渐得长养恢复。另外本穴属木,刺之亦可清过旺之木气,防止木旺刑金,使肺阴更虚。

商阳:在手食指末节桡侧,距指甲角0.1寸。商阳为大肠手阳明之井穴,刺之可一穴两用,既能泄与大肠相表里的肺热壅盛,清金以养肺阴;又可泻经脉相接,同属阳明的胃火炽盛,防止热入营血。热去则阴生,津液渗润,口得津濡而不干。

三间:微握拳,在手食指本节(第2掌指关节)后桡侧凹陷处。三间为大肠手阳明之输穴,之于本证与上穴相同。

曲泽:在肘横纹中,当肱二头肌腱的尺侧缘凹陷处。若邪热在卫分、气分不解,内传营血,火灼营阴,而见口干不欲饮,午后热甚,心烦不寐,或有神昏谵语,斑疹隐隐,舌质红绛或尖红起刺,脉象细数等症。曲泽为心包经之合穴,刺之可清营凉血,防止邪陷心包,对于邪入心包,神昏谵语者,更能清心醒神,凉血解热。本穴又属水,取之又可滋营血以清邪热,热清营复则口不干。

关冲:在手环指末节尺侧,距指甲角0.1寸(指寸)。关冲为三焦之井穴,三焦与心包相表里,若热入营血,邪陷心包,则三焦必为热邪所壅,气机不畅。反过来,泻三焦亦即泻心包,三焦井穴刺血,可清泄三焦、心包表里两经邪热,热随血出,而井穴刺血更具开窍醒神的作用,邪热散则神识清晰,热不灼阴,津液可复,诸证可解。

少泽:在小指末节尺侧,距指甲角0.1寸。少泽为小肠经井穴。心包为心之屏蔽,护君卫主,代心受邪。若热入营血,邪陷心包,则心亦为之不安,火困心脏。心与小肠相表里,又可移热于小肠,小肠热多为心火之外现。故取本穴以泻心凉血清营,神明得安,津充口润。推而广之,十二井皆具泄热凉血、开窍醒神之功。

大肠俞:在腰部,当第4腰椎棘突下,旁开1.5寸。大肠俞为大肠之背俞穴,肺热壅盛,亦可下传于大肠,壅于肠腑,故取本穴可泻大肠,兼清肺热。大肠为传道之官,变化出焉,泻本穴又可导热外出,予邪以出路,使热不焚津,津液不亏,能够上承润于口鼻,则口不干。

小肠俞:在骶部,当骶正中嵴旁1.5寸,平第1骶后孔。小肠俞为小肠之背俞穴,刺之可泄小肠蕴热,兼清困心之火,凉血安神,热解则营行脉中,津敷窍内,口不干燥。

不容:在上腹部,当脐中上6寸,距前正中线2寸。不容为胃经穴位。《脾胃论》曰:"饮食不节,劳役所伤,以致脾胃虚弱,乃血所生病。主口中津液不行,故口干咽干也。"本穴初离胸而入腹,正在膈膜之外,环胃而生,故取之可和胃健脾。脾胃健运,则能输布水谷精微于四肢百骸,布津液于全身,口中津液始生,无口干咽燥之苦。

下巨虚:在小腿前外侧,当犊鼻下9寸,距胫骨前缘一横指(中指)。下巨虚为胃经穴位,又是小肠之下合穴。若脾胃虚弱,则津液化生无源,故口干不润。取本穴可健运脾胃,运化水谷,生化津液。小肠为受盛之官,主分清泌浊,小肠功能失调,不能泌别清浊,则脾无精可输,气血愈虚。刺本穴又能调理小肠,使之行使分清泌浊的职责,则脾才能散精,而口不干。

大钟:在足内侧,内踝下方,当跟腱附着部的内侧前方凹陷处。大钟为肾经络穴,别走膀胱经。若久病伤阴,阴液亏耗,阴虚则虚火内生,灼烁阴液,而阴益虚,虚火益旺。见口干咽燥,夜间为甚,且有失眠,头目眩晕,骨蒸潮热,五心烦热,舌红苔少乏津等症。肾阴为元阴,阴虚日久则元阴亦虚,补助元阴则一身阴液俱得滋补。取本穴可滋补元阴，壮水之主，以制阳光，虚火得敛，则阴液可复，口干诸症逐渐向愈。

足窍阴：在第4趾末节外侧，距趾甲角0.1寸。足窍阴为胆经穴位，所出为井。胆为中正之官，喜疏泄而恶抑郁，若闷闷不乐，精神压抑，胆失疏泄而胆气横逆。木旺犯土，胃为胆乘则胃气郁滞，气郁化火。胃火盛则可燔灼阴液，阴液受伤而可见口干渴而喜饮，腹胀便秘等症。取本穴可疏胆理气，胆气通顺则土不为木乘，胃得和降，胃和则无生火之源，火泻则无伤阴之理，口自不干。

章门：在侧腹部，当第11肋游离端的下方。肝为刚脏，主疏泄，若疏泄失职，则肝气郁滞，横逆犯脾，以致脾失健运，精微不输，津液不行，而致口干而不欲饮。章门为肝经穴位，取之可疏肝理气，肝疏泄正常则不致犯脾，脾得健运；本穴又为脾之募穴，刺之更能运脾行气，化生水谷精微，输水布湿。肝气疏泄，脾气健运，津沛于口，则口干不存。

承浆：在面部，当颏唇沟的正中凹陷处。承浆为任脉穴位，手阳明、足阳明、督、任四脉之交会穴，开口取之。穴名承浆者，饮汤水下流聚于此故也。口干多由火盛或阴虚，本穴位于唇下，刺之可引阴脉之海之阴液，上承以熄火润燥；穴又通阳明、督脉，取之又能调阳经而泻实火，清热育阴，热消津承而口不干燥。

口中寒

【症状】

口中寒是指口中发冷的感觉。

脾胃开窍于口，故本证多为脾胃阳虚，脾胃之气不能上温于口所致。

【取穴】

口中寒可取商阳。

【精解】

商阳：在手食指末节桡侧，距指甲角0.1寸。脾胃素虚，或因过食寒凉损伤脾胃，脾胃阳虚，中州之火不能上温于口，则口中寒意阵阵，并兼有肢冷，喜热恶寒，食少，大便溏薄等症。商

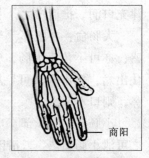

口中寒取穴

阳为大肠手阳明之井穴，手阳明循行接足阳明，阳明为多气多血之经，足阳明经离头而走足，手阳明经从手而上聚于头，故首面气虚宜补手，首面气实宜泻足。取本穴可在阳明经气始发之处激发经气，以补经脉气血的不足，足阳明经亦渐得补充，经脉充盛反过来又促进脏腑功能，脾胃阳气逐渐得复，纳谷增加，口得火温而不寒。

喉痹

【症状】

喉痹是指以咽部红肿疼痛为主要症状的疾病。一般分为风热喉痹、风寒喉痹和虚火喉痹，病机为喉部经脉气机阻滞。《素问》曰："一阴一阳结谓之喉痹。"痹者，闭塞不通也。《杂病源流犀烛》亦云："喉痹，痹者，闭也，必肿甚，咽喉闭塞。"

本证包括病症较多，如急慢性咽炎、急慢性扁桃体炎、咽部脓肿等疾病。中医病名

有喉痹、喉痈、乳蛾、喉风等，如《医林绳墨》中说："近于上者，谓之乳蛾、飞蛾；近于下者，谓之喉痹、喉闭；近于咽嗌者，谓之喉风、缠喉风。"

【取穴】

喉痹可取中府、云门、尺泽、列缺、二间、三间、合谷、阳溪等。

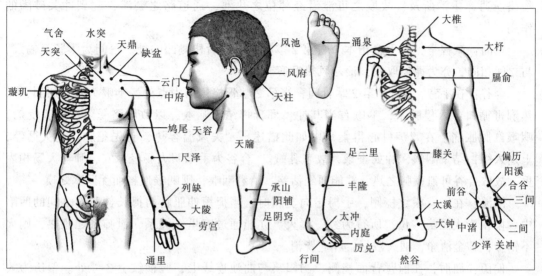

喉痹取穴

【精解】

中府：在胸外侧部，云门下1寸，平第1肋间隙处，距前正中线6寸。中府为肺经起始穴，肺之募穴。本穴虽为经穴，但却属脏，为肺开合之府。若风热之邪袭于肺卫，致肺气失宣，经络壅滞，《疮疡经验全书》曰："喉应天气，乃肺之系也。"故可见咽喉肿痛，发热，鼻塞流涕，头痛，咳嗽，脉浮，舌苔薄白等表证。取本穴可通肺脏，逐风热，使蕴积之邪得解，肺卫宣发得力，清咽利喉，则咽喉肿痛可消。

云门：在胸外侧部，肩胛骨喙突上方，锁骨下窝凹陷处，距前正中线6寸。云门为肺经穴位，穴出云门。天之气为云，肺为五脏之华盖，而居于五脏之上，有天之象；所出之气，有云之象；自肺经而上行至此穴，为本经最高之所，将离胸而入臂之内，有门之象，故曰云门。若肺为风热之邪壅塞，邪热必现于云门。取本穴泻肺之壅盛，使邪热由此门而外出，风热解则咽喉爽利。

尺泽：在肘横纹中，肱二头肌腱桡侧凹陷处。尺泽为肺经穴位，所入为合。肺属阴，阴有水，水聚为泽，故本穴为肺之阴液所聚之处。若风热袭肺，邪热壅盛，肺金被灼，阴液受伤，而《重楼玉钥》指出："喉者空虚，主气息出入呼吸，为肺气之道也。"故亦为邪热所伤，闭塞不通。刺本穴意在取泽中之水以灭火，火虽盛犹可熄，气道清肃，而瘀塞始得疏通。

列缺：在前臂桡侧缘，桡骨茎突上方，腕横纹上1.5寸，当肱桡肌与拇长展肌腱之间。列缺为肺之络穴，《四总穴歌》云："头项循列缺。"喉痹亦为头项间有疾。咽部为风热之邪所壅，而见咽部干燥灼热，微痛，吞咽感觉不利，逐渐疼痛加重，有异物阻塞感。本穴在肺而络大肠，疏风解表兼清热，尤重在清头项间风热之邪，邪散则咽清喉利，阻塞可消。本穴又通任脉，而咽为任脉所行，取之又能起到引任之阴液上注，治津伤咽干之功效。

二间：微握拳，当手食指本节（第2掌指关节）前桡侧凹陷中赤白肉际处。二间为手阳明大肠经之荥水穴，大肠属金，故本穴为大肠经子穴。大肠经循行过颈侧喉外，经络所通，主治所及，故取之可泄沿经部位之热邪，通道路之瘀滞，起到冲关破隘的作用。

三间：微握拳，在手食指本节（第2掌指关节）后桡侧凹陷处。三间为大肠经输穴，与二间相同，亦为循经取穴，治疗风热喉痹。

合谷：在手背，第1、第2掌骨间，当第2掌骨桡侧的中点处。咽喉为肺胃所属，风热邪毒循口鼻入侵肺系，咽喉首当其冲，邪毒搏结于咽喉，以致脉络受阻，肌膜受灼，咽喉红肿胀痛。在《疡科心得集》中如此描述："夫风温客热，首先犯肺，化火循经，上逆入络，结聚咽喉，肿如蚕蛾，故名乳蛾。"合谷为手阳明大肠经原穴，肺与大肠相表里，故取合谷可泄壅肺之热，并能通经活络，清利咽喉，则咽喉通畅而无闭塞之虞。

阳溪：在腕背横纹桡侧，手拇指向上翘时，当拇短伸肌腱与拇长伸肌腱之间的凹陷中。阳溪为大肠经穴位，所行为经，属火。亦能通过表里经关系，泄肺系之壅热，则火不销金，肺金清净，咽火散尽，肿痛皆消。

偏历：屈肘，在前臂背面桡侧，当阳溪与曲池连线上，腕横纹上3寸处。偏历为大肠之络穴，别走太阴，擅泄肺热，治疗肺热壅盛所致之咽喉肿痛。

天鼎：在颈外侧部，胸锁乳突肌后缘，当喉结旁，扶突与缺盆连线中点。天鼎为大肠经穴位，直扶突后1寸。本穴离肩而过颈，刺之通窍利咽，擅治颈中诸症，喉痹咽痛，宜责之，以散热泻火，通滞消肿止痛。

水突：在颈部，胸锁乳突肌的前缘，当人迎与气舍连线的中点。水突为胃经穴位。本穴位于颈前咽外，作为局部取穴，可通经活络，消肿散结，使咽喉肿痛减轻；又属胃经，对胃火上蒸，火毒之气不得宣泄，结聚于咽喉所致之咽喉肿痛，能清胃泻火，使火不上蒸，则热邪不致腐肉为脓，而"咽喉痈肿"得以消散。

气舍：在颈部，当锁骨内侧端的上缘，胸锁乳突肌的胸骨头与锁骨头之间。气舍为胃经穴位，在水突下，为气上下往来之所，故曰气舍。与水突一样，取之可通畅胃经气血，清泻上蒸之胃火，治疗喉痹。

缺盆：在锁骨上窝中央，距前正中线4寸。缺盆为胃经穴位，以其形如缺盆，故名。此穴乃各经上下往来入腹之处，断不可深刺。若胃有积热，由下而上，熏蒸咽喉，亦经此处，故刺本穴可迎而泻之，则火不上蒸。本穴距咽喉不远，胃经循行又过喉，所以取之又能散瘀通滞，消肿止痛。

足三里：在小腿前外侧，当犊鼻下3寸，距胫骨前缘一横指（中指）。足三里为胃经穴位，所入为合。本穴为土经土穴，又是胃之下合穴，故有和胃降逆，消积化滞，通经活络之功。《太平圣惠方》曰："脾胃有热，则热气上冲，致咽喉肿痛。"所以对于脾胃火热上扰，结聚咽喉所致之咽喉肿痛，刺之可理顺胃气，使其通降为顺，火热渐散，如此则脾胃之火不蒸，喉痹可止。

丰隆：在小腿前外侧，当外踝尖上8寸，条口外一横指，距胫骨前缘二横指（中指）。丰隆为胃之络穴，别走太阴。若饮食不节，伤及脾胃，脾胃运化失调，痰浊内生，痰郁化火，痰火交结，伏于胃中。复感风热之邪，留滞不去，循经入胃，引动胃中痰火，逆经而上，经别络蒙于咽喉，痰火灼蚀肌膜，红肿疼痛剧烈。故《丹溪心法》曰："喉痹大概多是痰热"，肿势若不消散，可成喉痈。取本穴可化痰泻火，散瘀通络，痰火散则肿痛可消，如邪盛不得消散，成痈成脓，切记应切开排脓，否则脓肿堵塞气道，可危及生命。

内庭：足背第 2、第 3 趾间的缝纹端。外感风热之邪，风热壅盛不解，乘势传里，肺胃受之，肺胃热盛，火热上蒸，搏结于咽喉，灼腐肌膜，而致咽喉肿痛，或有腐物脓液。内庭为胃经荥穴，刺之可清胃泻火，并能疏通咽部经络，引火下行，火泻则肿痛可消。

厉兑：在足第 2 趾末节外侧，距趾甲角 0.1 寸。厉兑为胃之井金穴，胃经子穴，与内庭一样，可用来治疗胃火上蒸所致之咽喉肿痛，"实者泻其子"，亦可刺血泄热，引火下行。

通里：在前臂掌侧，当尺侧腕屈肌腱的桡侧缘，腕横纹上 1 寸。通里为心经之络穴，心经循行"其支者，从心系，上挟咽"，故若心情焦急，可致心火亢盛，火沿经而上咽，灼烁肌膜，出现咽肿，言语不出的症状。刺本穴可清心火，通经络，心火不再生，咽喉清利，而肿消音出。

少泽：在小指末节尺侧，距指甲角 0.1 寸。少泽为小肠经之井穴，小肠经循行"络心，循咽，下膈"。心有火可移热于小肠，小肠气机郁滞亦可生火，火旺则可上扰咽喉，发为喉痹。取本穴可刺血泄热，外治经络，内治脏腑，热随血泄，咽喉得安。

前谷：在手掌尺侧，微握拳，当小指本节（第 5 指掌关节）前的掌指横纹头赤白肉际处。前谷为小肠经之荥穴，治疗"咽肿不可咽"，与上穴用意相同。

天容：在颈外侧部，当下颌角的后方，胸锁乳突肌的前缘凹陷中。天容为小肠经穴位，在耳下曲颊后，颈侧最上之所，为治疗咽喉疾病的要穴。本穴下深处正为咽部，刺 1 寸，针感及咽，胀重噎喉，可疏通咽部经络，散瘀除滞。又能泻小肠上炎之火，通经理气，刺之立时咽肿疼痛减轻。

天柱：在项部大筋（斜方肌）外缘之后入发际 0.5 寸，约当后发际正中旁开 1.3 寸。天柱为膀胱经位于项后穴位，前病后取，可疏散咽部壅滞，治疗喉痹。又位于卫气初行之地，取之可行卫气，散肺卫风热之邪，清利肺系咽喉，使咽喉摆脱风热之邪的袭扰，肿消痛止，久患喉痹之人，此处多有压痛结节，用 1 寸针多向刺之有效。

大杼：在背部，当第 1 胸椎棘突下，旁开 1.5 寸。大杼为膀胱经穴位，本经于此离项入背。若肺卫虚弱，风热乘虚袭项，入壅于肺，肺热壅盛，上扰鼻咽，而致喉痹。取本穴可疏风散热，宣肺解表，肺热尽则上扰之邪热亦消，喉痹能解。

膈俞：在背部，当第 7 胸椎棘突下，旁开 1.5 寸。膈俞为膀胱经穴位，血会膈俞。若喉痹缠绵日久，反复发作，邪热伤阴，阴血不足，津液不能上输以滋养咽喉，而虚火上炎，结于咽喉而成虚火喉痹。取本穴可滋阴养血，阴血充沛则咽喉得润，虚火不生，久则喉痹可解。

承山：在小腿后面正中，委中与昆仑之间，当伸直小腿或足跟上提时腓肠肌肌腹下出现尖角凹陷处。承山为膀胱经穴位，治疗"足挛引少腹痛，喉咽痛"。本穴正位于腓肠分肉间，通于足大筋，刺之缓筋解急，使经气畅达；膀胱与肾相表里，故又能行阳生阴，引降虚火，虚火降则喉咽痛可止。

涌泉：在足底部，蜷足时足前部凹陷处，约当第2、第3趾趾缝纹头端与足跟连线的前1/3与后2/3交点上。肾经的分支"入肺中，循喉咙，挟舌本"，肾精循经上注以养咽喉，肾精充沛则咽喉清爽。若先天不足，或久病失养，导致肾阴亏虚，则咽喉失于濡养；阴虚生火，虚火循经上炎，结于喉核而为病，发为"咽中痛，不可内食"。涌泉为肾之井穴，肾气泉涌于此，刺之意在滋阴水于下，上输以濡养咽喉，"壮水之主，以制阳光"，虚火归元，无浮于上，则咽痛可解。

然谷：在足内侧缘，足舟骨粗隆下方，赤白肉际处。肾阴虚损，阴津不足，咽喉失养，虚火搏结，发为"嗌内肿"。如《石室秘录》所云："阴蛾之症，乃肾水亏乏，水不能藏于下，乃飞越于上……乃结成蛾。"然谷为肾之荥火穴，刺之取其引火入水之意，降虚燃之火，滋亏损之水，咽喉得养，虚火不结，则咽肿可消。

太溪：在足内侧，内踝后方，当内踝尖与跟腱之间的凹陷处。太溪为肾之输、原穴。肾阴亏虚，《疡医大全》曰："肾水不能潮润咽喉，故其病也。"虚火上炎，结于咽喉而致"嗌中肿痛"。取本穴可滋补肾阴，上注润养咽喉，又能降肾虚火，使之不灼咽喉，如此则咽喉可得爽利。

大钟：在足内侧，内踝下方，当跟腱附着部的内侧前方凹陷处。大钟为肾经络穴，别走太阳。与上穴相同，亦可滋肾阴，降虚火，润咽喉，治疗虚火喉痹。

大陵：在腕掌横纹的中点处，当掌长肌腱与桡侧腕屈肌腱之间。大陵为心包之输土穴，心包络包络于心，为心之臣使。若心情焦虑，有所期而不至，导致心火暴炽，循经上炎至咽喉，灼肌腐膜，发为咽喉肿痛。心火盛必传于心包，心包亦为火邪所累。本穴为本经子穴，盛则消之，清心包与心两经之火，火泻则咽肿痛可消。

劳宫：在手掌心，当第2、第3掌骨之间偏于第3掌骨，握拳屈指的中指尖处。劳宫为心包之荥穴，火经火穴，与上穴相同，取之可泻心中郁火，使之不再上炎，火不上炎则喉痹不发。

关冲：在手环指末节尺侧，距指甲角0.1寸（指寸）。关冲为三焦经之井穴，三焦经循行虽不至咽喉，却"上出缺盆，上项，系耳后"，行于颈侧。三焦气机不畅，郁而化火，火盛则外溢经脉，循经上颈，若此时咽喉失于濡养，则三焦经火邪可乘机入侵，以致气血凝滞，热毒壅聚作肿，发为喉痹。本穴刺血可泻三焦经火热之邪，热随血出，使之不能上炎为患，则喉痹可除。

中渚：在手背部，当环指本节（掌指关节）的后方，第4、第5掌骨间凹陷处。中渚为三焦经之输穴，"荥输治外经"，与上穴相同，刺之可清三焦经邪热，治疗三焦热邪循经上扰所导致的喉痹。

天牖：在颈侧部，当乳突的后下方，平下颌角，胸锁乳突肌的后缘。天牖为三焦经穴，位于颈侧，除与上穴相同，泄三焦经热邪外，又能疏通局部脉络，散瘀通滞，解除咽肿疼痛之苦。

足窍阴：在第4趾末节外侧，距趾甲角0.1寸。足窍阴为胆经井穴，胆经循行"下颈和缺盆"。若情志抑郁，胆气不舒，胆火内生，火盛则溢于经脉，逆经而上，如果咽喉失于精血濡养，则胆火借机入主咽中，正所谓"邪之所凑，其气必虚"。可现咽部红肿，疼痛剧烈，吞咽困难，言语艰涩，咽喉梗塞感，舌质红，苔黄，脉弦数等症。若邪热壅盛，亦可成脓肿，如《灵枢》所说："热盛则肉腐，肉腐则为脓。"取本穴可疏胆理气，泄热逐滞，引火下行，火泻则咽无邪扰，肿痛有望减轻或消散。

阳辅：在小腿外侧，当外踝尖上4寸，腓骨前缘稍前方。阳辅为胆之经穴，阳经属火，所以曰阳辅者，乃阳极盛之称，木旺极则生火之意，擅于通痹。木旺有余，化火所致之症，皆可泻本穴而治之，胆火上炎之喉痹，亦在此列。

风池：在项部，当枕骨之下，与风府相平，胸锁乳突肌与斜方肌上端之间的凹陷处。风池为胆经穴位，足少阳、阳维之会。前病后取，刺风池可清咽利喉，行气散结；又泄胆经郁热，使邪不上扰，咽喉无火而安。治疗喉痹，针刺方向应向鼻尖，以咽中胀重感为度。

太冲：在足背侧，当第1、第2跖骨结合部前下凹陷处。太冲为肝经之输穴、原穴，肝经"循喉咙之后，上入颃颡"。若情志抑郁，肝气不舒，气郁化火，火沿经脉上注咽喉，气血不通，经络阻塞，火热灼伤肌膜，而致咽喉红肿疼痛。同时作为原穴的太冲穴上，按压亦可有不适、压痛等反应，如《灵枢》所说："五脏有疾也，应出十二原，而原各有所出，明知其原，睹其应，而知五脏之害矣。"故取太冲可以疏肝理气，清热通经，肝气条达，气通火泻则喉痹可解。

行间：在足背侧，当第1、第2趾间，趾蹼缘的后方赤白肉际处。行间为肝经荥穴，阴荥火，为本经子穴，取之亦可疏肝理气，泻火通经，治疗肝火上扰咽喉之喉痹。

膝关：在小腿内侧，当胫骨内侧髁的后下方，阴陵泉后1寸，腓肠肌内侧头的上部。膝关为肝经穴位，亦能疏肝理气，泄热活络，治疗肝经火热之咽喉肿痛。本穴更能清肝经之湿热，对于肝热挟湿所致之关节肿痛，尤宜刺之。

鸠尾：在上腹部，前正中线上，当胸剑结合部下1寸。鸠尾为任脉之络穴，膏之原。任为阴脉之海，循行直上咽喉，其阴液滋养咽喉。若咽喉失养，易为外邪所感，内火所乘，邪热壅滞不去，堵塞脉络，熏蒸气血，灼伤肌膜，而致咽喉红肿疼痛，反复发作。取本穴可通行经络，引任之阴液上济，滋养咽喉，火遇水则熄，此为治本之法。本穴在《素问》中注"不可灸刺"，《铜人》曰"禁灸，灸之令人少心力"，又云"大妙手方针，不然，针取气多令人夭"，故不宜灸，针时谨慎从事。

璇玑：在胸部，当前正中线上，天突下1寸。璇玑为任脉穴位，璇玑者，乃紫微垣之星，在华盖之上，故名。取本穴亦能引阴液上济滋养咽喉，治疗因咽喉失养所致之"喉痹咽肿，水浆不下"。本穴又当肺系之上，能宣肺散热，尤适于治疗咽喉失养，风热侵袭所致之喉痹。

天突：在颈部，当前正中线上胸骨上窝中央。天突为阴维、任脉之会，取之可引两经之阴液上注以养咽喉，治疗咽喉失养所致之喉痹。

大椎：在后正中线上，第7颈椎棘突下凹陷中。大椎为督脉与足三阳之交会穴，督为阳脉之海，主一身之阳，本穴温阳益气冗长，故有百劳穴之称。若胃火积蕴或胆郁化火，循足阳明经或足少阳经上扰咽喉，热邪与气血相搏，经脉阻塞，气血不通，导致咽喉肿痛。刺本穴可清解阳热，凉血通经，使咽喉肿痛得以消散。

风府：在项部，当后发际正中直上1寸，枕外隆凸直下，两侧斜方肌之间凹陷处。风府为督脉穴位，督脉、阳维之会。卫气出于上焦，若肺气不足，则卫气亦虚，敷布不利，风热之邪乘机侵袭，以致肺气失宣，风热之邪蕴结于咽部，与气血相争，发为咽部红肿疼痛。"卫气一日夜大会于风府",故取风府可通行卫气,固密腠理,以御外邪入侵,并能宣散风热之邪,邪清则证解。

喉鸣

【症状】

喉鸣是指呼吸时喉中鸣响,并可伴有气短喘急或喉中痰涎壅盛之症。多为哮证的主要症状。

本证一般以膈上伏痰为主因,以寒热之邪为诱因,病有宿根,经常发作。宿痰内伏于肺,因其成因不同,有寒痰与热痰之分。又因感受风寒暑湿,或饮食酸咸甘肥,生冷海腥,恼怒气逆,劳倦乏力,皆可使气机升降发生逆乱,触动肺中伏痰,则痰升气阻而发病。

【取穴】

喉鸣可取少商、天溪、天池、天突、太溪。

【精解】

少商:在手拇指末节桡侧,距指甲角 0.1 寸。屡感风寒,失于表散,寒入肺脏,聚液生痰,"肺为贮痰之器"。复因起居不适,感受风寒,风寒之邪入肺引动伏痰,痰随气升,气因痰阻,互相搏击,阻塞气道,肺管因而狭窄,肺气升降不利,以致

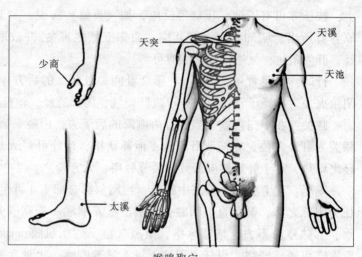

喉鸣取穴

喉中哮鸣,呼吸急促,痰白而黏,舌苔白滑,脉象浮紧。少商为肺之井穴,取之可宣肺散寒,化痰平喘,可灸,配肺俞、膻中,三穴合之,则痰化气顺而哮平。

天溪:在胸外侧部,当第 4 肋间隙,距前正中线 6 寸。天溪为脾经穴位。虽然痰伏于肺,然肺病日久必累及脾脏,所谓子病及母。脾虚则不得运化水谷,输布精微,脾不运湿,痰浊更易滋生。而中气不足,无以养肺,则肺气更虚,卫外日弱,更易为外邪侵袭而诱发本证。本穴属脾而在胸值肺,取之不仅可健脾行运,化痰除湿,而且能宽胸宣肺,为标本兼治之穴。

天池:在胸部,当第 4 肋间隙,乳头外 1 寸,前正中线旁开 5 寸。天池为心包经穴位,足少阳、手厥阴之交会穴,乃本经初现之穴,位在最高,有天之象,心包主血,血之所行,有水之象,故曰天池。心肺同居上焦,肺中伏痰日久,寒痰阴翳蔽心,逐渐心阳受累,虚弱不振,而见心悸,胸膈满闷如窒,面色晦滞带青等症。本穴位于乳头外 1寸,取之可宽胸宣肺,通阳豁痰止哮;心包为心之使,又能振奋心阳,行气活血,防治危证发生。

天突:在颈部,当前正中线上胸骨上窝中央。天突为任脉穴位,阴维、任脉之会。

若病后阴虚，虚火内生，灼津聚液，内郁于肺，复感风热，引动伏痰，而致喉鸣，痰黄胶黏，咳吐不利，烦闷不安等症。本穴位于胸骨柄上，其下正是肺系，肺中伏痰上壅之通路，刺之可有胸闷气闭之感，能宣肺清热化痰，通畅气道，亦可调整任脉、阴维，滋阴降火润燥，使痰热得化，鸣哮乃除。

太溪：在足内侧，内踝后方，当内踝尖与跟腱之间的凹陷处。寒痰伏肺，喘鸣常作，导致肺气日益耗散，久则累及肾脏，所谓母病及子。肾虚则气失摄纳，呼吸短浅，鸣喘常作，一旦感邪，则胸高气促，张口抬肩，汗出肢冷，易持续不解。太溪为肾之输、原穴，取之可补肾纳气，温化寒湿，使诸症减轻。

咽中异常感

【症状】

咽中异常感多称梅核气，是指咽喉中的异常感觉，如有梅核塞于咽喉，咯之不出，咽之不下，或咽嗓发紧，时时清嗓的症状，以妇女多见。《金匮要略》描述为"妇人咽中如有炙脔"，而《赤水玄珠》详述曰："梅核气者，喉中介介入梗状，又曰痰结块在喉间，吐之不出，咽之不下是也。"

本证多与七情郁结，气机不利有关。有因妇人断经前后，肝易失疏泄条达之常，气机不利，气滞痰凝，而生此病者。

本证相当于咽部神经官能症或癔球。

【取穴】

咽中异常感可取少冲、行间、蠡沟。

【精解】

少冲：在小指末节桡侧，距指甲角 0.1 寸。梅核气的发生多与肝有关，然而本证常因七情郁结而发，而心主神明，故心事过重，思虑伤神，导致心气郁结，而心经"其支者，从心

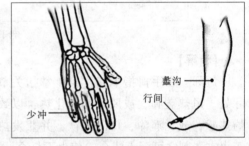

咽中异常感取穴

系，上挟咽"，于是咽中可出现异常感。少冲为心经之井穴，刺之能清心理气，又为木穴，木味酸，故能治疗"咽中酸"。

行间：在足背侧，当第1、第2趾间，趾蹼缘的后方赤白肉际处。肝主疏泄，性喜条达，若为情志所伤，肝失调达，则肝气郁结，循经上逆，结于咽喉。或因肝病乘脾，以致肝郁脾滞，运化失司，津液不得输布，积聚成痰，而肝经"循喉咙之后，上入颃颡"，痰气互结于咽喉而发病。正如《直指方》所说，本病是由于"七情气郁，结成痰涎，随气积聚"而成。行间为肝经荥穴，本经子穴，取之亦可疏肝理气，散结通滞，肝气顺畅，则脾得健运，痰涎不生，咽中异常感觉消失。

蠡沟：在小腿内侧，当足内踝尖上5寸，胫骨内侧面的中央。蠡沟为肝之络穴，别走少阳。取本穴可疏肝利胆，疏肝以行气散结，利胆以清热降痰，治疗痰火交结于咽喉所致之"嗌中有热，如有息肉状，如著欲出"。

咽干

【症状】

咽干是指咽喉部干燥而言。

本证可由风热袭肺，心火上炎，脾胃热盛，肝胆郁热，肺阴不足，及肾阴虚损等引起。咽干一证，总由津液不足而来，但有虚实之分，临床宜加辨析。

【取穴】

咽干可取鱼际、太渊、极泉、大陵、复溜、太冲、中封、天突。

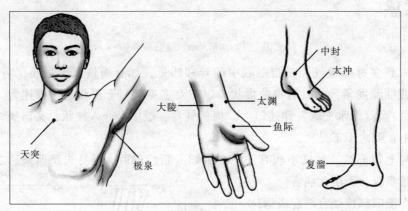

咽干取穴

【精解】

鱼际：在手拇指本节（第1掌指关节）后凹陷处，约当第1掌骨中点桡侧，赤白肉际处。风热袭肺，或风寒郁久化热，以致肺气不得宣降，津液不布，而见咽喉干燥，有灼热感，或觉痛痒，口渴欲饮，并兼发热，恶风，头痛，鼻塞等风热表证。鱼际为肺之荥火穴，刺之可泻火清金，使火不烁金，而肺得宣发肃降，津布于咽则不干。

太渊：在腕掌侧横纹桡侧，桡动脉搏动处。久病体弱，或邪热恋肺，发汗太过等损伤肺阴，津液不足，无以上润咽喉，而见咽干喉痒，干咳无痰，或痰少而黏，声音嘶哑，舌质红，苔薄，脉细。太渊为肺经之输、原穴，擅补肺滋阴，培土生金，阴液充足，则能上润咽喉，咽干等证可减。

极泉：在腋窝顶点，腋动脉搏动处。极泉为心经起始穴，穴在臂内腋下筋间，其名极泉者，以心为至尊之脏，故曰极，其脉发源第一穴，故曰泉。若心情焦急，急火攻心，可致心火亢盛，而心经循行"其支者，从心系，上挟咽"，故火沿经上窜至咽，灼伤津液，而见咽干，舌尖红赤等症。本穴始从胸出臂，刺之可清心泻火，使心火消散而不致上炎，津无火灼则可渐复，而无咽干之证。

大陵：在腕掌横纹的中点处，当掌长肌腱与桡侧腕屈肌腱之间。大陵为心包之输穴，泻心包即为泻心，本穴为本经子穴，泻之可清心火，治疗心火上炎，火灼津伤所致之咽干。

复溜：在小腿内侧，太溪直上2寸，跟腱的前方。若久病而致阴液亏耗，阴虚则虚火内生，耗伤阴液，而虚火益旺，成为恶性循环，而肾经从肺上入喉咙，故见咽干，头晕目眩，腰膝酸软，遗精失眠，舌质红，脉细数等症。复溜为肾之经金穴，本经母穴，补之可滋阴潜阳，使肾经上济以潮润咽喉，阴水足则虚火不生，诸症可减。

太冲：在足背侧，当第1、第2跖骨结合部前下凹陷处。肝之经脉循喉咙入颃颡，其经气上于咽喉。若肝气郁结，疏泄升降失常，肝郁化火，上蒸咽喉，发为咽干。《素问》曰："厥阴终者，中热嗌干。"太冲为肝经之原穴，取之可疏泄肝脏，条达经气，清解郁火，火不上蒸则咽不干。

中封：在足背侧，当足内踝前，商丘与解溪连线之间，胫骨前肌腱的内侧凹陷处。中封为肝之经金穴，刺中封以助金克木，疏泄肝郁，平息肝火，治疗肝郁化火，火蒸咽喉所致之咽干。

天突：在颈部，当前正中线上胸骨上窝中央。各种原因所致咽干，无论实热还是虚火，其结果是津液不足，咽喉失养。实热者火焚热蒸，津亏咽干；虚火者阴虚津少，虚火浮燃。而皆可取天突以治之，于实热者，能散热通经，引任脉、阴维之水以熄火；于虚火者，可引火下行，调阴水上注滋养咽喉。

失瘖

【症状】

失瘖，又称喉瘖，是指声音不扬，甚至嘶哑失音而言。根据病程及病因的不同，分为急喉瘖和慢喉瘖。

急喉瘖发病较急，病程较短，与急性喉炎相类似，检查时可见声带红肿，发音时声门闭合不全，一般由于风热侵袭或风寒外袭引起。

慢喉瘖发病较缓，病程较长，类似于慢性喉炎，检查时可见声带暗红、肥厚，有小结节或息肉，或声门闭合不良，多由肺肾阴虚，肺脾气虚，或气滞血瘀痰凝所致。

另有一种因肝郁气滞所致失瘖，骤然发生，但声带不红肿。

【取穴】

失瘖可取天鼎、扶突、支沟、灵道、间使、听宫、天突、风府、脑户、丰隆、期门。

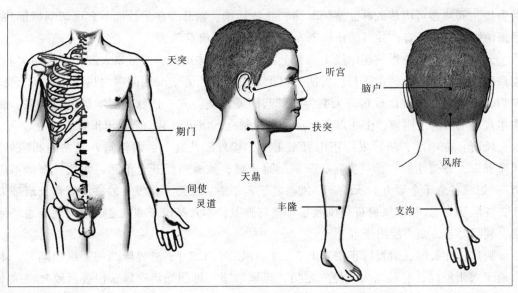

失瘖取穴

【精解】

天鼎：在颈外侧部，胸锁乳突肌后缘，当喉结旁，扶突与缺盆连线中点。《景岳全书》曰："瘖哑之病当知虚实，实者其病在标，因窍闭而瘖也，……窍闭者有风寒之闭，外感证也，有火邪之闭，热乘肺也。"风寒、风热侵袭皆可致肺气不宣，气机不利，风寒之邪凝聚于喉，致声门开合不利；风热之邪上蒸结于喉，气血壅滞，脉络痹阻亦可致声门开合不利，"金实不鸣"。肺与大肠相表里，取大肠经穴位可宣肺解表，况且大肠经上颈，而天鼎穴又在颈侧，不仅能宣发肺气，解表散邪；而且还可以疏通喉部经络，活血化瘀。表邪疏散，郁滞尽除，则声门开合自如。

扶突：在颈外侧部，喉结旁，当胸锁乳突肌前、后缘之间。扶突为大肠经穴位，在天鼎之上，治疗失瘖，解释同上。

支沟：在前臂背侧，当阳池与肘尖的连线上，腕背横纹上3寸，尺骨与桡骨之间。咽喉病后余邪未清，结聚于喉；或过度发声，耗气伤阴，喉咙脉络受损，皆可导致气滞血瘀痰凝，致声带肿胀不消，或形成小结、息肉，妨碍发音而为瘖。三焦主一身之气，其经脉上颈经咽喉，支沟为三焦经之经穴，为火经火穴，刺之可行气散结，活血化瘀，使喉部瘀滞消除，瘖哑可解。

灵道：前臂掌侧，当尺侧腕屈肌腱的桡侧缘，腕横纹上1.5寸。灵道为心之经穴，心主神灵，此穴为心经所行，故曰灵道，性走而不守。本穴能治"暴瘖不能言"，乃因心开窍于舌，心气不足，心阳不振，则心气不至于舌，舌窍不开而瘖不能言。刺本穴可激发心之阳气，行气启闭，通行经络，使心气上至舌窍，舌得心气鼓动则言语自如。

间使：在前臂掌侧，当曲泽与大陵的连线上，腕横纹上3寸，掌长肌腱与桡侧腕屈肌腱之间。间使为心包之经穴，心包乃心主臣使之官，行心之气，此穴在两阴经之间，故曰间使。与上穴相同，亦能治疗因心气不至于舌而致之失瘖。

听宫：在面部，耳屏正中前，下颌骨髁状突的后方，张口时呈凹陷处。听宫为小肠经穴位，手、足少阳，手太阳之交会穴。本穴通于耳窍，为入耳之三阳经之会，一名"多所闻"，能清热泻火，通经活络，专治耳证。然而耳窍通咽，风热之邪侵袭，导致咽肿失瘖，邪热亦可内传入耳，塞闭耳窍，导致耳胀、脓耳等症。故取本穴可清咽喉郁热，通滞消肿，利喉开音，并可防止邪毒入耳为患，一箭而双雕。

天突：在颈部，当前正中线上胸骨上窝中央。素体虚弱，或劳累太过，或久病失养，以致肺肾阴亏，肺金清肃不行，肾阴无以上承，咽喉失养。又因阴虚内热生，虚火上炎，蒸灼于喉，声门失健而成瘖。天突为任脉与阴维之交会穴，任脉、阴维脉俱上咽喉，故取本穴可引两经之阴液，上注以养咽喉，水能制火，虚火消退，则音出正常。

风府：在项部，当后发际正中直上1寸，枕外隆凸直下，两侧斜方肌之间凹陷处。风寒邪毒，壅遏于肺，肺气失宣，寒邪凝聚于喉，致其声门开合不利，而致"暴瘖不能言"。如《备急千金要方》所说："风寒之气客于中，滞而不能发，故瘖不能言及瘖哑失声，皆风所为也。"取风府可疏风散寒，宣发肺卫，本穴又位于咽喉之后，刺之能通经活络，利喉开音，则声能出于喉。

脑户：在头部，后发际正中直上2.5寸，风府上1.5寸，枕外隆凸的上缘凹陷处。本穴通于太阳经脉，有疏通太阳经气之功，疏风散寒，可用来治疗风寒侵袭所致之"瘖不能言"。

丰隆：在小腿前外侧，当外踝尖上8寸，条口外一横指，距胫骨前缘二横指（中指）。过度发音，耗伤肺气，久则子病及母，脾胃虚弱，精微不运，痰浊内生。痰结于喉而致声带小结、息肉，气虚无以鼓动声门，则少气而瘖。丰隆为胃之络穴，通于脾，刺之可健脾和胃，运化水谷精微以养全身，土能生金，而肺得养。本穴又长于行脾化痰，散结通郁，可消声带小结。

期门：在胸部，当乳头直下，第6肋间隙，前正中线旁开4寸。暴怒伤肝，则肝气郁结，经气不通。而肝之经脉上至咽喉，肝主筋，肝气不至，则喉部筋脉弛纵不收，"瘖不能言"。并兼胸胁胀满，口苦咽干，头晕目眩等症。期门为肝之募穴，刺之可疏肝解郁，行气通经，经脉通畅，则肝能摄筋，声门舒缩自如。

言语不利

【症状】

言语不利亦称失语，是指丧失语言能力，包括发音和理解能力。多为神经障碍造成。

本症多发生在中老年中风后遗症患者，因脑出血或脑血栓，损伤大脑皮层上的语言中枢，出现运动性失语、感觉性失语及命名性失语。还有一种多发生于妇女的癔病性失语，一般由强烈精神刺激而引发。

中风言语不利可由肝阳化风，痰阻清窍，肝肾阴虚及气虚血瘀所导致。

癔病性失语则由肝气郁滞，风痰阻络引起。

【取穴】

言语不利可取地仓、大迎、通里、翳风、膻中、华盖、廉泉、至阳等。

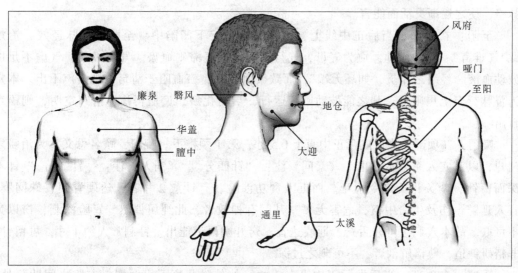

言语不利取穴

【精解】

地仓：在面部，口角外侧4分，上直对瞳孔。言出于口，若饮食不节，脾胃虚弱，痰浊内生，复因风阳内动，挟痰上扰，蒙蔽清窍，则不能言语。地仓在口角旁，刺之可通经活络，行气散滞；又为胃经穴位，能健脾和胃，化痰开窍，故能治疗言语不利。

大迎：在下颌角前方，咬肌附着部前缘，当面动脉搏动处。大迎为胃经穴位，取之亦可和胃化痰，本穴与地仓皆治疗风痰蔽窍所致之口唇开合失常、言语不利。

通里：在前臂掌侧，当尺侧腕屈肌腱的桡侧缘，腕横纹上1寸。舌为心之苗，其动应心，心气充沛，血濡舌窍，则舌动灵活，言语流利。若心气不足，而气为血帅，气不足则血行不畅，久则气滞血瘀，舌失所养，"虚则不能言"。通里为心经之络穴，刺之可补益心气，行气活血，通经活络，气行则血行，舌得养而能言。

翳风：在耳垂后方，当乳突与下颌角之间的凹陷处。肝胆主生发疏泄，若大怒伤肝，疏泄太过，肝气上逆，血随气涌，蒙蔽清窍，而猝然昏仆，神识不清，醒后失语，半身不遂，并见头晕眼花，面红目赤，胸胁胀痛等症。翳风为三焦经穴位，手少阳、足少阳之交会穴，盛则削之，刺之可平肝抑胆，清泻有余之气血，开窍启闭。

膻中：在胸部，当前正中线上，平第4肋间，两乳头连线的中点。膻中为任脉穴位，内直心包络，气会膻中。情志不遂，郁怒不畅，使肝失条达，气失疏泄，而致肝气郁结。气闭颠颃，清窍不开，则语声不出，并兼精神不振，胁肋胀痛，善太息，脘闷嗳气等症。取本穴可行气解郁，启闭开窍，肝得疏泄则气郁消散，清窍开而能言。

华盖：在胸部，当前正中线上，平第1肋间。华盖为任脉穴位，在心之上，如大伞盖于人顶，故名华盖。本穴所治为"喘，不能言"，盖语言之出，依赖心肺之气鼓动，喉舌之间配合。若心肺气虚，气短喘促，气息不足以鼓动喉舌，则语言难出。华盖虽为阴经穴位，但位于心之上，上接天气，刺之可鼓舞心肺之气，推动气血运行，则呼吸和缓，语言正常。

廉泉：在颈部，当前正中线上，喉结上方，舌骨上缘凹陷处。肝肾阴虚，肝阳偏亢，阴虚阳亢，水不涵木则风阳内动，上扰清空，而致失语，半身不遂，腰膝酸软，耳鸣健忘等症。廉泉为舌下生津之处，为治疗失语之要穴，刺之可引阴液上济，并能疏通舌之脉络，使之逐渐灵活而能言。

至阳：在背部，当后正中线上，第7胸椎棘突下凹陷中。至阳为督脉经穴，治疗"少气难言"。气为血帅，血为气母，气行则血行，气滞则血瘀。气血虚弱，气虚不足以鼓动血液"经络之相贯，如环无端"，而致瘀血阻络，瘀血阻于清窍，则语声不出。本穴为督脉行至上焦阳分，刺之能鼓动阳气运行，活血化瘀，瘀血得清，清窍空明，则语言自出。

哑门：在项部，当后发际正中直上0.5寸，第1颈椎下。哑门，顾名思义，为治哑之门户，以其穴入系舌本故也。《素问》注："针四分。"《铜人》注："针二分。"针不深而留针，禁灸，灸之令人哑。而近人贪功涉险，有针愈2寸者，透硬脊膜、蛛网膜，直入延髓，伤及生命中枢，危害无辜。其间有神效者，此纯属偶然，冒险深刺，窃以为不可取。故本穴刺之可开舌窍，通气达音，窍开则语声能出。针刺常人约1寸，可留针，非精研针道，熟谙解剖者，不可刺之过深。

风府：在项部，当后发际正中直上1寸，枕外隆凸直下，两侧斜方肌之间凹陷处。风府一名舌本，亦入系舌本，与哑门相同，治疗失语。只是穴在哑门之上，危险性更大，刺约1寸。

太溪：在足内侧，内踝后方，当内踝尖与跟腱之间的凹陷处。年老体衰或先天禀赋不足，肾精肝血不充，阴虚则阳亢，血虚生风，风阳飘摇直上，扰于清窍而不能言。太溪为肾之输、原穴，刺之能滋阴补肾，养水涵木，阴血充足则虚火下降，内风不生，咽窍通畅，舌机灵活而语言如常。

颈项痛

【症状】

颈项痛是指颈项部位发生疼痛的自觉症状，颈项活动受限。本证发病率极高，常见于 30 岁以后患者，易复发。古人把颈项分为前后两部分，前部称颈，后部称项，因联系密切，故常相提并论。如《素问》曰："大风颈项痛，刺风府。"

本证多由风寒或风湿之邪侵袭所致，或由扭伤，以及睡姿不正，发生落枕而引起。多见于颈椎病中。

【取穴】

颈项痛可取腕骨、后溪、少海、液门、阳池、天井、消泺、攒竹、玉枕等。

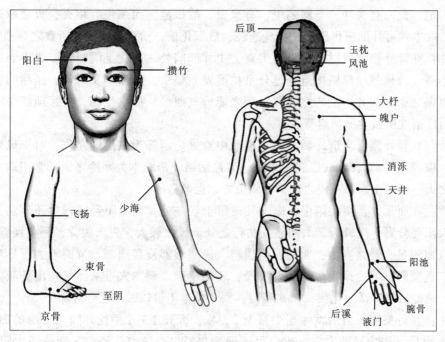

颈项痛取穴

【精解】

腕骨：在手掌尺侧，当第 5 掌骨基底与钩骨之间的凹陷赤白肉际处。腕骨为小肠经原穴，手太阳经脉"其支者，从缺盆，循颈上颊"，其经气纯阳而无阴。而颈项在上且暴露于外，易为风寒所侵，寒性收引，筋脉抽掣而强硬；寒性凝聚，经络阻塞，气血不通，发为颈项痛。取本穴可通经活络，引太阳经气，温阳行瘀，经络通则风寒散，颈项活动灵活而不痛。

后溪：在手掌尺侧，微握拳，当小指本节（第 5 指掌关节）后的远侧掌横纹头赤白肉际处。后溪为小肠之输穴，阳输为木，刺之能益木以生火，补助太阳经气，增强温经散寒之功效。又是八脉交会穴，通于督脉，督脉行于项中，风寒侵袭所致之颈项痛，督脉亦为寒邪所塞，取本穴又可通畅督脉，引督阳以散寒逐瘀。

少海：屈肘成直角，当肘横纹内侧端与肱骨内上髁连线的中点处。少海为心之合穴，手少阴经"下出腋下"，而不上于颈项。然而小肠之经上至于项，心与小肠为表里，心经之别上合于手太阳小肠，小肠经脉循行所过之处有病，可取心穴以治之。常有项强痛连臂肘者，本经从腋下而出，本穴位于肘部，故可刺之，治疗"项痛引肘腋"。

液门：在手背部，当第4、第5指间，指蹼缘后方赤白肉际处。液门为三焦经之荥穴，手少阳经"其支者，从膻中上出缺盆，上项"。颈项载头承重，转侧为枢，枢不常转则蠹，颈不常动则衰疲，气行蠕缓，血走滞迟，经络不充。故人之所以年过三十多患颈腰疾病，除脊椎退行性变而外，缺乏运动，关节少于活动，是诱发疾病的重要因素。颈项气血虚弱，又感受风寒之邪，寒入经脉，收引凝滞，引起颈项痛，头颈活动受限，转动不利，筋肉僵硬。三焦为相火之府，主一身之气机，刺本穴可行气活血，通经活络，温阳散寒，为循经远道取穴。本证易复发，愈后应加强锻炼，正气存内，则邪不可干。

阳池：在腕背横纹中，当指总伸肌腱的尺侧缘凹陷处。阳池为三焦经之原穴，水之所聚者为池，此穴自关冲，至腕陷中，有聚象，故曰池，而三焦为相火，火之所聚，故名阳池。取本穴可补助三焦阳气，行气通经，散寒化瘀，治疗风寒侵袭所致之颈项痛。

天井：在臂外侧，屈肘时，当肘尖直上1寸凹陷处。落枕是因睡眠姿势不当，或枕头高低不适，致使颈项部肌肉遭受过分牵拉而发生痉挛，疼痛牵及肩背，压痛明显，亦属气滞血瘀之患。天井为三焦之合穴，刺之能行气通经，活血化瘀，使颈项部瘀滞得以消除，治疗落枕所致"颈项肩背痛"。

消泺：在臂外侧，当清冷渊与臑会连线中点处。消泺为三焦经穴位，对于风寒侵袭所致之"项背急"，宜灸此穴以温阳散寒，通经活络。消泺本为寒冷之意，常用刺之以清泻三焦之火，而对于寒邪所侵之证，则应灸之以温寒散邪。

攒竹：在面部，当眉头陷中，眶上孔或眶上切迹处。足太阳经循行"还出别下项"，项背为太阳经分野，攒竹为足太阳经气初行之处。风之袭人，先入项背，颈项裸露于外。若颈项气血不足，经络空虚，而又冒雨居湿，风寒湿邪侵袭项部，留而不去，导致经络不通，气血凝滞，发为颈项痛，重着板滞，转动不利。刺本穴可从经气初出处激发太阳经气血，通经活络，活血化瘀，散寒利湿，则"项椎不可以顾"之症可除。

玉枕：在后头部，当后发际正中直上2.5寸，旁开1.3寸平枕外隆凸上缘的凹陷处。玉枕位于项后，作为局部取穴，刺之可疏通颈项经络，清瘀除滞，又能疏通太阳经脉，疏风散寒利湿，治疗风寒湿邪侵袭所致之项痛。

大杼：在背部，当第1胸椎棘突下，旁开1.5寸。大杼为膀胱经主干离项分支入背之始，寒湿之邪袭项，常可累及背部，致"项痛不可以俯仰"。刺本穴一穴而担项背，通经脉之瘀滞，逐来犯之寒湿，缓急止痛，逐渐痛减向愈。

魄户：在背部，当第3胸椎棘突下，旁开3寸。本穴平肺俞，为魄之门户，治疗因肺卫不固，风寒侵袭所致之"项背痛引颈"。本证病程较短，兼有风寒表证，经治疗可愈。

飞扬：在小腿后面，外踝后，昆仑直上7寸，承山外下方1寸处。飞扬为膀胱经络穴，络于肾，肾主水，膀胱为州都之官，故本穴治疗之颈项强痛偏于寒湿或风湿侵袭所引起。取此穴利水除湿，疏散黏滞、重着之湿浊，减轻沉胀、板滞之感；又能通行太阳经气，散寒通络，行气活血，解除痛不可转侧之苦。

京骨：在足外侧部，第 5 跖骨粗隆前下方赤白肉际处。京骨为膀胱经原穴，刺之可温阳利水，疏通脉络，治疗寒湿凝聚于项所致之颈项痛。

束骨：在足外侧，足小趾本节（第 5 跖趾关节）的后方赤白肉际处。膀胱之输木穴，水生木，为本经子穴，寒湿之邪阻滞颈项部，脉络瘀阻，经气不通而致颈项痛，刺本穴可通经活络，逐寒除湿。

至阴：在足小趾末节外侧，距趾甲角 0.1 寸。膀胱经至此而通于阴，会于水脏，刺之能行水利湿，引湿浊下行会于阴水以排出，亦治寒湿颈项痛。

阳白：在前额部，当瞳孔直上，眉上 1 寸。阳白为胆经穴位，胆经行于颈项之侧。如上肢突然上举等动作，使颈项部肌肉受伤，气血不畅，脉络阻滞，则"挟项强急，不可已顾"。刺本穴可行气活血，疏通经络，驱逐壅于颈侧之瘀滞，如此则疼痛可解，转动自如。

风池：在项部，当枕骨之下，与风府相平，胸锁乳突肌与斜方肌上端之间的凹陷处。刺风池治疗颈项痛为局部取穴，可疏通颈项气血，驱散壅滞之邪，本穴通阳维脉，阳维主表，所以又为祛风要穴，故治风寒袭项。

后顶：在头部，当后发际正中直上 5.5 寸（脑户上 3 寸）。后顶为督脉穴位，督行项后正中，为阳脉之海。若督脉之气上行亦不畅，督不利则阳不达，气郁于下，血阻于上，神郁不清，"狂走颈项痛"。刺本穴可引督之阳气上行，疏郁解滞，阳气舒展布散，邪滞得除，则神识清明。

项内寒

【症状】

项内寒是指项内寒冷的感觉。常缩颈缠巾，畏冷喜温，虽居于暖室而不解。

本证一般并非外寒侵袭引起，而是由阳气虚弱所致。

【取穴】

项内寒可取外丘。

【精解】

外丘：在小腿外侧，当外踝尖上 7 寸，腓骨前缘，平阳交。外丘为胆经穴位，阳交之下此穴稍高，而位于腿之外侧，故名外丘。胆属木，以生发疏泄为顺，故《脾胃论》曰："胆者，少阳春升之

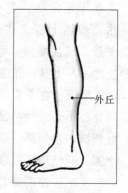

项内寒取穴

气，春气生则万物安。故胆气春生，则余脏从之。"阳属火，火不足则不能温煦四肢百骸，而木又生火，无木则火不燃。若胆气虚弱，枢机不利，不能生发阳气于上，则诸脏之阳气亦郁而不发，"气主煦之"，阳气虚弱，不能上达诸阳之会颈项，则畏寒不温，胆气不足则易惊善恐。取本穴可助胆木之气，生发条达，胆气升则诸脏之气亦随之而升，火得木而旺，若阳光普照，阴翳顿消。

颈肿

【症状】

颈肿是指颈部肿胀而言，色红或不红。

多种因素可致颈肿，最常见的是由头面、口腔等部疾患，皮肤黏膜破损引起的下颌淋巴结肿大，肿块压痛明显，推之活动，很少化脓，一般无全身症状。而发生在下颌淋巴结的急性化脓性淋巴结炎，又称颈痈，则红肿热痛明显，可发生化脓。痄腮即腮腺炎，具有传染性，常双侧并起，颌肿及颈，皮色不变，酸胀少痛，不化脓。还有发生于颈部的蜂窝织炎，则来势凶猛，可肿连咽喉。

【取穴】

颈肿可取曲池、后溪、支正、天容、支沟、完骨、丘墟、天突。

【精解】

曲池：屈肘成直角，在肘横纹外侧纹头与肱骨外上髁连线中点。曲池为大肠之合穴，手阳明经循行上颈，阳明经多气多血，经络所通，主治所及，故取本穴可泄气血中邪热，通畅颈部之瘀滞。手阳明又接于足阳明，若胃有蕴热，积热上壅，挟痰凝结

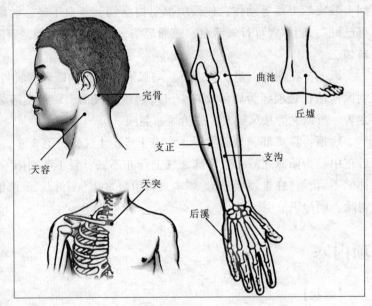

颈肿取穴

于颈，气血凝滞，经络阻塞，则颈肿及腮颊，重者汤水难下。刺本穴可清泻胃肠之火，使之不再上蒸，邪散络通，则颈肿可消。

后溪：在手掌尺侧，微握拳，当小指本节（第5指掌关节）后的远侧掌横纹头赤白肉际处。小肠经"循颈，上颊"，若热邪袭于小肠经，小肠经气不畅，郁而化火，火热与气血相搏于颈颊部，阻塞经络，导致"寒热颈颌肿"。后溪为小肠之输木穴，取本穴以泻火之源，通经活络，热泄脉络通畅则肿势可得消散，不致腐肉成脓。

支正：在前臂背面尺侧，当阳谷与小海的连线上，腕背横纹上5寸。支正为小肠经之络穴，刺之能清心与小肠表里两经之火，凉血泄热，使颈项肿消于无形。

天容：在颈外侧部，当下颌角的后方，胸锁乳突肌的前缘凹陷中。天容为小肠经穴位，位于颈侧最上之所，为治疗咽喉肿痛之要穴。刺之疏散局部脉络，散瘀除滞。又能清泻小肠经之火，使邪热不聚于颈部，则"头项痈肿不能言"之症可解。

支沟：在前臂背侧，当阳池与肘尖的连线上，腕背横纹上3寸，尺骨与桡骨之间。《外证医案汇编》曰："颈项痰核，不外乎风邪入络，忧郁气结，气血失于流通，凝痰于络，俱在少阳阳明部位。"支沟为手少阳三焦经之经火穴，刺之可泄少阳风热，行气活血，通经散结，使颈痈之症缓解。

完骨：在头部，当耳后乳突的后下方凹陷处。平素肝郁不畅，郁而化火，脾受肝犯而痰浊内生，又为风温所袭，引动肝火痰浊上犯，至颈与气血相搏，发为"项肿不可俯仰"。故《疡科心得集》云："颈痈生于颈之两旁，多因风温痰热而发，盖风温外袭，必鼓动其肝木，而相火亦因之俱动，相火上逆，脾中痰热随之。颈为少阳络脉循行之地，其循经之邪至此而结，故发痈也。"完骨为胆经穴位，刺之可疏通局部气血，散瘀除滞，又清肝胆之火，使痰火不致上犯。

丘墟：在外踝的前下方，当趾长伸肌腱的外侧凹陷处。丘墟为胆之原穴，擅清少阳郁火，泄经脉上炎之热，治疗经络走行部位的痈肿。

天突：在颈部，当前正中线上胸骨上窝中央。素体阳盛，外感风温之邪，易化为火，火毒聚于颈项肌表，致使营卫不和，气血凝滞，经络阻塞，发为痈肿，灼热疼痛。天突为任脉穴位，刺之可引阴以抑阳，凉血清热，如引水以灭火，邪热散则颈肿可消。

瘿瘤

【症状】

瘿瘤是指发生于颈肩部的肿块而言。一般相当于甲状腺肿大或肿瘤，其特点是发病部位在颈前喉结两侧，或为结块，或为漫肿，多数皮色不变，能随吞咽动作而上下移动。

本证可由气郁痰凝，或痰火郁结而来。

【取穴】

瘿瘤可取气舍。

【精解】

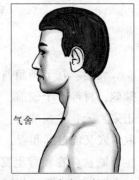

气舍

瘿瘤取穴

气舍：在颈部，当锁骨内侧端的上缘，胸锁乳突肌的胸骨头与锁骨头之间。平素忧怒无节，情志不畅，肝气不舒，横逆犯于脾胃，脾胃运化失职，聚湿生痰，颈为肝胃所过之处，气机出入之所，痰气结滞于颈，发为瘿瘤。气舍为胃经穴位，位于颈部，为气上下往来之所，刺之能疏通颈部脉络，化瘀通滞，又可运土豁痰，通经行气，使瘿瘤逐渐消散，同时可配伍浮白和悬钟两穴增强疗效。

瘰疬

【症状】

瘰疬是指发生于颈部淋巴结的慢性感染性疾患。常结块成串，累累如贯珠，又名"鼠疮脖子"。《医学入门》描述："生颈前项侧，结核如绿豆，如银杏，曰瘰疬。"即现代医学所称的颈部淋巴结结核，由于抗结核药物出现，结核病逐渐减少，本病现发病率亦不高。

本病多见于儿童或青年人，起病缓慢，初起时结核如豆，皮色不变，不觉疼痛，以后逐渐增大，相互融合成串，成脓时皮色转为暗红，溃后脓水清稀，并夹有败絮样物质，往往此愈彼溃，形成窦道。

本病可由肝郁化火，伤脾生痰，或肺肾阴亏，虚火灼津炼液为痰而致。

【取穴】

瘰疬可取大迎、缺盆、肩贞、肩中俞、支沟、天牖、渊腋等。

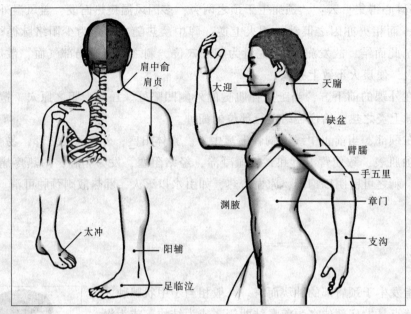

瘰疬取穴

【精解】

大迎：在下颌角前方，咬肌附着部前缘，当面动脉搏动处。大迎为胃经穴位，穴在颊侧，胃经下于颈前，刺本穴可推动胃经气血下行，散瘀行滞。"无痰不成核"，《外科正宗》云："瘰疬者，饮食冷热不调，饥饱喜怒不常，多致脾气不能传运，遂成痰结。"取本穴又能健脾和胃，化解痰核，使脾胃运化正常，痰不内生，瘰疬可得渐消。

缺盆：在锁骨上窝中央，距前正中线4寸。缺盆亦为胃经穴位，位于颈下缺盆中。与大迎同用，两穴共担一病，理气化痰，活血化瘀，使疬块减小。

肩贞：在肩关节后下方，臂内收时，腋后纹头上1寸。肩贞为小肠经穴位，小肠经"其支者，从缺盆，循颈，上颊"。瘰疬后期，此愈彼溃，脓水清稀，夹有败絮样物，并兼面色少华，精神倦怠，头晕乏力等气血两亏症状。取本穴可助小肠分清泌浊之功，运脾以生化气血，并能通经活络，行气解瘀，使瘰疬愈后不再发。

肩中俞：在背部，当第7颈椎棘突下，旁开2寸。肩中俞为小肠经穴位，大椎旁开2寸，功与肩贞相似，行气活血，散颈项瘀滞之力更强。

支沟：在前臂背侧，当阳池与肘尖的连线上，腕背横纹上3寸，尺骨与桡骨之间。本穴治"马刀肿瘘"，瘰疬状如马刀者，名"马刀疬"。正虚邪恋，瘰疬可溃成瘘，如《诸病源候论》所描述的："此由风邪毒气，客于肌肉，随虚处而停结为瘰疬，或如梅、李、枣核大小，两三相连在皮间，而时发寒热是也。久则变脓，溃成瘘也。"支沟为三焦经之经穴，手少阳经上项，系耳后，取本穴可散风除热，行气散结，邪去则肿瘘渐能收口。

天牖：在颈侧部，当乳突的后下方，平下颌角，胸锁乳突肌的后缘。天牖为三焦经穴位，位于颈侧，刺之能行少阳经气，消散痰结，又为局部取穴，活血化瘀，疏通脉络，治疗"瘰疬绕颈"。

渊腋：在侧胸部，举臂，当腋中线上，腋下3寸，第4肋间隙中。渊腋为胆经穴位，位于腋下。若胆气不舒，痰结于颈，延及腋下，而致结块累累如珠，皮核相连，推之不动。久则化火，腐肉成脓，亦可灼伤肺津，肺失宣降，可见"胸满马刀"之症。取本穴可行气解郁，化痰散结，宽胸理气，使症状得到减轻。

阳辅：在小腿外侧，当外踝尖上4寸，腓骨前缘稍前方。颈侧乃少阳所主，少阳气多血少，若情志不舒，少阳气郁，则太阴脾损，酿湿生痰，阻滞筋脉致成结核。初起于颈侧，久而窜生腋下，肤色不变，痛不明显，推之易动。阳辅为胆之经穴，本经子穴，刺之可行气解郁，通经活络，治疗"腋下肿，马刀瘘"。

足临泣：在足背外侧，当足4趾本节（第4趾关节）的后方，小趾伸肌腱的外侧凹陷处。足临泣为胆经之输木穴，木经木穴，擅于治疗肝气虚，木不疏土。

太冲：在足背侧，当第1、第2跖骨结合部前下凹陷处。由于情志不畅，肝气郁结，气滞伤脾，脾失健运，痰热内生，结于颈项，而成瘰疬。《外科正宗》曰："筋疬者，忧愁思虑，暴怒伤肝，盖肝主筋，故令筋缩，结蓄成核。"病之后期，肝郁化火，下烁肾阴，热盛肉腐成脓，或脓水淋漓，耗伤气血，可致肝肾精血不足，而瘰疬缠绵难愈。太冲为肝之输、原穴，取之可疏肝理气，行气活血。肝为血脏，又能兼补肝血，滋阴降火。

章门：在侧腹部，当第11肋游离端的下方。取本穴治疗马刀疬，首先，章门为肝经穴位，可疏泄肝木，使肝郁不存，气结消散；其次，又为脾之募穴，故能健脾，脾得健运则痰湿不生，痰结渐化；再次，"脏会章门"，刺之补助肝肾，益养精血，虚火不生。一穴数功，治瘰疬而可取。

手五里：在臂外侧，当曲池与肩髃连线上，曲池上3寸处。肺卫失宣，则肺津不能输布，津液凝集为痰，痰气凝结于颈而成瘰疬。手五里为大肠经穴位，手阳明经上于颈，而肺与大肠相表里，故取本穴可通阳理肺，使之正常布散津液，并能通经活络，疏散颈部之瘀滞，使瘰疬缩减，刺本穴要避开动脉。曾遇一名因按摩本穴出现上肢肿胀的患者。

臂臑：在臂外侧，三角肌止点处，当曲池与肩髃连线上，曲池上7寸处。臂臑为大肠经穴位，与上穴一样，亦治肺阴虚弱所致之瘰疬。

伛偻

【症状】

伛偻又称驼背，是指脊背弯曲，不能伸直的症状。

造成伛偻的原因有龟背痰，即胸椎结核，特点是脊柱后凸畸形，鸡胸龟背。《医门补要》对此有详细的描述："脾肾二亏，加之劳力过度，损伤筋骨，使腰胯隐痛，恶寒发热，食少形瘦，背脊骨中凸肿如梅，初不在意，渐至背伛项缩，盖肾衰则骨痿，脾损则肉削，但龟背痰已成，愈者甚寡，纵保得命，遂为废人。"还有痹证，即风湿性关节炎、类风湿关节炎、强直性脊椎炎等，特点是脊椎弯曲，走路前冲。

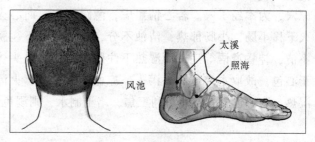

伛偻取穴

【取穴】

伛偻可取风池、照海、太溪。

【精解】

风池：在项部，当枕骨之下，与风府相平，胸锁乳突肌与斜方肌上端之间的凹陷处。素体虚弱，冒雨或坐卧湿地，风寒湿邪侵袭项背，湿性黏滞，邪滞留不去；寒主凝滞，经络闭阻，气血运行不畅；寒性收引，筋肉拘挛，脊柱折缩，久则伛偻，伸展不开。风池名为风之池，擅驱风邪，风为百病之长，寒湿随风而入侵，风散则寒湿无久留之理，宜及早应用。本证初现可治，疏风散寒利湿，久病定型则难复，即便针治，仅能解除疼痛等不适而已。

照海、太溪：照海在足内侧，内踝尖下方凹陷处。太溪在足内侧，内踝后方，当内踝尖与跟腱之间的凹陷处。两穴皆为肾经穴位，照海通阴跷脉，太溪为肾之输、原穴。儿童由于先天不足，骨髓不充，骨骼柔嫩；成人因为后天失调，房事不节，遗精滑泄，带下多产，肾精亏损，经闭血枯，以致肝肾亏损，骨骼空虚。加以饮食失调损伤脾胃，气滞痰生，或由跌仆损伤，或小儿强坐太早，致气血失和，风寒湿痰之邪得以乘隙而入，而致血脉被阻，寒痰注于筋骨关节之间，不得流行乃成伛偻，身体缩小。取此两穴可补肾养精，充骨填髓，髓充骨满则风寒湿痰不得侵，症状可减。本法虽然治本，但宜尽早诊治，若现鸡胸龟背，虽治已晚。

尿赤

【症状】

尿赤是指尿液颜色呈深黄、黄赤或黄褐，甚至尿如浓茶的异常表现。又称溲赤，或小便赤涩等。至于天热汗多，饮水不足而致尿赤，属正常现象，不在本范围。

本证可由心火炽盛，胃肠实热，膀胱湿热，阴虚内热等原因导致。

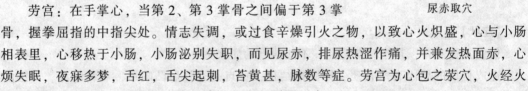

尿赤取穴

【取穴】

尿赤可取劳宫、大陵。

【精解】

劳宫：在手掌心，当第2、第3掌骨之间偏于第3掌骨，握拳屈指的中指尖处。情志失调，或过食辛燥引火之物，以致心火炽盛，心与小肠相表里，心移热于小肠，小肠泌别失职，而见尿赤，排尿热涩作痛，并兼发热面赤，心烦失眠，夜寐多梦，舌红，舌尖起刺，苔黄甚，脉数等症。劳宫为心包之荥穴，火经火穴，刺之可清心降火，凉血清热，清泻三焦，则尿不赤。

大陵：在腕掌横纹的中点处，当掌长肌腱与桡侧腕屈肌腱之间。大陵为心包之输、原穴，为本经子穴。若心情焦虑，急躁不宁，而心火暴炽，或温热之邪，内陷心包，心火下移小肠，小肠郁热，清浊不分，或因湿热下注膀胱，而见尿赤，邪陷心包则见神识不清，神昏谵语等症；而湿热下注膀胱者，必兼头昏身重，脘痞苔腻等症。心火盛必传于心包，故取本穴可清心泻火，凉血宁心安神，火泻则神明安宁，小肠无火干扰；下焦湿热，取心包土穴，能清利三焦，培土制水，则溺色如常。

半身不遂

【症状】

半身不遂，或称偏瘫，是指一侧上下肢瘫痪，不能随意运动的症状而言。常伴有瘫痪侧面部口角㖞斜，久则有患肢枯瘦、麻木不仁的表现，即肌肉久不运动，出现"废用性萎缩"，亦称"偏枯"。多为中风后遗症。

本证可由风中经络，肝阳化风，痰火内闭，阳气虚脱，阴脱阳浮，气虚血瘀以及肝肾亏虚所致。

本证可出现在现代医学中脑出血、脑血栓、脑栓塞等疾病中。

【取穴】

半身不遂可取合谷、大巨、腕骨、京骨、足临泣。

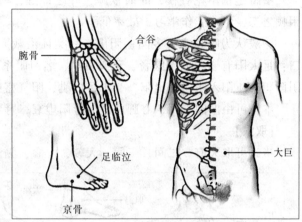

半身不遂取穴

【精解】

合谷：在手背，第1、第2掌骨间，当第2掌骨桡侧的中点处。合谷为大肠经之原穴，阳明为多气多血之经，故合谷为气血聚会之大穴，行气活血不可缺少。各种原因所致之半身不遂，均一侧肢体瘫痪，不能随意运动，并有口歪之症，其病理皆为经络不通，气血不畅。取本穴以通经活络，行气活血，促进患肢及面口气血运行，使之早日恢复其生理功能，故本穴能治"痹痿，臂腕不用，唇吻不收"。

大巨：在下腹部，当脐中下2寸，距前正中线2寸。大巨为胃经穴位，治疗"偏枯，四肢不遂"。半身不遂，患侧经脉不通，气血不畅，不能运动，日久脉络郁阻愈甚，气血供应愈少，肢体失养，大肉脱卸，而致偏枯不遂。脾胃为后天之本，阳明又为多气多血之经，故取本穴可健脾益胃，化生气血，输布于肢体以濡养筋肉，筋肉得养，生机渐复，偏枯不遂之症逐步可愈。

腕骨：在手掌尺侧，当第5掌骨基底与钩骨之间的凹陷赤白肉际处。腕骨为小肠经原穴，治疗"偏枯，臂腕发痛，肘屈不得伸"。半身不遂日久，病侧气血虚弱，经脉不通则臂腕疼痛，血虚甚，血不柔筋，筋脉拘挛，则肘屈不能伸。手太阳经行于臂之外侧，取本穴可通经活络，行气活血，气通血畅则肢体得养，疼痛消失，肘屈逐渐能伸。

京骨：在足外侧部，第5跖骨粗隆前下方赤白肉际处。年老体衰之人，肝肾精血不足，肝风内动，脾胃痰湿内聚，风痰走窜入络，阻塞脉络，壅闭气血，而致半身不遂。京骨为膀胱原穴，膀胱与肾相表里，而肝肾精血同源，补肾精即补肝血，故取本穴可益精补血，滋阴潜阳，使风阳不生，为治本之法。

足临泣：在足背外侧，当足4趾本节（第4趾关节）的后方，小趾伸肌腱的外侧凹陷处。平素善怒，肝火跃跃欲动，复因暴怒伤肝，肝阳暴涨，气血随之上逆，而见昏仆，神识不清，醒后半身不遂，头痛眩晕，耳鸣眼花，面红目赤，舌强语謇，口角㖞斜，舌质红，脉弦数等症。足临泣为胆经之输穴，木经木穴，因肝胆同治，故刺之可清泻肝火，平抑肝阳，活血通络。

嗜睡

【症状】

嗜睡是指不论昼夜，时时欲睡，呼之即醒，醒后欲寐的症状。往往不分场合，时显困顿之态，影响工作学习，效率低下。

一般认为嗜睡之人多阴盛阳虚，《类证治裁》曰："多寐者，阳虚阴盛之病，灵枢曰：足太阳有通项如于脑者，正属目本，名曰眼系，在项中两筋间入脑。乃别阳跷阴跷，阴阳相交。阳入阴，阴出阳，交于目内眦，阳气盛则瞋目，阴气盛则瞑目。"

本证可由湿困脾阳，心脾两虚，肾阳虚衰，肾精不足及气血两虚所致。

【取穴】

嗜睡可取天府、二间、三间、大敦、上髎、膈俞、太溪等。

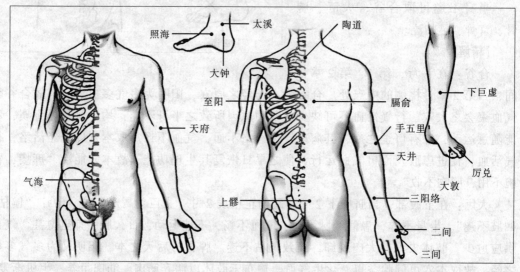

嗜睡取穴

【精解】

天府：在臂内侧面，肱二头肌桡侧缘，腋前纹头下3寸处。肺主气，七情为悲，悲伤过度，哭泣不止，可伤肺气，则昏昏欲睡，故肺气虚可见嗜睡。天府为肺经穴位，为肺经初离胸而入臂，诸穴最高之处，故曰天；统摄肺经之气，由臂下肘，灌注诸穴，故曰府。取本穴可补肺益气，振奋精神，治疗"多睡恍惚，……嗜卧不觉"。禁灸。

二间：微握拳，当手食指本节（第2掌指关节）前桡侧凹陷中赤白肉际处。《杂病源流犀烛》曰："长夏懒怠，四肢无力，坐定即寐，肺脾两经之气本弱，复为炎暑所逼也，宜清暑益气汤。"二间为大肠经穴位，肺与大肠相表里，故取本穴可补肺益气；大肠经接于胃经，脾胃互为表里，本穴又能补益脾气。二间为大肠经荥穴，又可疏解外侵之暑热之邪，故能起到清暑益气汤的作用。

三间：微握拳，在手食指本节（第2掌指关节）后桡侧凹陷处。三间为大肠经穴位，所注为输木穴，与二间相同，可用于治疗多卧。

手五里：在臂外侧，当曲池与肩髃连线上，曲池上 3 寸处。手五里为大肠经穴位，与二间相同，能清暑热而补益脾肺，脾主肌肉，肺主一身之动气，肺脾气虚则四肢不欲动摇，故取本穴可治"嗜卧，四肢不欲动摇"。

大敦：在足大指末节外侧，距趾甲角 0.1 寸。大敦为肝经井穴，"木之根在下，须土而后茂，肝之井即木之根也，而与脾土同出足大趾，有土厚而木茂之意，故曰大敦。"肝主疏泄，肝气郁滞可横逆犯脾，致脾不健运；反之，肝气不足，疏泄不及，则脾气不升，湿浊不运，痰阻清阳，见善瘛倦怠之症。取本穴可生发木气，"风鼓木荣"，则"土得木而达"，运化称职，痰湿得化，而寤寐有节。

上髎：在骶部，当髂后上棘与正中线之间，适对第 1 骶后孔处。上髎为膀胱经穴位，一说为足太阳、少阳之络。肾阳虚衰，阳虚阴盛，则昏沉欲睡，腰冷酸痛，小便清长，畏寒喜温。本穴近肾，又为与肾表里经穴位，宜灸之以温补肾阳，驱散寒冷，阴阳平衡则起卧应时。

膈俞：在背部，当第 7 胸椎棘突下，旁开 1.5 寸。膈俞为膀胱经穴位，血之会。心主血，藏神，血不足，则心神失养，神不守舍，而见神志恍惚，心怯喜眠，眠而不实。取本穴可养血滋阴，安神定志，神归其位，则"默然嗜卧，怠惰不欲动"之症可解。

大钟：在足内侧，内踝下方，当跟腱附着部的内侧前方凹陷处。大钟为肾之络穴，太溪为纯阴之穴，而大钟为阴气行阳之所，内存阴阳之气，能补阴以和阳，治疗肾阴不足之嗜睡。

三阳络：在前臂背侧，腕背横纹上 4 寸，尺骨与桡骨之间。三阳络为三焦经穴位，手太阳、阳明俱有络，与本经会于此穴，故曰三阳络。心主神明，心火盛则不寐，相反，心火不足则多眠。《杂病源流犀烛》曰："多寐，心脾病也，一由心神昏浊，不能自主，一由心火虚衰，不能生土而健运。"三焦与心包为表里之经，心包维络于心，本穴又通心之表里经小肠，故取之可温助心阳，益火生土，湿浊不生，则神明活泼，"嗜卧，身体不能动摇，大湿"之症可除。

天井：在臂外侧，屈肘时，当肘尖直上 1 寸凹陷处。天井为三焦之合土穴，与上穴同，取之即可化湿邪而助心阳，补脾之不足，如此心神得养，则精力充沛。

气海：在下腹部，前正中线上，当脐中下 1.5 寸。气海为任脉穴位，人身生气之海。"多寐者，阳虚阴盛之病"。气属阳，气虚则身倦嗜卧，精神不振，气短懒言，脉虚无力。取本穴可补助人身之气，使阳气行于外，激发人体功能，处于良好状态。

下巨虚：在小腿前外侧，当犊鼻下 9 寸，距胫骨前缘一横指（中指）。因冒雨涉水，坐卧湿地，或过食生冷，或内湿素盛，以致湿困脾阳。而见困倦嗜睡，头重如裹，四肢困重，食纳减少，中脘满闷，口黏不渴，足跗水肿，舌苔白腻，脉濡缓。《血证论》曰："身体沉重，倦怠嗜卧者，乃脾经有湿。"湿郁久亦可化湿热，仍有嗜睡之症。下巨虚为胃经穴位，脾胃相表里，故取之可健脾运湿，使湿浊不能凝聚，可治"内有热，不欲动摇"。

厉兑：在足第 2 趾末节外侧，距趾甲角 0.1 寸。厉兑为胃经井穴，与上穴一样，可健脾和胃，运化湿浊，治疗湿困脾阳之嗜睡。又是本经子穴，泻之则清脾胃湿热。

至阳：在背部，当后正中线上，第 7 胸椎棘突下凹陷中。至阳为督脉经穴，督主一身之阳，至此行至上焦阳分，为阳中之阳。阳虚阴盛则嗜睡，取本穴可补督脉阳气，从而补充一身之阳气，阳充则阴霾散，精神振奋，懒懒嗜睡之症不存。

陶道：在背部，当后正中线上，第 1 胸椎棘突下凹陷中。陶道为督脉穴位，足太阳、督脉之会。督为阳脉之海，足太阳为巨阳之脉，本穴处两脉之交，刺之补助阳气，上能布散阳气于头，下能利膀胱以祛寒湿之邪，治疗寒湿内困之"头重目瞑"。

照海、太溪：照海在足内侧，内踝尖下方凹陷处。太溪在足内侧，内踝后方，当内踝尖与跟腱之间的凹陷处。两穴皆为肾经穴位，照海是八脉交会穴，通阴跷脉；太溪为肾之输、原穴。若肾精不足，髓海空虚，脑失所养，则头昏嗜睡，而目系于脑，髓海不足则视物昏花，并兼耳鸣耳聋，善忘，思维迟钝，神情呆滞，任事精力不支等症。本证多出现于老年人，其嗜睡特点为时时欲睡，睡而不实，睡眠来去倏然。不比阳虚阴盛之嗜睡，睡深眠多，醒而再睡。此两穴为滋补肾精重要穴位，益肾填髓，髓海充盛则精力旺盛，视物清楚。另有一法治疗嗜睡与失眠：阴阳跷脉相互交通，决定人之睡眠多少，阴跷盛则嗜睡，阳跷盛则失眠。而阴跷通于照海，阳跷通于申脉，补不足而削有余，故对嗜睡者补申脉而泻照海，对失眠者补照海而泻申脉。

神昏

【症状】

神昏是指神识昏乱，不省人事，甚则对外界刺激毫无反应。亦称"暴不知人"，"昏迷"等。

本证可由热陷心包，腑热熏蒸，暑邪上冒，热盛动风，湿热蒙蔽，风痰内闭，阴竭阳脱，内闭外脱等因素导致。

【取穴】

神昏可取巨阙、中脘、内关、肺俞。

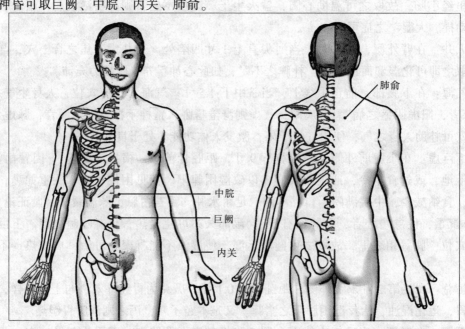

神昏取穴

【精解】

巨阙：在上腹部，前正中线上，当脐中上 6 寸。巨阙为任脉穴位，心之募穴。巨者，大也，本穴为心之募，穴在胸之下，尊称为巨；两肋在其旁，有阙之象，故名巨阙。若温热之邪入营，燔灼营血，内陷心包，则"恍惚不知人"，重则神昏谵语，高热烦躁，目赤唇焦，发疹发斑，溲赤便结，舌质红绛，脉洪而数。取本穴可大开祛邪利气之门，祛除困于心包之邪热，清营凉血，醒神定智，则神志可复。

中脘：在上腹部，前正中线上，当脐中上 4 寸。中脘为任脉穴位，足阳明胃、手太阳小肠、手少阳三焦、任脉之交会穴，腑会中脘。外感热病，热入阳明，"阳明之为病，胃家实是也"，邪热入里，与积滞搏结，形成燥屎，阻塞肠道，腑气不通，熏蒸于上，则见神昏谵语，口渴心烦，腹满硬痛，大便秘结，小便黄赤，舌苔黄燥，脉洪数。胃以通降为顺，本穴又为腑之会，泻之可降胃通腑，泄热通便，治疗"气冲胃，死不知人"。

内关：在前臂掌侧，当曲泽与大陵的连线上，腕横纹上 2 寸，掌长肌腱与桡侧腕屈肌腱之间。内关为心包之络穴，八脉交会穴之一，通阴维脉。本穴具有宁心安神，启闭定智，行气活血，化瘀通络的作用。对于各种原因所致的心神被遏，皆可取本穴。其中尤擅治疗《外感温热篇》所言的："温邪上受，首先犯肺，逆传心包"之邪热内陷，炼液为痰，痰与热结，阻闭心包，而致之神志不清。

肺俞：在背部，当第 3 胸椎棘突下，旁开 1.5 寸。肺为华盖，阴翳蔽心。若夏月炎暑，暑邪内袭，耗气伤津，气津暴脱，肺干叶焦，心无遮蔽，神明逆乱。而见猝然昏仆，"死不知人"，气粗如喘，冷汗不止，小便短赤，脉虚数而大。肺俞为膀胱经之背俞穴，膀胱主津，刺之能补助肺气，宣肺散热，布津于华盖，肺宣降正常则心得荫蔽，邪热不迫则神明安居于心。

谵语

【症状】

谵语是指以神志不清、胡言乱语为特征的症状。

本证多见于实证，可由热炽阳明，湿热蒙蔽，热入心营，肝胆郁火，痰火上扰，瘀血冲心等因素导致。

【取穴】

谵语可取解溪、复溜、身柱、风府、太渊、液门。

【精解】

解溪：在足背与小腿交界处的横纹中央凹陷处，当姆长伸肌腱与趾长伸肌腱之间。太阳之邪

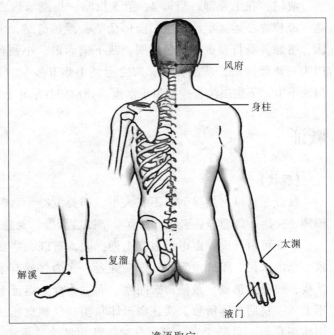

谵语取穴

不解，邪热由表传里，阳明气分热盛，腑气不通，弥漫全身，神明被扰，而见谵言妄语，神志不清，高热面赤，口渴汗出，气粗如喘，小便短赤，舌红苔黄，脉洪大。《类证治裁》曰："伤寒阳明证，……热气熏蒸，口渴谵语，此散漫之热，邪未结聚。"解溪为胃之经穴，刺之能泄阳明经邪热，驱邪外出，使之不扰神明，治疗"胃热谵语"。

复溜：在小腿内侧，太溪直上2寸，跟腱的前方。因精神创伤，情绪刺激，使肝气失于疏泄，郁结不解，肝在志为怒，在病为语，肝郁不畅则"善怒多言"，胸胁胀闷，善太息。肝郁日久可化火伤阴，肝阴血不足则肝郁阳亢愈甚。复溜为肾之经金穴，取之可补肾精，精可化血，补助肝阴，平抑肝阳。而金克木，刺本穴又能制木旺，疏肝解郁，肝得疏泄则上症可尽消。

身柱：在背部，当后正中线上，第3胸椎棘突下凹陷中。身柱为督脉穴位，人之肩所以能负重者，以有身柱也，脊骨为人一身之柱，而此穴近上，犹其用力负重之所，故曰身柱。瘀血扰心之谵语，如《证治汇补》所说："有妇人月水崩漏过多，血气迷心，或产后恶露上冲，而言语错乱。"多因瘀血内结，影响血运，心主血，主神明，瘀结则心神不安，"谵语见鬼"，多发生于女子。督、任、冲三脉，同发于胞中，一源而三歧，故取督脉穴位，可治胞中血证。气为血帅，气行则血行，气滞则血瘀，督主一身之阳气，身柱又在近项之阳位，故刺之可行气活血，逐瘀除滞，瘀滞除，血运通畅，则心中之神明清楚。

风府：在项部，当后发际正中直上1寸，枕外隆凸直下，两侧斜方肌之间凹陷处。风府为督脉穴位，督脉、阳维之会，刺之能行督之阳气，活血化瘀，与上穴同样，治疗瘀血冲心之谵语。

太渊：在腕掌侧横纹桡侧，桡动脉搏动处。太渊为肺经之输、原穴，脉会太渊。痰火扰心，心窍被蒙则狂言，"阴盛则癫，阳盛则狂"。取本穴可培土生金，宣肺化痰，清金安魄，故能治谵语狂言。

液门：在手背部，当第4、第5指间，指蹼缘后方赤白肉际处。湿热外袭，郁而不达，或脾虚不运，湿浊内生，湿郁化热，湿热蕴结，蒙蔽心窍，而致谵语妄言，脘腹胀满，呕恶，身目发黄，其色鲜明，或下痢赤白，小便黄赤，舌红，苔黄腻，脉濡数。液门为三焦经穴位，所溜为荥，取之可使上焦开发，宣散蒙蔽于心窍之湿热；中焦运化，湿浊不生；下焦决渎，导湿出于水道。如此则气机正常，湿热消散，诸症无迹。

厥证

【症状】

厥证是指以突然昏倒，不省人事，四肢厥冷，移时方苏为特征的一种症状。醒后无偏瘫、失语、口歪等后遗症。另有单指四肢厥冷，无神志变化者。

本证可由气虚，血虚，血气上逆，阴虚肝旺，痰浊上蒙，暑邪中人，阳气衰微等所致。总的来说，不外虚实二证。实证者，多为气盛有余，气逆上冲，血随气升，或气逆挟痰，或暑邪郁冒，致使清窍闭塞，而发为厥。虚证者，则由气血不足，清阳不展，血不上承，精明失养所致。实证则形体壮实，气壅息粗，口噤握拳，脉沉实或沉伏。虚证则体虚羸弱，目陷无光，面白息微，汗出肢冷，舌淡，脉微或细数无力。《证治汇补》

曰："厥而口噤牙闭者，实厥也。厥而口张自汗者，虚厥也。"而四肢厥冷者，是由各种原因所致阳气不达肢末所致。

实厥，治宜祛邪醒神开窍；虚厥，治在补养气血以挽厥逆。

【取穴】

厥证可取陶道、行间、太冲、章门、风池等。

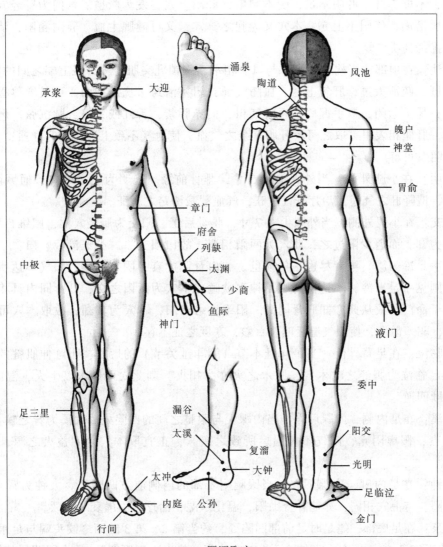

厥证取穴

【精解】

陶道：在背部，当后正中线上，第1胸椎棘突下凹陷中。陶道所治之"凄厥"，发在悲恐之时，悲则气消，恐则气下，宗气下陷，脾气不升，则突然昏仆。气属阳，阳气虚弱，失于温煦，则四肢厥冷。陶道为督脉穴位，足太阳、督脉之会，督为阳脉之海，足太阳为巨阳之脉，本穴会两阳之气，刺之能补助阳气，生发清气，温煦四肢百骸，挽厥回逆。

行间：在足背侧，当第1、第2趾间，趾蹼缘的后方赤白肉际处。肝为刚脏，主升主动，因恼怒伤肝，气机逆乱，血随气升，并走于上，扰乱神明。《素问》曰："大怒则形气绝，而血菀于上，使人薄厥。"行间为肝经荥穴，本经子穴，刺之疏理肝气，泻其有余，气泄则血降，而神志清楚。

太冲：在足背侧，当第1、第2跖骨结合部前下凹陷处。太冲为肝之输、原穴，同上穴一样，刺之能疏肝理气，启蒙开窍。

章门：在侧腹部，当第11肋游离端的下方。谋虑太过，忧郁不决，暗耗肝阴，或肾阴素亏，不能养肝，肝阴不足，阴不制阳，肝阳上亢，发为厥逆。章门为肝经穴位，取之能平肝潜阳，使阳不上亢；本穴又为脾之募穴，又可健脾生血，养阴涵阳，清窍不为虚阳所扰，神明可复。

风池：在项部，当枕骨之下，与风府相平，胸锁乳突肌与斜方肌上端之间的凹陷处。大怒伤肝，疏泄太过，肝气上逆，血随气涌，闭塞清窍，扰乱神明。可见突然昏厥，不省人事，牙关紧闭，双手握固，呼吸气粗，面赤唇紫，舌红或紫暗，脉沉弦。风池为胆经穴位，肝胆相表里，取之可泻肝胆有余之气血，使血气不致上冲，清窍开通，"气厥，耳目不明"可解。

光明：在小腿外侧，当外踝尖上5寸，腓骨前缘。光明为胆之络穴，通厥阴肝经，穴在下，擅降肝之气逆，治疗肝气过旺，气血蒙蔽清窍之厥证。

阳交：在小腿外侧，当外踝尖上7寸，腓骨后缘。阳交为胆经穴位，阳维自下来者，以此穴为郄，而遇少阳过之，此穴为两阳相遇，故曰阳交。《类证治裁》曰："气自下逆上，手足冷为厥。厥者尽也，危候也。此由肾阳虚衰，阴寒内盛，阳气不达所致。不达四末则见手足厥冷，不达清窍则见神昏欲睡。本穴为两阳之交，肝肾同内具相火，而相火源于命门，故从此亦知肝肾同源。阳维维络诸阳，本穴为其郄，故取本穴可温助命门之火，驱寒散邪，使阳气温运四肢百骸，寒厥之证不存。

足临泣：在足背外侧，当足4趾本节（第4趾关节）的后方，小趾伸肌腱的外侧凹陷处。足临泣为胆经之输木穴，胆木之火亦为相火，刺此穴可燃木以生火，温阳散寒，治疗"厥四逆"。

太溪：在足内侧，内踝后方，当内踝尖与跟腱之间的凹陷处。太溪为肾之输、原穴，肾阳虚衰，阳虚阴亢，阳气不能温运所致之寒厥，正宜取本穴以"益火之源，以消阴翳"。

大钟：在足内侧，内踝下方，当跟腱附着部的内侧前方凹陷处。大钟为肾之络穴，通足太阳，与上穴相同，亦能补肾助阳，温化寒湿，治疗肾阳虚衰之寒厥。

涌泉：在足底部，蜷足时足前部凹陷处，约当第2、第3趾跖缝纹头端与足跟连线的前1/3与后2/3交点上。涌泉为肾经井穴，治疗"热中少气厥寒"。暑为阳邪，其性炎热，若暑邪内袭，热郁气逆，闭塞清窍，扰乱神明，可见面色苍白，四肢厥逆，冷汗不止，甚至猝然昏仆，撒手口开，脉虚数大。《素问》曰："气虚身热，得之伤暑。"汗出则津耗，气津两伤，暑热炎上。肾经起于本穴，肾阴为一身阴液之本，取本穴可滋补肾阴，济阴以降火；本穴又具开窍醒神之功，刺之可启闭除厥。

承浆：在面部，当颏唇沟的正中凹陷处。厥之所以发生，以其阴阳失衡，清窍失常之故。血虚之人，心下常凄凄不安，复因悲伤过度，悲则气消，猝然晕厥，神志不清。并见面色无华，唇色苍白，手足不温，脉细弱无力等症。承浆为任脉穴位，手、足阳明交会于此，刺之可补益阴血，引阳明气血上注于头；又通督脉，能引阳以生阴，阴平阳秘，精神乃治。

大迎：在下颌角前方，咬肌附着部前缘，当面动脉搏动处。吐衄崩漏，或产后、外伤失血过多，以致气随血脱，神机不运，而见突然晕厥，面色苍白，口唇无华，目陷无光，舌淡，脉细数无力。大迎为胃经穴位，阳明为多气多血之经，脾胃为生血之源，后天之本，刺之可健脾胃，化生气血，又能引阳明气血上运，润养神明，血沛上注则诸症可复。

足三里：在小腿前外侧，当犊鼻下 3 寸，距胫骨前缘一横指（中指）。足三里为胃经合穴，土经土穴，又是胃之下合穴，为滋补气血化生之源，健运脾胃之大穴。本穴既能补气血，治疗血虚致厥；又能温阳散寒，补助脾胃阳气以驱寒厥；还可运脾胃，化痰浊，治疗痰浊蒙蔽清窍之痰厥。遇厥而取本穴，再配相应经穴，明辨补泻，当无差错。

内庭：足背第 2、第 3 趾间的缝纹端。感受表邪，不解化热，由表传里，里热壅盛，而阳气郁闭，不能达于四末，而见《伤寒论》所述的："厥深者热亦深，厥微者热亦微"之证。其辨证要点为：手足厥冷，腑气上扰则神志不清，而身反恶热，口干舌燥，烦渴引饮，大便秘结，苔黄干燥，脉数有力等。胃经的内庭为胃之荥穴，刺之可泄里热，尤其是阳明经热，并能降泻腑气，使"厥热"之证得解。

府舍：在下腹部，当脐中下 4 寸，冲门外上方 0.7 寸，距前正中线 4 寸。府舍为脾经穴位，足太阴脾、足厥阴肝、阴维之交会穴。夏秋之交，暑湿交蒸，秽浊之气侵入体内，暑湿秽浊郁遏中焦，脾胃升降失常，气乱于中，邪气犯胃而呕吐，水湿下迫而泄泻，暑湿上蒸可晕厥。入门则为舍，舍中所藏为六腑，取本穴可通调腑气，升脾降胃，使脾胃升降有序，暑湿由此而散，"厥逆霍乱"之证可解。

漏谷：在小腿内侧，当内踝尖与阴陵泉的连线上，距内踝尖 6 寸，胫骨内侧缘后方。漏谷为脾经穴位，一说为太阴络，上行交膝之阳明。素体痰湿壅盛，或脾不健运，湿浊内生，郁成痰湿，复因恼怒，气逆痰壅，上蒙清窍，而致突然晕仆，不知人事，喉有痰鸣，鼾声如锯，呕吐涎沫，四肢厥冷，苔白腻，脉弦滑。取本穴可健脾化痰，通络利湿，并可配豁痰开窍穴位，如丰隆、印堂、头维等，其效更佳。

公孙：在足内侧缘，当第 1 跖骨基底部的前下方凹陷处。公孙为脾之络穴，交阳明在足跗者，又为八脉交会穴，通于冲脉。如上穴，能够醒脾化痰，治疗痰浊上蒙之厥证。又通冲脉，而冲为血海，脾胃化生气血，故取此穴可健脾补血养气，治疗血虚气脱之晕厥。

神堂：在背部，当第 5 胸椎棘突下，旁开 3 寸。神堂为膀胱经穴位，横与心俞平，心藏神，故名神堂。神堂主"凄厥脊背急强"，平素气虚乏力，又因悲恐伤气，复感风寒，则宗气下陷，脾气不升，卫气不行，而致突然昏仆，四肢厥逆，脊背强急。取本穴可行太阳经气，疏散风寒而解脊背强急，又能养心宁神，补气温阳，神复而肢温。

胃俞：在背部，当第 12 胸椎棘突下，旁开 1.5 寸。胃俞为胃之背俞穴，治疗"风厥"。忧虑损伤肝之阴血，血虚则生内风，风阳上扰清窍，清窍离乱，而发晕厥。脾胃为后天之本，气血生化之源，故取本穴可补助阴血；木克土，肝阳偏旺则伤脾胃，阴津益虚，本穴又能养土以御肝木，使风阳不致猖獗。

太渊：在腕掌侧横纹桡侧，桡动脉搏动处。肺气失宣，卫气不能流布于表，寒邪经鼻直袭于肺，闭阻阳气于内，阳不得发布于外，郁内扰心，见"寒厥急烦心"之证。太渊为肺经之输、原穴，擅治脏腑之疾，刺之可宣通肺气，开发郁闭之阳，使之布散于四肢百骸。

列缺：在前臂桡侧缘，桡骨茎突上方，腕横纹上 1.5 寸，当肱桡肌与拇长展肌腱之间。列缺为肺之络穴，属阴而通阳，取之不仅可以宣肺除郁，又能引阳经之气，散寒而和阳，治疗寒邪侵袭，阳气郁遏于内所致之寒厥。

鱼际：在手拇指本节（第 1 掌指关节）后凹陷处，约当第 1 掌骨中点桡侧赤白肉际处。鱼际为肺之荥火穴，本穴在寒邪袭肺，阳闭于内，不得外达所致之寒厥时，可宣发肺卫，启闭通阳；而在内热壅盛，损阴伤津，阴伤而见厥热时，又能泻肺火以生津，使厥热得复。

魄户：在背部，当第 3 胸椎棘突下，旁开 3 寸。并经出入者谓之魄。肺虚则魄弱，魄弱则惊惕不安，突遭惊吓，恐则气下，阴阳逆乱，则突然昏仆，神志不清，肢冷息微，良久乃复。本穴平肺俞，为魄出入之门户，取之可补益肺气，定魄安神，魄定则凄厥可复。

委中：在腘横纹中点，当股二头肌腱与半腱肌肌腱的中间。感受热邪，邪热炽盛，郁闭于内，阳气不得外达，见手足厥冷，即所谓"热深厥亦深"，邪伏于脊，见侠脊而痛。委中为膀胱经合土穴，膀胱主司小便，刺之通调水道，使热邪有路可下；膀胱经循膂下脊，腰背委中求，故刺之能疏通经络，除瘀通滞，脊痛可消。

金门：在足外侧部，当外踝前缘直下，骰骨下缘处。金门为膀胱经郄穴，阳维之起始穴，治疗"尸厥暴死"。平素脾胃失运，痰郁中焦，突然大怒，肝气暴涨，痰气交结，上冲蒙蔽清窍，晕厥而死不知人。阳维维络诸阳，本穴为其脉气始发，刺之清降阳气，使冲逆之气下行；急治其标，可配百会，开窍豁痰醒神，使神明渐得恢复。

液门：在手背部，当第 4、第 5 指间，指蹼缘后方赤白肉际处。液门为三焦经穴位，治疗寒厥。寒厥者，阳衰阴盛之证，形寒肢冷，手足不温，倦怠嗜卧。三焦为相火之腑，通行元气，本穴又为火穴，故取之可壮火制寒，通阳抑阴，阳气通畅则厥冷之证不存。

中极：在下腹部，前正中线上，当脐中下 4 寸。中极为任脉穴位，膀胱募穴，足三阴与任脉之会。本穴亦治尸厥，厥之发由下元虚极而致。肾之阳气衰微，不能温养脏腑百骸，清阳不生，气息微弱，厥深如死。灸本穴可温养元阳，培火以图醒神，使患者逐渐苏解，古有灸中极 300 壮复尸厥之说。

复溜：在小腿内侧，太溪直上 2 寸，跟腱的前方。"肾藏精，精舍志"，肾精不足，无以养志，"志伤则喜忘其前言"。而恐伤肾，肾伤则志乱而精失，神明失养而发为厥，故《灵枢》曰："恐惧而不解则伤精，伤则骨酸痿厥，精时自下。"复溜为肾之经金穴，本经母穴，补之可补肾填精，滋神养志，神志得精血所养，渐复如常。

少商、神门：少商在手拇指末节桡侧，距指甲角 0.1 寸。神门在腕部，腕掌侧横纹尺侧端，尺侧腕屈肌腱的桡侧凹陷处。主"五络俱竭，令人身脉皆动，而形无知也"，亦治尸厥。少商为肺之井穴，为肺气所出之处，肺主气，刺之宣发肺气，播散阳气于全身；神门为心之原穴，心主血脉，神藏于心，取之可养血安神，使神安居于心。两穴同用，行气养血，通脉充络，气沛血畅则神志可复。

癫证

【症状】

癫证又称"文痴"，是神志异常的一种表现，其特点为初起神志不乐，渐至神痴而语无伦次。《寿世保元》曰："癫者，喜笑不常，癫倒错乱之谓也。"

本证多以内伤七情，痰气上扰，气血凝滞为主要因素，导致神明失常。

本证类似于精神分裂症的抑郁型，以患者基本个性改变，思维、感情、行为具有非现实性，不易理解和彼此分离，不相协调为特点。

【取穴】

癫证可取通里、偏历、温溜、太乙、滑肉门、解溪等。

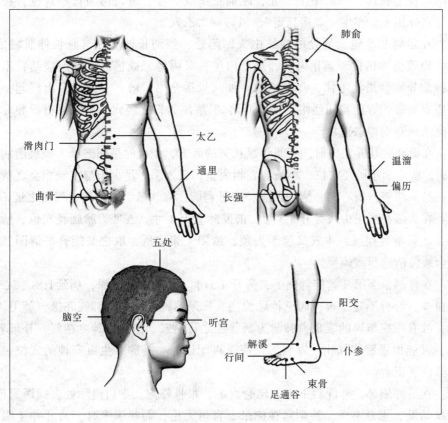

癫证取穴

【精解】

通里：在前臂掌侧，当尺侧腕屈肌腱的桡侧缘，腕横纹上1寸处。心主血，藏神，若思虑太过，心血暗耗，神机失养，心神昏昧，而见沉默寡言，语无伦次，或静而多喜，行为离奇。通里为心经之络穴，取之可滋养心血，补阴和阳，心血充沛则神明得养，神志复原。

偏历：屈肘，在前臂背面桡侧，当阳溪与曲池连线上，腕横纹上3寸处。偏历为大肠之络穴，属大肠而络肺。肺主气，朝百脉，气行则血行，气虚则行血无力，生血不足，久则血亦虚，心神失养则神昏不明，癫疾多言。取本穴可补益肺气，行气以运血，气充则生血有源，而阳明又为多气多血之经，故能运气血以养神明，去昏昧。

温溜：屈肘，在前臂背面桡侧，当阳溪与曲池连线上，腕横纹上 5 寸处。温溜为手阳明大肠经之郄穴，经气深聚之处。阳明为多气多血之经，大肠与胃同为阳明，经脉相接。若思虑太过，心血耗伤，心神失养，神不守舍，遂致发癫。取本穴可行气运血，上济养心，养护神明。

太乙：在上腹部，当脐中上 2 寸，距前正中线 2 寸。太乙为胃经穴位，与下脘、商曲相平。太乙者，为闻声救苦之神，擅于运化天地之神机，胃为腐化水谷之所，枢机不运则水谷不化，本穴近胃，故名太乙。本穴主"癫疾狂走"，是由于素嗜辛辣厚味，胃中积有湿热，复因郁怒不解，气机逆乱，湿热上蒙清窍，神明不用所致。胃以降为顺，取本穴可清热利湿，降胃平逆，导滞下行，热散湿利而本证可解。

滑肉门：在上腹部，当脐中上 1 寸，距前正中线 2 寸。滑肉门为胃经穴位，在太乙下 1 寸，与水分相平。亦主"癫疾狂走"，机理同太乙穴。

解溪：在足背与小腿交界处的横纹中央凹陷处，当踇长伸肌腱与趾长伸肌腱之间。饮食不节，而致伤脾伤胃，运化失常，痰湿内生，又因惊恐或恼怒，气逆痰结，祟乱于上，发为神志异常，语笑不休，食少纳呆。如《景岳全书》曰："癫病多由痰起，凡气有所逆，痰有所滞，皆能壅闭经络，格塞心窍。"解溪为胃之经穴，刺之可行胃导滞，化痰降气，痰消窍开则神志正常。

听宫：在面部，耳屏正中前，下颌骨髁状突的后方，张口时呈凹陷处。癫疾所病，多在心与肝胆。听宫为小肠经穴位，小肠与心相表里，又为手、足少阳与本经相会之所，故本穴通此三经。功能开通心窍，醒神定志，疏肝利胆，降气散结，使痰火气闭之证不存。

五处：在头部，当正中线旁开 1.5 寸，前发际直上 1 寸。五处为膀胱经穴位，膀胱主通利水道，故可清利痰湿；本穴又位于头顶，清阳汇聚之所，取之又能升举清阳，破郁除闭，适合痰蒙清窍而致癫疾。

肺俞：在背部，当第 3 胸椎棘突下，旁开 1.5 寸。精神刺激较深，病延日久，心脾耗伤，痰生血少，心神不守于舍，而见神思恍惚，痴呆迟钝。病久则肺气亦虚，肺卫不宣，腠理不固，故有癫疾憎风的表现。肺俞为膀胱经之背俞穴，主补益肺之精气，补气养血，宣肺疏风，又能加强膀胱气化，以利湿化痰。再配以养心补脾，生血安神的穴位，使患者心志逐渐恢复正常。

仆参：在足外侧部，外踝后下方，昆仑直下，跟骨外侧，赤白肉际处。《医家四要》曰："癫疾始发，志意不乐，甚则精神痴呆，言语无伦，而睡于平时，乃邪并于阴也。"经亦曰：重阴者癫，故癫有阴盛阳衰之候。仆参为膀胱经穴位，又为阳跷之本，两阳相并，取之可鼓动阳气，通经活络，搜除阴寒之气，重阴衰减，阳复其位，则癫疾可愈。

束骨：在足外侧，足小趾本节（第 5 跖趾关节）的后方，赤白肉际处。束骨为膀胱之输木穴，太阳为身之巨阳，刺之扶助阳气上升，扫除阴霾，使神明重见天日。

足通谷：在足外侧，足小趾本节（第 5 跖趾关节）的前方赤白肉际处。足通谷为膀胱经穴位，亦治癫疾。

脑空：在头部，当枕后凸隆的上缘外侧，头正中线旁开 2.25 寸，平脑户。精神抑郁，久不得伸，肝气郁滞不舒，郁结犯脾，脾失运化，痰湿内生，痰气交结，窜扰神明，发为时悲时喜，哭笑无常，少食不眠，不知秽洁，动作离奇，甚至忿不欲生。脑空为胆经穴位，足少阳、阳维之会，刺之可疏利肝胆之气，散结除滞。可配丰隆，以化痰利湿，健中和胃，痰气消散，可愈如常人。

阳交：在小腿外侧，当外踝尖上7寸，腓骨后缘。阳交为胆经穴位，阳维之郄，主"寒厥癫疾"。此症由阳气虚衰，重阴于内，而心火不温，神明昏昧所致。阳维维络诸阳，胆火出于命门，故取本穴可温助命门之火，驱寒散邪，心火得助，神明可复。

行间：在足背侧，当第1、第2趾间，趾蹼缘的后方赤白肉际处。思虑无穷，所求不得，气滞津聚，结而成痰，痰迷心窍，神明愚昧。行间为肝之荥穴，刺之疏导肝之气机，结聚不生，脾不被肝侮，水湿得运。若配水沟、丰隆以豁痰开窍，则疗效更佳。

曲骨：在下腹部，当前正中线上，耻骨联合上缘的中点处。曲骨为任脉穴位，肝与任脉相会之所。任为阴脉之海，神明赖阴血滋养，阴血不充则神明失养；肝为气机之枢，肝受屈抑则气郁不散，侮脾而生湿生痰，痰气蒙蔽清窍则神明失职。故无论阴血虚弱，或痰气郁结所致之发癫，均可取本穴以治之。

长强：在尾骨端下，当尾骨端与肛门连线的中点处。长强为督脉起始穴位，主"癫疾发如狂走者"。癫疾多由情志所伤，气郁痰凝，扰乱神明而发病，气实不泄，可发如狂走。本穴通足少阴、少阳，取之可理气散结，宁神益智；又为督之络，别走任脉，督任主人一身之阴阳，故刺之又能通阴达阳，泻多余之火气，使癫疾不发。

痫证

【症状】

痫证俗称"羊痫风"，是一种发作性神志异常的疾病，其特点为大发作时猝然昏倒，不省人事，手足搐搦，口吐涎沫，两目上视，喉中发出如猪、羊等叫声，醒后疲乏无力，饮食起居一如常人，时发时止，发无定时；小发作则表现为瞬间的神志模糊，可出现目睛直视，一时性失神，或口角牵动，吮嘴等动作。

本证多与先天因素有关，或有家族遗传史，或因母孕受惊、高热、服药不慎，或产程胎儿头部受损，均可导致发病。亦有情志刺激，肝郁不舒，肝、脾、肾等脏气机失调，骤然阳升风动，痰气上涌，闭阻络窍而发病；或脑部外伤，气血瘀阻，脉络不和，亦发痫证。

本证在现代医学中相当于癫痫，分为原发性和继发性两种，是以大脑灰质神经原异常

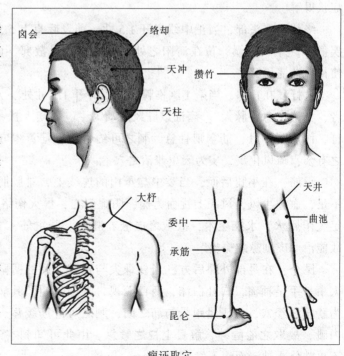

痫证取穴

放电为其病理基础，而脑缺氧、低血糖、脑血管病等对诱发脑部神经元的异常放电有很大关系。原发性的病因不明，继发性的主要有先天性脑畸形、脑部感染、脑肿瘤、脑寄生虫、颅脑外伤、脑动脉硬化、中毒等原因。

【取穴】

痫证可取曲池、攒竹、天柱、委中等。

【精解】

曲池：屈肘成直角，在肘横纹外侧纹头与肱骨外上髁连线中点。痫发日久，耗伤阴血，血虚风动，而致癫痫吐舌，心悸怔忡，面色无华。阳明经多气多血，曲池为大肠之合土穴，本穴为其母穴，以针法补之，可益气养血；本经又接于足阳明胃经，亦能运脾胃以生血，血沛风收，痫乃不发。

攒竹：在面部，当眉头陷中，眶上孔或眶上切迹处。痫证多有宿痰深伏于内，或由内风引动，或由外风勾起，由外风而致者，无情绪之变，感受风邪，由肺系入里，结聚伏痰，上涌而作痫证。本穴为足太阳在眉头穴位，风之袭人，上先受之，太阳主表，故取本穴，疏散风邪于表，使之无入里之机，再以豁痰理脾之穴，如丰隆、中脘之类，渐化宿痰，徐图长久之治。

天柱：在项部大筋（斜方肌）外缘之后入发际0.5寸，约当后发际正中旁开1.3寸处。天柱为膀胱经穴位，与上穴相同，亦能疏风解表，行卫理气，又位于项后筋间，刺之可缓解筋急，使抽搐减轻。

委中：在腘横纹中点，当股二头肌腱与半腱肌肌腱的中间。足太阳经由项后下脊，经腿后至足，委中为膀胱经合土穴，主"癫疾，反折"。若风引痰邪上涌，络窍闭阻，则猝然仆倒，不知人事，手足搐搦，脊背强直反折，口眼牵引。取本穴既可疏风散邪，使痰不上涌，更因本穴能由腘循脊上头项，刺之通经活络，缓解筋急，使脊背、股后强急症状得解。

络却：在头部，当正中线旁开1.5寸，前发际直上5.5寸。络却为膀胱经穴位，主癫疾僵仆。本穴近巅，位在清阳之处，不仅能疏风散邪，而且可以开窍定痫，醒神止痉，使神昏抽搐得解。

大杼：在背部，当第1胸椎棘突下，旁开1.5寸处。大杼为膀胱经穴位，主"筋癫疾者，身倦挛急，脉大"。痫证以肝风内动为主，引痰上扰，筋挛拘急，脉弦而大。骨会大杼，而筋附于骨，筋挛则骨急，刺之可约骨而理筋；本穴又通手足少阳，还可以泄肝胆之有余，疏风化痰，实为表里兼治之穴。

承筋：在小腿后面，当委中与承山的连线上，腓肠肌肌腹中央，委中下5寸。肝血不足，血虚生风，风痰上扰而为痫，阴虚阳亢，虚火伤络可致鼻衄。承筋为膀胱经穴位，足太阳属水，水能生木，故取之能滋养肝血。肝主筋，本穴名承筋，可知其与肝有关，故能治"虚则鼻衄癫疾"。

昆仑：在足部外踝后方，当外踝尖与跟腱之间的凹陷处。痫证发作猝然昏倒，不省人事，手足抽搐，口吐白沫，两目上视，喉中鸣叫，其病因由风痰上扰清窍所致。昆仑为膀胱之经穴，位于足跟骨与筋之间，刺之可舒筋缓痉，太阳经行于高巅之上，起于目内眦，故取之能醒神，解目上视之紧急。由此可知刺本穴可使昏仆之人如昆仑之沉稳，不再跌仆，神清而痫不发。

天井：在臂外侧，屈肘时，当肘尖直上 1 寸凹陷处。出生时产伤或颅脑外伤，或情志抑郁不畅，气滞血瘀，瘀血内生。若瘀阻于上，脑络闭阻，虚风遂生，与瘀血蒙蔽清窍，则发为痫。天井为三焦之合土穴，三焦主通行元气，为气机变化之官。气为血之帅，气行则血行，气滞则血瘀，反之，血瘀亦能导致气滞。瘀血所致痫证多为实证，"实者泻其子"，取天井通调经络，行气活血，气血通畅则瘀血渐除，抽搐头痛之症可解。

天冲：在头部，当耳根后缘直上入发际 2 寸，率谷后 0.5 寸。天冲为胆经穴位，足少阳、太阳之会。若情志抑郁，肝失疏泄，肝气郁滞，横逆犯脾，而致脾虚生痰。若偶遇恼怒，痰随火升，上扰于胸，心神被蒙，而发为痫证。取本穴可疏肝理气，气畅则痰结可散，本穴又位于头上，刺之可开清阳，开窍启闭。

囟会：在头部，当前发际正中直上 2 寸（百会前 3 寸）。囟会为督脉穴位，主"癫疾呕沫，暂起僵仆"。《济生方》曰："大人曰癫，小儿曰痫，其实一疾。"本证口吐白沫，亦指痫证。督脉至本穴经气通于脑，痫病之根深植于脑，多为风痰蒙蔽清窍之证。督为阳脉之海，头为诸阳之会，故取本穴可开窍醒神，化痰通阳，为治痫证之要穴。

狂证

【症状】

狂证是指神志失常，狂乱不安，妄作妄动，骂詈歌笑，喧扰不宁而言。俗称"武痴"、"发疯"。《灵枢》曰："狂始发，少卧不饥，自高贤也，自辨智也，自尊贵也，善骂詈，日夜不休。"

狂证与癫虽同为神志失常之证，但在病因、病机及治疗方面有所不同，故不应以一病而概之。

本证可由痰火上扰，阳明热盛，肝胆郁火，瘀血内阻等原因所致。

【取穴】

狂证可取太渊、温溜、太乙、滑肉门、天枢、上巨虚等。

【精解】

太渊：在腕掌侧横纹桡侧，桡动脉搏动处。脉会太渊，血之有恙寸口脉必乱。瘀血阻于心则神明闭阻，胸中憋闷，狂言不止。取太渊穴可调脉之会，使血循常道，营周不休，则瘀滞逐渐得以消散，心神受血供养，神志清醒，语言正常。

温溜：屈肘，在前臂背面桡侧，当阳溪与曲池连线上，腕横纹上 5 寸处。邪热内传于阳明，热结不解，躁狂始作。见面赤而热，妄见妄言，登高而歌，弃衣而走，逾垣上屋，毁物伤人。温溜为大肠经郄穴，阳明经气深聚之隙，刺之可破泻阳明邪热，合《内经》治狂取手阳明之意。

太乙：在上腹部，当脐中上 2 寸，距前正中线 2 寸。太乙平胃之下缘，胃为阳明之腑，主治"狂癫疾"。《素问》曰："阳明之厥，则癫疾欲走呼，腹满不得卧，面赤而热。"取本穴泻太乙火之神，则阳明火热难继，胃腑热泄，神志得以恢复。

滑肉门：在上腹部，当脐中上 1 寸，距前正中线 2 寸。滑肉门紧接太乙，亦主"狂癫疾"，刺之亦能引阳明之火下行，使之不致上扰神明，致逆乱之症。

天枢：在腹中部，平脐中，距脐中 2 寸。天枢主"热甚狂言"，亦为阳明火炽中焦，

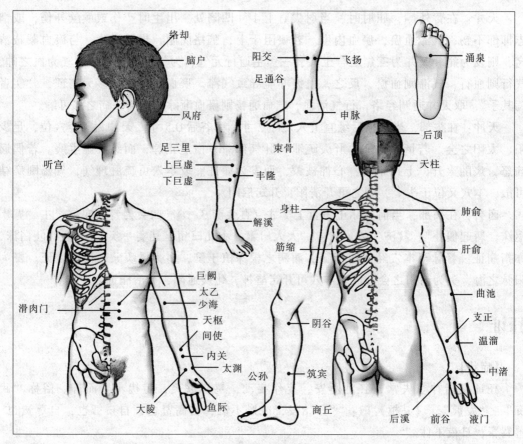

狂证取穴

不降反逆，骚扰神明而致。刺本穴可泻中焦之火，本穴又为大肠之募，而大肠为"传导之官"，取之又有引火下至大肠，传导而出之意。

上巨虚：在小腿前外侧，当犊鼻下6寸，距胫骨前缘一横指（中指）。《素问》曰："阳盛则使人妄言骂詈，不避亲疏，而不欲食，不欲食，故妄走也。"上巨虚主"狂，妄走善欠"。本穴为大肠之下合穴，与上穴异曲而同工。

下巨虚：在小腿前外侧，当犊鼻下9寸，距胫骨前缘一横指（中指）。主"暴惊，狂言非常"。惊则气上，心神受扰，神不内守，言语无伦。胃主和降，本穴又下合小肠，取之可降上逆之气，通腑降浊，使气机运转正常，心神渐得安定。

丰隆：在小腿前外侧，当外踝尖上8寸，条口外一横指，距胫骨前缘二横指（中指）。心胃火盛，灼津为痰，痰火搏结，上蒙心窍，而见猝然神志失常，毁物殴人，亲疏不分。丰隆为胃之络穴，痰病要穴，一切痰邪作祟之症皆可取而治之。刺本穴可清泻胃火，行气化痰，火泻痰散则神志可清。

解溪：在足背与小腿交界处的横纹中央凹陷处，当姆长伸肌腱与趾长伸肌腱之间。主"狂易，见鬼与火"，阳明热盛，火扰心神，狂而如有所见，热极则如见火。解溪为足阳明之火穴，泻之引阳明之火下行，遇阴而熄，火不得复盛于上，心清神静，躁扰不生，虚幻之象匿迹。

公孙：在足内侧缘，当第1跖骨基底部的前下方凹陷处。脾络公孙，通于冲脉，湿由脾生，痰从湿化，故本穴主痰浊上蒙之狂证。冲为血海，血主濡之，血涩则渐成血瘀，血运不畅，而心神失养，狂乱乃发。取此穴直责血海，通瘀除滞，使血周布全身，行濡养之能。

商丘：在足内踝前下方凹陷中，当舟骨结节与内踝尖连线的中点处。商在五音属金，丘为隆起之地，本穴为脾之经金，本经子穴。脾为生痰之源，痰郁而化火。若突遇巨变，情志受伤，气乱而上，痰火与气相结，冲决于上，填塞心窍，遮蔽神明，狂而迥异于常。实泻其子，取商丘以健脾化痰，降火下气，塞闭得开，使神明摆脱痰火所扰。

少海：屈肘成直角，当肘横纹内侧端与肱骨内上髁连线的中点处。心主神明，少海为心之合穴。无论痰火上扰，或阳明热盛，肝胆郁火，瘀血内阻所致之狂证，皆为心神受伤，蒙蔽于内，或失其养护，而神志失常。所入为合，本穴通于心，取之可养血清心宁神，攘邪于外，再以治本之法，图久安之计。

前谷：在手掌尺侧，微握拳，当小指本节（第5指掌关节）前的掌指横纹头赤白肉际处。《素问》曰："阳明常动，巨阳少阳不动，不动而动大疾，此其候也。"由此可知，狂证多由阳明为病，巨阳少阳不常动，巨阳者太阳也，蕴热火焚于上，灼烁心神，狂躁难解。前谷为小肠经之荥水穴，取之以水制火，灭其凶焰，拯救心神。

后溪：在手掌尺侧，微握拳，当小指本节（第5指掌关节）后的远侧掌横纹头赤白肉际处。后溪通于督脉，督脉为阳经之海，"重阳者狂"，泻之能减有余之阳。本穴又为小肠输木，泻之则清火之源，火无木则焰无继，心神无火燔则清宁。

支正：在前臂背面尺侧，当阳谷与小海的连线上，腕背横纹上5寸。支正为小肠经之络穴，别走少阴。刺之通过心经，导心火入小肠，以清利内困心神之火，使神闲气定。

听宫：在面部，耳屏正中前，下颌骨髁状突的后方，张口时呈凹陷处。为手太阳、少阳、足少阳相会之所，正位耳前。刺之泻三阳经之火，治疗火扰神明之狂证。尤宜于火炽上冲，妄闻异声之症。

络却：在头部，当正中线旁开1.5寸，前发际直上5.5寸。《医家四要》曰："狂疾始发，多怒不卧，甚则凶狂欲杀，且直骂詈，不识亲疏，乃邪并于阳也。"络却为膀胱经穴，近督脉与肝经会于巅之所，有"强阳"之称，对于阳亢火旺，扰乱神明，闭阻清窍所致之狂证，可泻络却而散其阳邪，火热散则神定。

天柱：在项部大筋（斜方肌）外缘之后入发际0.5寸，约当后发际正中旁开1.3寸。太阳为身之巨阳，阳中之阳，邪壅则易致阳亢，重阳而发狂证。天柱位于头后筋旁，刺之可清热散邪，平衡阴阳，阴平阳秘，精神乃治。

肺俞：在背部，当第3胸椎棘突下，旁开1.5寸。五志之中，肺主藏魄，肺和则魄安。热邪壅于阳脉，火盛而入于内府，肺为娇脏，易为热所困，肺热而叶焦，魄无处而寄居，流散于外，见"狂走，欲自杀，目反妄见"。本穴在太阳而通太阴，取之可从阳引阴，清热泻火，存阴生津。津液生则华盖渐长，阴津输布，魄安居而神宁。

肝俞：在背部，当第9胸椎棘突下，旁开1.5寸。肝藏血，魂舍于肝。因情志所伤，肝胆气滞，气郁化火，魂不守舍，而致狂躁易怒，言语失常，或咏或歌，惊悸不安。取肝俞以疏肝理气，泻火解郁，使肝血无火灼之忧，魂无外避之患。

飞扬：在小腿后面，外踝后，昆仑直上7寸，承山穴外下方1寸处。飞扬为膀胱经络穴，通于肾。狂为阳亢所致，火扰心神，身之见证亦为火热之象。肾为元阴之府，刺本穴引元阴之水以制阳，火得水济则煦而不燃，暖而不热，神明清净，狂证乃止。

申脉：在足外侧部，外踝直下方凹陷中。阳跷脉起于申脉，阳跷主跷动之阳，狂则阳盛而躁动，阴缓而阳急。取本穴泻跷动有余之阳，和躁缓急，可配阴跷之照海，以平衡阴阳跷脉，动静有常，则精神平和。

束骨：在足外侧，足小趾本节（第5跖趾关节）的后方，赤白肉际处。束骨主"狂，善行"，《素问》曰："四肢者诸阳之本也，阳盛则四肢实，实则欲登高也。"束骨为本经子穴，刺之可泻有余之阳，平壅盛之患，并能约束足部诸骨，使之不致善行不由自主。

足通谷：在足外侧，足小趾本节（第5跖趾关节）的前方赤白肉际处。谷者，水蓄溢流之处，本穴名通谷者，言其在下通于阴水之地。狂由阳盛而发作于外，其证皆为有余之象，故取本穴可引阴水上济，以阴和阳；又能泻火于下，引火入水，火遇水而熄。

涌泉：在足底部，蜷足时足前部凹陷处，约当第2、第3趾跖缝纹头端与足跟连线的前1/3与后2/3交点上。人身唯此穴起于足底，承接地之精气，地者，阴之本。涌泉为肾之井穴，肾藏先天之精，肾阴为元阴，阴中之阴，故肾阴亦赖地之阴滋养。"狂欲杀人"，"狂如新发"，皆为阴不制阳，阳独盛于外，阴阳阻隔而致。故取本穴可启阴水之源，汩汩上济，制约躁动之阳，使阳气内敛。所以，凡阳盛或热极，扰动神明而致神志失常，或神昏，不省人事等症，皆可刺本穴而治之。

筑宾：在小腿内侧，当太溪与阴谷的连线上，太溪上5寸，腓肠肌肌腹的内下方。筑宾为肾经穴位，阴维之郄。维者，维内以防出也，有墙之象，有筑之意，而阴维始于此，故名。取本穴可引导诸阴经之水，平定亢盛之阳气，使之不能鼓噪而发狂证。

阴谷：在腘窝内侧，屈膝时，当半腱肌肌腱与半膜肌肌腱之间。阴谷为肾之合水穴，水脏水穴，阴聚之谷，故名阴谷。取之可助元阴之水，上注以制躁扰之阳，阳遇阴而化，煊赫不再，狂证可止。

间使：在前臂掌侧，当曲泽与大陵的连线上，腕横纹上3寸，掌长肌腱与桡侧腕屈肌腱之间。间使为心包经之经金穴，心主神明，心包络护卫于心，邪犯于心则心包先受之，故狂证见神志失常，为心包气弱，邪热外入，心神受扰所致。取本穴可固护心包，清心安神，拒邪热于外。

内关：在前臂掌侧，当曲泽与大陵的连线上，腕横纹上2寸，掌长肌腱与桡侧腕屈肌腱之间。内关为心包之络穴，具有宁心安神、启闭定智、散热利气的作用。又通于阴维脉，刺之能疏导阴水，上济制阳，治疗邪热扰乱心神之"失智"。

大陵：在腕掌横纹的中点处，当掌长肌腱与桡侧腕屈肌腱之间。心为君主之官，藏神明，心包为心的外围，包络心外，故神亦藏心包之中。若神明被火所扰，或被痰浊所蒙，则神不守舍，或蒙昧不清。大陵为心包之输、原穴，取之可通心包络，清火化痰，安神定智。

液门：在手背部，当第4、第5指间，指蹼缘后方赤白肉际处。心居上焦，喜清净而恶躁扰。若上焦之气不宣，气郁化火，火焚心窍，扰动心神，神迷意乱，发为狂疾。液门为三焦荥穴，五行属水，刺之疏郁通滞，宣上焦之气，而水又制火，故心能复归平静。

中渚：在手背部，当环指本节（掌指关节）的后方，第4、第5掌骨间凹陷处。与上穴相同，取中渚亦可宣发上焦之气，清火而使之不扰于心。所不同的是刺液门取其以水克火之意，而取中渚则为"釜底抽薪"，使火渐熄。可中渚透液门，逆经而泻之，其效尤佳。

阳交：在小腿外侧，当外踝尖上 7 寸，腓骨后缘。阳交为胆经穴位，又为阳维之郄，两阳之交。狂证以肝胆郁滞，气机不畅，郁火上扰心神者多见，而阳维维络诸阳，故刺之泻火而疏利肝胆，肝胆气畅，则狂证可解。

巨阙：在上腹部，前正中线上，当脐中上 6 寸。巨阙为心之募穴，穴在胸下两胁之间，募多用以泻实，故若痰迷心窍，神昏发狂，妄言，善骂詈者，可刺本穴，开祛邪利气之门，豁痰清心，醒神定智，则神志可复。

筋缩：在背部，当后正中线上，第 9 胸椎棘突下凹陷中。主"狂走癫疾"。肝主筋，热郁于筋则妄走，"热盛于身，故弃衣欲走也"。筋缩为督脉穴位，位置平肝，刺之可泻督脉之热，而尤擅泻肝火，散郁于筋中之邪热，使筋维系骨肉，弛张有节。

身柱：在背部，当后正中线上，第 3 胸椎棘突下凹陷中。身柱为督脉穴位，犹人身之柱石。督脉主一身之阳，阳盛火扰神明，重阳则狂，阳热盛于内外，则身热狂走。取本穴可泄其有余，清热泻火，使阴阳逐渐达到平衡状态。

后顶：在头部，当后发际正中直上 5.5 寸（脑户上 3 寸）。督脉之阳气至此穴将至最盛，督脉通于脑，头者精明之府，若督脉热盛，扰于神明所致之狂证，刺此穴可散邪热于未盛之时。

风府：在项部，当后发际正中直上 1 寸，枕外隆凸直下，两侧斜方肌之间凹陷处。主"狂易，多言不休及狂走欲自杀"。邪热实于口舌则多言不休，充斥阳明则狂走不疲，热伤心神则欲自杀。风府正位于口舌之后，刺之泄口舌间邪热，为督脉穴位，泻之散全身有余之阳气，使心神安居于内。

脑户：在头部，后发际正中直上 2.5 寸，风府上 1.5 寸，枕外隆凸的上缘凹陷处。脑户位于风府之上，通于脑，治疗阳盛之狂证。

鱼际：在手拇指本节（第 1 掌指关节）后凹陷处，约当第 1 掌骨中点桡侧，赤白肉际处。鱼际为肺之荥穴，五行属火，心肺同居上焦，其气相通，而心属火，故刺本穴可泻扰心之火，使神明稳居华盖之下，无狂乱之变。

足三里：在小腿前外侧，当犊鼻下 3 寸，距胫骨前缘一横指（中指）。阳明经有热，不得泄，郁而化火，上冲扰于心神，而致狂证。《素问》曰："阳明之厥，则癫疾欲走呼，腹满不得卧，面赤而热，妄言而妄见。"足三里为足阳明之合穴，可通降胃气，清泄阳明邪热，使火由下而泻。

曲池：屈肘成直角，在肘横纹外侧纹头与肱骨外上髁连线中点。曲池为手阳明之合穴，亦清阳明邪热，通降肠腑，引火下行，治疗身热惊狂。

善恐

【症状】

善恐是指未遇恐惧之事而产生恐惧之感，终日神志不安，如人将捕的症状而言。

本证可由肾精不足，气血虚弱，肝胆不足等原因导致。总之，以虚证居多，乃精血不足之症，非阳气有余之候，恰与善怒相反。《素问》曰："血有余则怒，不足则恐。"

【取穴】

善恐可取足三里、大钟、阳陵泉、太冲。

【精解】

足三里：在小腿前外侧，当犊鼻下3寸，距胫骨前缘一横指（中指）。《素问》曰："血气内却，令人善恐。"气血不足，神失血气滋养则善恐，而多恐又易伤神，《灵枢》曰："神伤则恐惧自失。"见惶恐终日，身倦乏力，自汗气短，面色无华等症。脾胃为后天之本，气血生化之源，而足三里为胃经合穴，土经土穴，为健运脾胃之大穴，取本穴可健运脾胃，补助气血，气血充沛则神有所养，无惶恐之变。

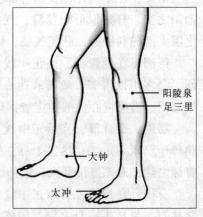

善恐取穴

大钟：在足内侧，内踝下方，当跟腱附着部的内侧前方凹陷处。肾在志为恐，若因久病失精，房劳过耗，精气内亏，则表现善恐，兼见腰酸腿软，精神萎靡，虚烦盗汗，潮热遗精等症。《灵枢》曰："肾足少阴之脉，……气不足则善恐。"大钟为肾之络穴，取之可滋补肾精，强健腰膝，先天之精固摄，则恐惧不生。

阳陵泉：在小腿外侧，当腓骨小头前下方凹陷处。《素问》曰："胆者，中正之官，决断出焉。"胆气不足则善恐，惕惕然如人将捕之，故《素问》又云："勇者气行则已，怯者则着而为病也。"阳陵泉为胆之合穴，取本穴可疏泄胆气，使郁滞得畅，而胆气渐生，此长彼消，恐怯渐减。

太冲：在足背侧，当第1、第2跖骨结合部前下凹陷处。肝藏血，血舍魂，"随神而往来者谓之魂"，若素体虚弱，精不化气，肝血不足，血不舍魂，则"意恐惧"。《诸病源候论》曰："肝虚则恐，……心肝虚而受风邪，胆气又弱，而为风所乘，恐如人捕之。"由此可见，肝血虚亦容易导致外风侵袭，善恐益甚。太冲为肝之输、原穴，取之可补助肝血，藏血养魂，血旺魂定则恐惧无由。

善忘

【症状】

善忘是指记忆力衰退的表现，对往事容易忘记，甚者言谈不知首尾，事过转瞬即忘。本症与智力低下所致之易忘不同，后者是生性迟钝，天资不足，不仅易忘，且思维能力亦低下。至于年老体衰而健忘，则多为生理现象。

本证多由肾精亏虚，心肾不交，心脾两虚，痰浊扰心，或瘀血攻心等原因所致。

【取穴】

善忘可取天府、列缺、涌泉。

【精解】

天府：在臂内侧面，肱二头肌桡侧缘，腋前纹头下3寸处。主"多睡恍惚，善忘"。肺主气，在志为悲，大悲伤气，故过度悲伤则昏昏欲睡，精神恍惚。肺属金，肾属水，金生水，久悲之人肾精亦不足，疲惫善忘。天府为肺经离胸入臂之第一穴，

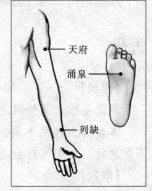

善忘取穴

取之可补肺益气，宣散昏昧，又能补金以生水，肾精充足则强记不忘。

列缺：在前臂桡侧缘，桡骨茎突上方，腕横纹上 1.5 寸，当肱桡肌与拇长展肌腱之间。列缺为肺之络穴，主"汗出善忘"，取之可行气活血，化瘀除滞；又通于手阳明大肠经，可行阳明之气，攻逐蓄血，蓄血消除，不致上攻心神，则无健忘之患。

涌泉：在足底部，蜷足时足前部凹陷处，约当第 2、第 3 趾趾缝纹头端与足跟连线的前 1/3 与后 2/3 交点上。肾主藏精，主骨生髓，脑为髓海，而脑为记忆所存之处，在《类证治裁》中就有论述："而脑为元神之府，精髓之海，实记性所凭也。"若肾精不足，髓海空虚，则忽忽善忘，精神呆滞，齿摇发脱，须发早白。涌泉为肾之井穴，肾气发源之地，取之可补肾填精，充髓生骨，髓海有余，则轻劲多力，自过其度，过目不忘。

多梦

【症状】

多梦是指睡眠中出现梦幻纷纭的症状，且多可惊可怖之事，醒来则头昏神疲，久而体衰，影响学习、工作。而正常人偶或得梦，醒来无不适者，为大脑活跃的表现。

本证可由心脾两虚，心肾不交，痰火内扰等因素导致。

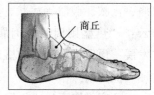

多梦取穴

【取穴】

多梦可取商丘。

【精解】

商丘：在足内踝前下方凹陷中，当舟骨结节与内踝尖连线的中点处。脾胃为后天之本，气血化生之源，脾胃健运，气充血沛，则神得气血濡养，而睡梦正常，日有所思，夜有所梦。若脾失健运，生化无源，而致气血亏虚，心神失倚，则睡而不实，合目即梦，时梦时醒，噩梦连连，并有面色无华，身倦乏力，纳呆便溏等症。取商丘健运脾胃，化生气血，滋养心神，逐渐可恢复正常睡眠。

小便不利

【症状】

小便不利是指小便量少而排出困难的一种症状。又称"泾溲不利"或"关门不利"等。

本证可由肺气失宣，脾阳不振，肾阳虚衰，湿热内阻等原因引起。

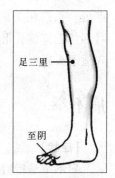

小便不利取穴

【取穴】

小便不利可取足三里、至阴。

【精解】

足三里：在小腿前外侧，当犊鼻下 3 寸，距胫骨前缘一横指（中指）。脾主运化水湿，脾气转输，四肢百骸得津液濡养而无水湿潴留。若寒湿入侵或劳倦内伤，中阳受损，运化无权，水湿不行则小便短少。

足三里为土经土穴，胃之下合穴，取之可温补中阳，扶助运化，降浊利湿，通利小便而下流膀胱。本穴宜灸。

至阴：在足小趾末节外侧，距趾甲角 0.1 寸。"膀胱者，州都之官，气化则能出焉。"而肾主水，水液需靠肾阳的温化作用才能输布全身，而将其代谢产物由膀胱排出体外。若肾阳虚衰，命火不足，气化不行，则膀胱气化不行而小便不利，常兼形寒肢冷等症。至阴为膀胱之井穴，足太阳至此接于肾经，本穴又为本经母穴，"虚者补其母"，故取此穴可补肾助阳，温化寒水，又可助膀胱气化功能，而利小便。

痈疽

【症状】

痈疽是指各种致病因素侵袭人体后引起的体表化脓性疾患。

痈疽可由外感、内伤诸多致病因素引起，导致局部气血凝滞，营卫不和，经络阻塞，发生红肿、疼痛、化脓、破溃等症状，其中以火热所致者居多。经云："热盛则肉腐，肉腐则为脓。"故痈疽的发生、发展、预后皆与气血的盛衰有密切的关系。

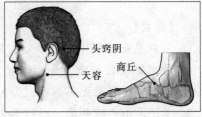

痈疽取穴

【取穴】

痈疽可取商丘、天容、头窍阴。

【精解】

商丘：在足内踝前下方凹陷中，当舟骨结节与内踝尖连线的中点处。《素问》曰："营气不从，逆于肉理，乃生痈肿。"营气由脾胃化生而来。痈疽的起发、成脓、破溃、收口，皆靠气血的供养，气血充足，痈疽易脓、易溃、易敛；反之，则痈疽难脓、难溃、难敛。所以气血为痈疽之本，而气血由脾胃运化而生，故脾胃亦为痈疽之本，而疡医皆注重养胃之法。商丘为脾之经穴，取之可健脾助运，气化水谷精微为气血，托毒外出，缩短痈疽的病程。

天容：在颈外侧部，当下颌角的后方，胸锁乳突肌的前缘凹陷中。天容为小肠经穴位，位于颈侧阳盛之所，为治疗咽喉肿痛之要穴。刺之可疏散局部脉络，散瘀除滞。又能清泻小肠经之火，使邪热不聚于颈部，则"头项瘫肿不能言"可解，本穴适于颈痈证。

头窍阴：在头部，当耳后乳突的后上方，天冲与完骨的弧形连线的中 1/3 与下 1/3 交点处。头窍阴为胆经穴位，足太阳、手少阳、足少阳之交会穴。本穴擅清少阳之火热，对因情志抑郁，肝胆气郁，郁滞化火，上冲少阳之脉所致之痈疽，可取本穴而泻之，本穴适于头痈疽证。

肩不举

【症状】

肩不举是指肩关节功能障碍，上肢不能抬举的症状。

肩不举与肩痛在临床上往往并见，常见有肩痹肩不举，特点是肩痛较重，不敢抬臂而导致肩不举，多为肩关节周围炎之初期，粘连尚不严重；肩凝肩不举，多由前者发展而来，病程较长，肩痛较前者稍轻，但肩关节活动严重障碍，生活起居受到限制，为肩关节周围炎之后期，粘连较重。此两型中医统称五十肩、肩凝或肩痹，由风寒湿邪侵袭而来，多发于中老年妇女。还有胸痹肩不举，患者素有胸痹证，胸痛彻背连肩，手指亦肿胀疼痛，往往呈蜡黄色，为冠心病之心绞痛，是瘀血阻碍胸阳而致，常见于老年人以及因外伤导致肩不举。

【取穴】

肩不举可取合谷、阳谷、曲池、臂臑、肩井、渊腋、章门、居髎。

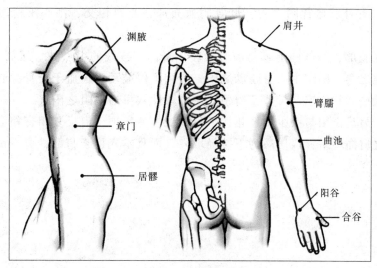

肩不举取穴

【精解】

合谷：在手背，第1、第2掌骨间，当第2掌骨桡侧的中点处。合谷为大肠经原穴，阳明为多气多血之经，原穴为经气汇集之处，故合谷为气血汇聚之大穴。手阳明经行过肩，肩受风寒湿之邪侵袭，留滞为患，阻滞气血，经络不通，则肩凝不举，取合谷以通经活络，气血畅行则寒湿之邪不得滞留，通则不痛，不痛则肩可举。

阳谷：在手腕尺侧，当尺骨茎突与三角骨之间的凹陷处。阳谷为小肠之经火穴，小肠经曲折行于肩上，位于肩上之穴位最多，阳谷为太阳经气之谷，取之可疏通肩胛部经气，气行则血行，寒湿之邪得除。

曲池：屈肘成直角，在肘横纹外侧纹头与肱骨外上髁连线中点处。曲池为大肠之合土穴，以手拱胸取之。曲池为大肠经之母穴，若大肠经气不足，气血运行则不畅，寒湿之邪易于留滞；肺与大肠相表里，肺气亦虚，不能固表，毛孔开张，风邪乘虚而入。虚者补其母，故取本穴可补大肠经气，行气活血，并能固表，起到疏风散寒，行气止痛的作用。

臂臑：在臂外侧，三角肌止点处，当曲池与肩髃连线上，曲池上7寸处。臂臑为大肠经穴位，手阳明、足太阳、阳维与本经相会之地。取本穴可调整诸经之经气，行气以驱邪，又为局部取穴，疏通肩部经络，活血化瘀。

肩井：在肩上，前直乳中，当大椎与肩峰端连线的中点上。肩井为胆经穴位，又是手少阳、足少阳、足阳明、阳维之会，连入五脏。肩井非言穴深似井，而指穴下为脏腔，肺尖所在，故刺宜浅，否则易致气胸。此穴位于肩，故可疏通局部气血，驱寒除湿；又通三焦、胃、阳维诸阳经，亦能振奋胸阳，开胸除痹，活血化瘀，治疗胸痹之肩不举。

渊腋：在侧胸部，举臂，当腋中线上，腋下3寸，第4肋间隙中。为胆经穴位，举臂取之。本穴位于腋下，因风寒湿之邪侵袭而发生的肩不举，腋下拘急作痛，欲举而不起，取本穴疏通局部气血，起到缓解拘急，松解粘连的作用。

章门：在侧腹部，当第11肋游离端的下方。章门为肝经穴位，脾之募穴，足少阴、厥阴之会，脏会章门。胸痹、胸阳不振为心之病，心病可取脏会。本穴又为脾之募，临床上多见心病及脾，而致心脾两虚，而脾经气注心中，故补脾心亦得补。本穴又气通肝肾，有补肝血肾阴之功，肝肾阴血充沛，心肾相交，则心阳稳居心中，行其温煦之用。

居髎：在髋部，当髂前上棘与股骨大转子最凸点连线的中点处。居髎为胆经穴位，足少阳、阳跷之会。阳跷主一身跷动之阳，心阳不停鼓动以运血于全身，心阳不振而致心痹，气滞血瘀，心痛连背带臂，肩不能举，取此穴可通痹阻之阳气，气行则血行，痛止则肩能举。另足少阳与手少阳经相接于目外眦，并于项、肩反复相交相会，手少阳经气痹阻不通之肩痛不举，取居髎为下接经取穴。而且本穴位于胯部，肩不举取之又含对称取穴之意。

手臂不仁

【症状】

手臂不仁是指上肢肌肤知觉消失，不知痛痒。

本证可由风寒入络，气血失荣，气滞血瘀，风痰阻络及湿热郁阻所致。其中实证多为邪阻经脉，络脉壅塞，气血不达肢末；虚证多为络脉失荣，气血不和，卫气失温。

【取穴】

手臂不仁可取少商、大陵、天井。

【精解】

少商：在手拇指末节桡侧，距指甲角0.1寸。少商为肺之井穴。肺气不足，则卫外不固，腠理疏松，风寒侵袭，造成络脉失养，气血不和，取此穴可通行肺经，鼓动卫气，使之温分肉，肥腠理，则风寒得除，气行血畅，麻木无踪。

大陵：在腕掌横纹的中点处，当掌长肌腱与桡侧腕屈肌腱之间。大陵为心包之输、原穴，属土，为心包原气输注之所，心包与三焦相表里，三焦经湿热可传及心包，循经下行至臂，导致络脉壅塞，气血不达肢末而发麻木。心包五行属火，心包经气实，"实者泻其子"，刺其输土穴大陵，清泻经脉瘀阻，使气血达于四末。

天井：在臂外侧，屈肘时，当肘尖直上1寸凹陷处。天井为三焦之合土穴，三焦经气所入之处。三焦为水道，水气流行易被土壅而导致气血瘀滞，三焦五行属

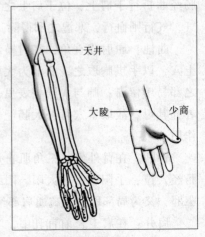

天井

大陵　　少商

手臂不仁取穴

火，"实者泻其子"，取天井清火导滞，同时又为局部取穴，起到活血化瘀，通经活络的作用。

肩胛间痛

【症状】

肩胛间痛是指肩胛内侧肌肉筋骨发生的疼痛。

本证多由风寒或风湿侵袭所致，《素问》云："卧而风吹之，血凝于肤者为痹。"常因夜卧不慎，汗出当风，久卧湿地，或大汗后浸渍冷水而得；另有闪挫扭伤而致肩胛间痛，则发生于闪扭之后，多为气滞血瘀所致。

【取穴】

肩胛间痛可取魄户、譩譆。

【精解】

魄户：在背部，当第3胸椎棘突下，旁开3寸。风邪之中人，先入太阳之脉，尤体虚之人，肌肤卫阳不固，常自汗出，易感受风寒之邪，留于肌肤，经络气血为之凝涩

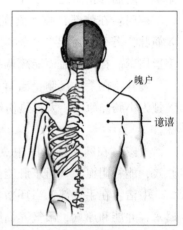

肩胛间痛取穴

不通，发为痹痛。魄户为膀胱经穴位，当肩胛之间，可行太阳经气，以逐散壅滞于肩胛间脉络中的风寒之邪；穴又平肺俞，肺藏魄，本穴为魄之门户，肺气宣发卫气于皮毛，司汗孔之开合，故又能固表散邪。驱邪与扶正同施，本穴确为治此证之良穴。

譩譆：在背部，当第6胸椎棘突下，旁开3寸。譩譆近血会而居心下，心主血，故本穴擅理气行血。又为膀胱经穴位，行太阳之气以解表，感受风寒、风湿之邪，困于皮表，凝于肌肉，黏于筋骨者，导致卫气不宣，经络不通，气滞血瘀，而发为肩胛间痛，皆可取本穴治疗。魄户与譩譆，又皆为局部取穴，活血化瘀，通经止痛，"背部薄如饼"，刺五分，万不可深刺，深刺则致气胸，宜向脊柱方向斜刺或平刺。

手指拘挛

【症状】

手指拘挛是指手指拘急挛曲难以伸直，而腕部以上活动自如者，俗称"鸡爪风"。《诸病源候论》曰："筋挛不得屈伸者，是筋急挛缩，不得伸也。筋得风热则弛纵，得风冷则挛急。"

本证可由血不养筋，血燥筋伤，寒湿伤筋等因素造成。还可因暴寒或情志异常而得。本证虽见于手指，但多累及内脏，大凡寒湿伤及筋脉的，可内入脾、肾、心，使阳气日衰；而营血不足或燥伤筋脉的，则多与心、肝、肾、肺的阴虚有密切关系。因此，手指拘挛日久不愈，标志着阴血

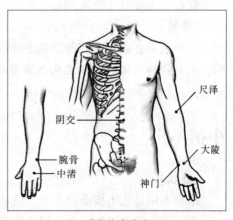

手指拘挛取穴

耗竭，阳气匮乏，脏腑虚损，多为预后不良。

【取穴】

手指拘挛可取尺泽、神门、腕骨、大陵、中渚、阴交。

【精解】

尺泽：在肘横纹中，肱二头肌腱桡侧凹陷处。尺泽，养阴而布津，治肺经气滞，肺津不布之筋脉拘急之手不伸。

神门：在腕部，腕掌侧横纹尺侧端，尺侧腕屈肌腱的桡侧凹陷处。心主血，血能濡养筋脉，若营血不足，血不荣筋，则筋脉失养，而手多劳动，劳则耗伤气血，故表现为手指拘挛。神门养血而能疏调手部气机，养血柔筋。

腕骨：在手掌尺侧，当第5掌骨基底与钩骨之间的凹陷赤白肉际处。太阳多血少气，腕骨为小肠经原穴，太阳热伤经脉，气血受伤，筋失濡润而拘急。取腕骨泻火，养阴通经脉。

大陵：在腕掌横纹的中点处，当掌长肌腱与桡侧腕屈肌腱之间。大陵为心包之输、原穴，能补阴血，气通于肝能养肝阴，治手挛，通局部经脉而标本同治。

中渚：在手背部，当环指本节（掌指关节）的后方，第4、第5掌骨间凹陷处。中渚属木，并能和原气，阳气养筋则柔，肝木条达则筋强，所以取中渚意在通阳气而柔筋。

阴交：在下腹部，前正中线上，当脐中下1寸。主"女子手脚拘挛"。阴交位于阴阳交关之处，能培补元阳真阴，阴阳之气布达四肢，则筋脉气机调和，阳气达于四末，阴血运于四肢，则无手拘挛之忧。

食指不用

【症状】

食指不用是指食指活动不利、运转不灵，甚或全不能动的症状。

本证主要是由于扭挫损伤，或劳伤过度，损伤气血，复因风寒、风湿侵袭，导致局部经络不通，气血不畅而致。

食指屈肌腱鞘炎之闭锁、严重挫伤可见此症。

【取穴】

食指不用可取大肠俞。

【精解】

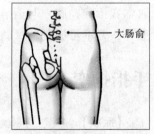
食指不用取穴

大肠俞：在腰部，当第4腰椎棘突下，旁开1.5寸。食指为大肠经之所过，大肠气弱，则其经脉气虚，大肠经阳气不足则食指不用。刺大肠俞疏导大肠气机，大肠经气血充盛，经脉得养，故能治食指不用。

小指不用

【症状】

小指不用是指小指痿软无力，活动不灵或完全不能活动的症状。

本证多由外伤所致，亦有因正气不足，外邪侵袭，导致气血凝滞，经络不通而发生。

尺神经损伤、手指挫伤等可见此症。

【取穴】

小指不用可取少泽。

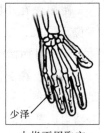

少泽

小指不用取穴

【精解】

少泽：在小指末节尺侧，距指甲角 0.1 寸。小指是小肠经及心经的分布所过，小指不用为阳气虚，阳气虚则不用。刺少泽能激发小肠经阳气，阳气得复则小指运动如常。

四肢不收

【症状】

四肢不收亦称"四肢不举"，是指四肢纵缓不收，痿软无力的症状。

脾主四肢肌肉，本证可由脾胃气虚，四肢肌肉失其约束所致，亦可由肺热伤津，湿热浸淫，肝肾亏损，瘀血阻滞等原因导致。

【取穴】

四肢不收可取涌泉、少海、大包、跗阳、天池、阳辅、章门、关元、至阳。

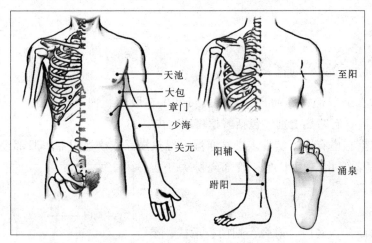

四肢不收取穴

【精解】

涌泉：在足底部，蜷足时足前部凹陷处，约当第2、第3趾趾缝纹头端与足跟连线的前 1/3 与后 2/3 交点上。为肾之井穴，五行居木，肾主骨生髓，髓海气盛则轻劲多力，四肢强健。虚则如《素问》所说："有所远行劳倦，逢大热而渴，渴则阳气内伐，内伐则热舍于肾，肾者水脏也，今水不胜火，则骨枯而髓虚，故足不任身，发为骨痿。"补涌泉滋肾阴而能和肝木，滋水涵木，筋脉得养而四肢举动自如。

少海：屈肘成直角，当肘横纹内侧端与肱骨内上髁连线的中点处。少海为心之合，五行属土，心主血而脾主四肢肌肉。补少海能养营和土，治虚证之四肢不举，泻少海能健脾化湿，可治湿热伤筋之四肢不举。

大包：在侧胸部，腋中线上，当第6肋间隙处。脾之大络名大包，位于胁下能协调前后阴阳，脾气主四肢肌肉。大包和脾气而通阴阳，补之能使气血充盛，四肢得养。

145

跗阳：在小腿后面，外踝后，昆仑穴直上3寸。足太阳膀胱经穴位，为阳跷之郄，穴位于下肢，气经大椎而与手阳经相通。阳跷主司运动，针阳跷之郄，鼓动阳跷气机，运行于全身而治瘫。

天池：在胸部，当第4肋间隙，乳头外1寸，前正中线旁开5寸。天池为手厥阴、足少阳会穴。厥阴藏血，少阳主枢机，无血则肌肉不营，枢机不转则四肢不动。针天池补营血而利枢机，故能治疗营虚气弱的四肢不用。

阳辅：在小腿外侧，当外踝尖上4寸，腓骨前缘稍前方。阳辅为胆之经穴，五行属火。胆与肝相表里，主筋，阴津不足，阴虚火旺，筋脉失养，则肢体痿废。刺阳辅清胆经之虚热，阴津不伤，经脉得养而利四肢。

章门：在侧腹部，当第11肋游离端的下方。章门为脾之募，又为脏会，脾气虚则四肢不用。针章门能调五脏气机，补脾益气，治疗脾虚体懈。

关元：在下腹部，前正中线上，当脐中下3寸。为任脉、足三阴经之交会，补之能振奋全身气机，同时能和肝疏筋，健脾养肌，补髓而壮骨治疗四肢弱。

至阳：在背部，当后正中线上，第7胸椎棘突下凹陷中。督脉之气由下而上至至阳而达上焦，故名。阳主动，阳气之海为督脉，补至阳能激发督脉阳气而化阴霾，气血流行以养四肢。

股痛

【症状】

股痛系指大腿股部疼痛而言，其疼痛可发生在股前、内、外、上、下等不同部位，不红不肿，但痛处有寒热之别，包括髀枢疼痛在内。

股痛的产生有虚有实，实者多责之寒湿，湿热浸淫或瘀血阻滞，股部经脉气机不畅，不通则痛；虚者多由气虚阳虚，股部经脉失于温养，不荣则痛。

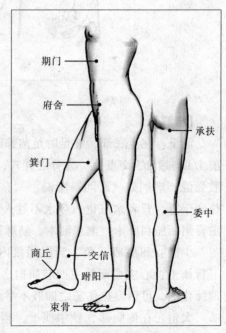

股痛取穴

【取穴】

股痛可取商丘、箕门、府舍、期门、承扶、委中等。

【精解】

商丘：在足内踝前下方凹陷中，当舟骨结节与内踝尖连线的中点处。《灵枢·经筋篇》曰："足太阴之筋……上循阴股，结于髀，聚于阴器。"脾经气血不足，经筋失养则阴股痛。商丘五行属金，阴血不足，虚则补其母，取商丘行补法养阴柔筋，治疗阴血虚足太阴经筋失养之阴股痛。

箕门：在大腿内侧，当血海与冲门连线上，血海上6寸。箕门为脾经穴，治疗阴股内痛属近部取穴，主要是疏通股部经脉气机，通经活络，行泻法有化湿祛瘀之效，行补法能温阳益气补血，能治疗各种原因引起的股痛，尤以腹股沟部疼痛疗效显著。

期门：在胸部，当乳头直下，第 6 肋间隙，前正中线旁开 4 寸。肝经循股阴，寒湿之邪浸淫肝脉，肝经气滞不通，则肝经所过部位疼痛。期门为肝募穴，肝经止于期门，肝脉气实，过经刺之有泻实之效。

府舍：在下腹部，当脐中下 4 寸，冲门外上方 0.7 寸，距前正中线 4 寸。府舍为脾经穴位于腹股沟部。刺之能通经活络，行气活血，调畅股部及髀部气机，治疗寒湿伤脾，髀部经脉气机阻滞之急痛。

承扶：在大腿后面，臀下横纹的中点。膀胱经为六经之藩篱，寒湿之邪由外而入，先伤膀胱经脉，寒湿留而不去，滞于下肢，渗于诸阴六经，入肾经则伤阳，入肝经则凝血，入脾经则生湿，阻碍气机，阴寒凝滞，股部气机不通则有大痛之患。承扶为膀胱经穴，位于股后部，刺之通经脉以行股部气血，利膀胱以化寒湿，治股痛为标本同治之法。

委中：在腘横纹中点，当股二头肌腱与半腱肌肌腱的中间。委中为膀胱经之下合穴，有血郄之称。取之入腑能加强膀胱气化，理血通经，可疏通膀胱经脉气机，故能散寒祛湿，活血通络，治疗寒湿浸淫的股寒髀痛。

跗阳：在小腿后面，外踝后，昆仑直上 3 寸。为阳跷之郄穴，阳跷气滞，则下肢运动不利，而发股外侧痛，其痛连及髀枢、腨之外侧。阳经之郄擅治痛，取跗阳，疏通阳跷脉之气机，治疗阳跷为病的股外侧痛。

束骨：在足外侧，足小趾本节（第 5 跖趾关节）的后方赤白肉际处。膀胱经过髀枢，髀枢痛属膀胱经经脉为病，束骨为膀胱之输穴，"输主体重节痛"。刺束骨能利膀胱化寒湿，疏经络而止痹痛，治疗寒湿痹阻经络之髀枢痛。

交信：在小腿内侧，当太溪直上 2 寸，复溜前 0.5 寸，胫骨内侧缘的后方。为肾经之穴，阴跷之郄。阴郄擅理血养血，取交信养阴安神，治疗肾阴不足，经脉失养之阴股内疼痛。

环跳：在股外侧部，侧卧屈股，当股骨大转子最凸点与骶管裂孔连线的外 1/3 与中 1/3 交点处。少阳之枢机，邪客于少阳之络，则髀枢中气机阻滞而痛，取环跳属局部循经取穴，能疏通局部经脉气机，活血祛瘀止痛。

阳陵泉：在小腿外侧，当腓骨小头前下方凹陷处。足少经行于股外侧，寒邪伤于股部少阳经，寒则缩，筋脉拘急而发股外侧痛，阳陵泉为筋会，又为胆经之下合穴，循经刺之能激发经气，散寒祛邪，疏筋利节，缓急止痛。

阳交：在小腿外侧，当外踝尖上 7 寸，腓骨后缘。阳维之郄。风寒湿之邪由外而入，侵于足阳经，太阳少阳气血阻滞，气血与邪搏于髀枢，而现髀痛运动不利。阳维主表，阳经之郄擅治急症痛症，刺阳交能协调阳经之气，远端循经激发阳明之气血入少阳、太阳，扶正抗邪，正胜邪退，气血流行则无髀痛之疾。

丘墟：在外踝的前下方，当趾长伸肌腱的外侧凹陷处。胆经过髀枢而循行股外侧，胆经气虚则血运不周，所过之处失荣而疼痛。刺胆经之原穴，行补法，治疗胆经气虚，经脉失养之股外侧痛。

足临泣：在足背外侧，当足 4 趾本节（第 4 趾关节）的后方，小趾伸肌腱的外侧凹陷处。胆经之输，五行属木，其性条达；穴通带脉，能协调足六经之气机。治髀枢痛，一是取其入肝疏筋，二是取其入少阳利节，三是取其调和足部经脉、气机，整体治疗。

足三里：在小腿前外侧，当犊鼻下 3 寸，距胫骨前缘一横指（中指）。足阳明胃经下合穴，胃经过于股前，中焦胃中湿热下注，循经阻滞于股前，则致股前痛。循经刺足三里，疏通经脉，化湿利气，股部气血流行则痛止。

肢体痿废

【症状】

肢体痿废是指肢体痿弱无力，缓纵不收，不能随意活动，或伴有麻木、肌肉萎缩的一类症状。《证治准绳》说："痿者手足痿软而无力，百节缓纵而不收也。"

痿废的发生有虚有实，属实者多由肺热津伤或湿热浸淫，并有因瘀血阻滞而发为痿废者；属虚者多由气虚血弱，阴精亏乏筋脉失养而发，临床以气血不足之虚者居多。

本证可发于上肢，亦可见于下肢，或上下肢同时发生，若一侧上下肢同病则属偏瘫，或称半身不遂，也可参照治疗。

肢体痿废常见于多发性神经炎、早期急性脊髓炎、小儿麻痹后遗症、肌营养不良、周期性麻痹及癔病性瘫痪等。

【取穴】

肢体痿废可取合谷、曲池、阳谷、地仓等。

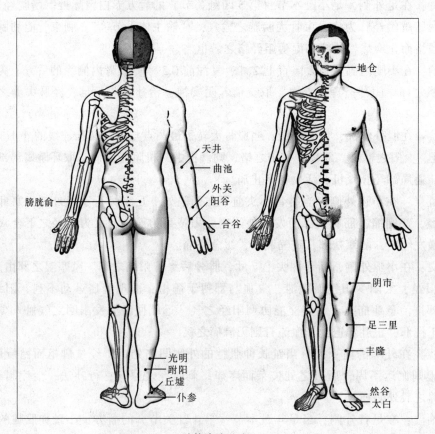

肢体痿废取穴

【精解】

合谷：在手背，第1、第2掌骨间，当第2掌骨桡侧的中点处。治痿独取阳明，阳明多气多血，上肢血虚气弱，则臂腕痿废不用。取合谷调阳明经气，补气养血，滋润上肢而治痿。

曲池：屈肘成直角，在肘横纹外侧纹头与肱骨外上髁连线中点。为大肠经土穴，大肠经属金。大肠气血不足，上肢筋脉失养，气虚则失用，血虚则失荣，久而成痿废。虚则补其母，取本经母穴，培土生金，兴废起痿。

阳谷：在手腕尺侧，当尺骨茎突与三角骨之间的凹陷处。古人说五脏因肺热叶焦发为痿躄，心肺同属上焦，以火久炽则灼伤肺金，心与小肠相表里，刺小肠经火穴，泻之引火下行，使火不刑金，肺津输布，肢体得养，故能治疗上焦热盛所致之痿。

地仓：在面部，口角外侧4分，上直对瞳孔。脾主肌肉四肢，地仓为胃经穴，气通于脾经，与阳跷脉相交，刺之能振奋中焦脾胃及阳跷脉之气机，阳明气血充盛，"宗筋"得养，则经筋功能得以恢复而治痿。

足三里：在小腿前外侧，当犊鼻下3寸，距胫骨前缘一横指（中指）。胃经之合、土穴，能补中益气而资化源。《针灸甲乙经》载其治阳明经病之"膝痿寒"，气不足则寒，血不足则痿，近部取穴刺足三里，行补法，经脉畅行，气血来复则无痿寒之疾。

丰隆：在小腿前外侧，当外踝尖上8寸，条口外一横指，距胫骨前缘二横指（中指）。胃经过胫前，胃经虚，气血不能循经达于下肢胫部，胫部肌肉失荣则胫枯肉减，或痰湿下流，停于胃经经络，气血阻滞，不能布达于胫部，而胫部肌肉失荣。局部取丰隆健脾化痰，疏通经络，标本兼治，气血流行而胫枯得复。

太白：在足内侧缘，当足大趾本节（第1跖骨关节）后下方凹陷赤白肉际处。营气虚则不仁，卫气虚则不用，《针灸甲乙经》言太白治"痿不相知"为营卫俱虚之症。太白为脾经原穴、输穴，因其五行属土，所以又为脾经本穴。脾主四肢肌肉，又为气血生化之源，脾虚化源不足，四肢失养久则成痿。刺太白行补法，壮后天以生营卫，营卫充盛，气血畅达则四肢得养。

膀胱俞：在骶部，当骶正中嵴旁1.5寸，平第2骶后孔。"因于湿首如裹，湿热不攘，大筋挛短，小筋弛长"，膀胱气化失司，下焦停湿，伤于筋则筋脉纵缓不收而成痿。循经刺膀胱俞，加强膀胱气化功能，化气行水以祛下焦之湿邪，筋脉气机疏畅，则痿证自除。

跗阳：在小腿后面，外踝后，昆仑直上3寸。膀胱经穴，阳跷之邪。寒湿邪气伤及下焦，寒邪伤阳，湿气伤筋，阳跷主动，阳跷伤则运动不能而成痿。刺跗阳利膀胱以化寒湿，振奋阳跷气机以行血气，故能治阳跷为病的痿证。

仆参：在足外侧部，外踝后下方，昆仑直下，跟骨外侧，赤白肉际处。湿邪侵及足踝，脚部经筋受损，筋弛不收而成脚痿，仆参位于踝后，既能疏通足踝经络，利气行血，也能利膀胱以化湿邪。湿邪所致之脚痿者取之。

然谷：在足内侧缘，足舟骨粗隆下方赤白肉际处。肾为一身阴阳之根，肝肾同源，肾阴不足则肝之阴血亦虚，阴血不荣，宗筋失养而痿。肾阴虚，肾中虚阳上浮，下肢失于温煦，则寒而厥。刺然谷滋肾阴而养血柔筋，引火归元以温下焦而祛寒，故能治痿废而寒之疾。

天井：在臂外侧，屈肘时，当肘尖直上 1 寸凹陷处。天井为三焦之合土穴，三焦为水道，主通行原气。三焦不通，则水留成湿，湿邪泛溢，伤及经筋而成痿，如湿邪泛溢上焦则成上肢痿废。刺天井，"合治内腑"，以行原气，加强三焦气化功能祛湿邪，因其位于上肢肘部，能疏通上肢经脉气机，行气活血，而治上肢湿气伤筋之痿。

光明：在小腿外侧，当外踝尖上 5 寸，腓骨前缘。胆经之络穴，擅调肝、胆两经之气血，肝主筋，胆经为筋会之所，刺光明调理肝胆两经之气机，疏筋脉、利枢机，治疗各种痿证。

丘墟：在外踝的前下方，当趾长伸肌腱的外侧凹陷处。为胆经原穴，能利胆气调枢机，疏筋利节，治疗肝胆气血不足，或寒湿伤及下肢，或瘀血阻滞足踝所致之痿。

阴市：在大腿前面，当髂前上棘与髌底外侧端的连线上，髌底上 3 寸处。为足阳明经穴，对于湿气伤筋，胃气虚弱，经脉气血不行之痿有效，经验当先补后泻，补则和脾胃益气化湿，泻则通络行瘀，湿邪得化，气血流行而痿自除。

外关：在前臂背侧，当阳池与肘尖的连线上，腕背横纹上 2 寸，尺骨与桡骨之间。为三焦经络穴，又为阴维脉之交会穴，湿热伤筋成痿者，刺之能解表清热而利湿。并能振奋气机，增强经筋的运动功能。

臂痛

【症状】

臂痛是指整个上肢，即肩以下，腕以上部位发生疼痛的症状，臂痛属经脉病，其机制主要是手三阴、手三阳经脉循行部位所过之处气血运行不畅，经气瘀滞，脉络痹阻，不通则痛；或因气血亏虚，经脉失养，不荣则痛。当属痹证范畴。病因是由内脏功能失调所致，但临床常与感受风寒湿邪，气血不足，外伤血瘀，或痰湿流注等致病因素有关。

【取穴】

臂痛可取太渊、少商、阳溪、温溜、肘髎等。

【精解】

太渊：在腕掌侧横纹桡侧，桡动脉搏动处。太渊为肺经原、输穴，五行属土，又为脉会。古人有"输主体重节痛"，输穴擅治肢体痛症之说，所以太渊治臂内前廉肺经所过之处疼痛，补之能激发本经原气，治疗肺经气血不足，所过之处经脉筋肉组织失养的虚痛，泻之能宣肺利气，散寒祛湿，治疗风寒湿邪气痹阻经络的实证臂痛。

少商：在手拇指末节桡侧，距指甲角 0.1 寸。少商为肺经井穴，五行属木。肺经气滞，气滞血瘀，不通则痛。本穴为肺脉之止穴，其性通肝，而主"疏畅条达"，刺而泻之能祛经脉之实，通畅气机，行气活血，治疗气滞血瘀之臂痛。临症以刺之见血如珠效果为好。

阳溪：在腕背横纹桡侧，手拇指向上翘时，当拇短伸肌腱与拇长伸肌腱之间的凹陷中。阳明为多气多血之经，邪气闭阻阳明经脉，气血不通，手阳明大肠经循行之所疼痛。刺阳溪大肠经火穴，治疗阳明气血壅实之臂外侧前缘疼痛。

温溜：屈肘，在前臂背面桡侧，当阳溪与曲池连线上，腕横纹上 5 寸处。温溜为大肠经之郄穴，阳经郄穴擅治痛证。因郄穴为本经经气深聚之所，所以刺本穴能治大肠经

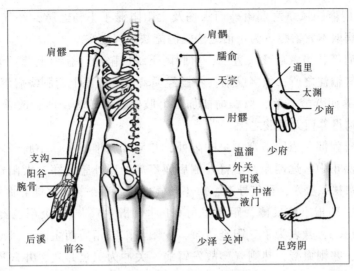

臂痛取穴

经气实之臂外侧前缘疼痛。

肘髎：在臂外侧，屈肘，曲池上方 1 寸，当肱骨前缘处。大肠经肘部穴位，关节部位往往为经气最难通过之处，关节主运动，动则耗气，关节部位气血易虚，"气血最虚之处，便是容邪之所"，所以说关节处易感受风寒湿之邪，痹阻为患。肘髎为大肠经肘部穴位，肘部之气出入之所，故名肘髎。刺本穴一可祛邪利气，二可补气养血，经脉畅通，气血流行而无肘痛之虑。

肩髃：在臂外侧，三角肌上，臂外展，或向前平伸时，当肩峰前下方向凹陷处。位于肩峰臂上，擅泻阳明经气，活血化瘀。《内经》有"痛从上而下者，先刺其下以遏之，后刺其上以脱之；痛从下而上者，先刺其上以遏之，后刺其下以脱之"。臂痛至肘，肩髃与其他穴配伍，起"遏"、"脱"之效以泻阳明滞气。

通里：在前臂掌侧，当尺侧腕屈肌腱的桡侧缘，腕横纹上 1 寸。通里为心经络穴，擅活血化瘀，通经活络。治疗心、小肠两经经脉瘀阻所致的臂内、外侧后缘疼痛。

少府：在手掌面，第 4、第 5 掌骨之间，握拳时，当小指尖处。心主血，少府为心经之荥火穴。热盛则伤阴，阴虚血少，筋肉失养则酸。刺少府能泻火养阴血，治疗阴血受伤之臂酸。

少泽：在小指末节尺侧，距指甲角 0.1 寸。臂内廉为三阴所布，心为手三阴之首，心血不足，则手三阴经脉营阴亏虚，"不荣则痛"而发臂内廉痛。少泽为手太阳小肠经井穴，其气通于手少阴心经，刺之擅利小肠以助养化，通心脉以行气血，故能治手三阴经气亏虚，经脉失养的臂内廉痛。

前谷：在手掌尺侧，微握拳，当小指本节（第 5 指掌关节）前的掌指横纹头赤白肉际处。为小肠经荥水穴，小肠经循手腕，上臂行二骨之间。泻前谷能祛小肠经脉之实，补前谷能激发经气治小肠经之虚。故临床用于小肠经病的前臂腕中痛。

后溪：在手掌尺侧，微握拳，当小指本节（第 5 指掌关节）后的远侧掌横纹头赤白肉际处。为小肠经输穴，"输主体重节痛"。湿盛则重，寒盛则痛，后溪穴通阳利气，温化寒湿，治疗寒湿痹阻小肠经脉的臂重而痛。

阳谷：在手腕尺侧，当尺骨茎突与三角骨之间的凹陷处。阳谷为小肠经之经穴，小肠经循臂外侧后廉，风寒之邪由外而入伤及太阳阻滞于小肠经脉，经气壅实而致臂痛，取阳谷为本经病取本穴治疗，为正治之法，泻能祛经气之实。

臑俞：在肩部，当腋后纹头直上，肩胛冈下缘凹陷中。臑为上臂，为小肠经肩下之穴，为上肢之气输注之所，故名臑俞。小肠经循臂外后廉，上肩胛绕肩解，小肠经气虚，则上肢筋肉失养而臂酸不适，取臑俞能加强上肢气机的转输功能，改善上肢气血循环，气血畅达，筋肉得养而无臂酸之忧。

天宗：在肩胛部，当冈下窝中央凹陷处，与第4胸椎相平。小肠经穴，位于秉风之下，肩胛冈下窝正中。远端循经治臂外侧后廉疼痛，属外感风寒，太阳经脉气机阻滞之臂痛者，泻天宗祛风散寒，行气导滞；属小肠气虚臂痛者，补天宗能养血益气。

关冲：在手环指末节尺侧，距指甲角0.1寸（指寸）。《针灸甲乙经》言本穴治疗"臂表痛不可及头"，臂表为手三阳经所布，少阳与阳维相通而主表，风寒、风热之邪伤于手三阳臂表，寒则血凝，热则气壅故发臂痛。关冲为三焦井穴，井穴擅泻经气壅实之患，所以点刺井穴，活血行气，通畅臂表经脉气机而治臂痛。

液门：在手背部，当第4、第5指间，指蹼缘后方赤白肉际处。液门为三焦经荥水穴，有清热养阴之效，治疗三焦经阴虚血少，经脉失养之前臂外侧痛。

中渚：在手背部，当环指本节（掌指关节）的后方，第4、第5掌骨间凹陷处。中渚为三焦输穴、气通肝木，"输主体重节痛"。治疗"肘臂痛"属寒湿伤及三焦经脉及气血不足，经筋失养者，实者泻中渚散寒除湿，虚者补中渚养血荣筋。

外关：在前臂背侧，当阳池与肘尖的连线上，腕背横纹上2寸，尺骨与桡骨之间。治"臂内廉痛"。臂内廉为三阴经所布，心包经位于臂内廉正中，心包居于心肺之间，手厥阴介于手太阴与少阴之间，所以手厥阴具有协调手三阴经气机之作用。外关为手少阳经络穴，气通厥阴，三阴经气虚血瘀及气滞血瘀之臂痛，刺外关穴有补气活血和行气活血止痛之功效。

支沟：在前臂背侧，当阳池与肘尖的连线上，腕背横纹上3寸，尺骨与桡骨之间。刺支沟激发三焦经气，有宣通气机，通调水道之功。治疗三焦湿阻，经脉不利所致的上肢酸重。

肩髎：在肩部，肩髃后方，当臂外展时，于肩峰后下方呈现凹陷处。肩髎为肩上三焦经穴，三焦经气滞，经脉不通，臂外廉正中疼痛，刺肩髎为过经而刺，既可遏止痛势又可泻其经脉气血之壅实。

足窍阴：在第4趾末节外侧，距趾甲角0.1寸。治"臂内廉痛不可及头"。手三阴经循臂内廉，足窍阴为足少阳胆经井穴，胆经为"筋会"之穴，刺胆经井穴能理经筋之气，疏筋利节，为下接经取穴，治疗上焦气滞，经脉血瘀之臂内廉痛。

腕骨：在手掌尺侧，当第5掌骨基底与钩骨之间的凹陷赤白肉际处。能激发小肠经原气，治疗小肠经经气虚，经脉血瘀之臂外侧痛。

臂肘挛

【症状】

臂肘挛是指臂肘筋肉挛缩拘急，屈伸不利的一种症状。《诸病源候论》有"邪客关机，则使筋挛"、"风邪在于筋故也"的论述。本症发生的病机关键在筋，常见的病因有风、湿以及阴血亏耗等外感、内伤之不同。

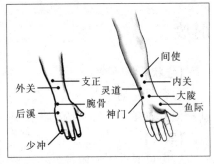

臂肘挛取穴

【取穴】

臂肘挛可取灵道、神门、少冲、后溪、腕骨等。

【精解】

灵道：前臂掌侧，当尺侧腕屈肌腱的桡侧缘，腕横纹上 1.5 寸。阴经血少，经筋失养，阳缓而阴急，发为臂肘挛。灵道为心经之经穴，五行属金，心阴不足，经筋失养，"虚则补其母"，刺灵道能养心阴补心血，养阴柔金以治臂肘挛。

神门：在腕部，腕掌侧横纹尺侧端，尺侧腕屈肌腱的桡侧凹陷处。神门为心经的原穴，五行属土。原穴是原气经过输注之所，气通三焦，三焦主水。所以刺心经神门，能健脾土而利三焦水道，治疗湿邪伤筋，筋脉挛缩之手、臂挛。

少冲：在小指末节桡侧，距指甲角 0.1 寸。少冲为心经井穴，五行属木，一可泻心经之实，清热养阴；二可调肝，养肝柔筋。泻少冲可治疗心经热盛，阴血受伤之热灼筋伤之筋挛。

后溪：在手掌尺侧，微握拳，当小指本节 (第 5 指掌关节) 后的远侧掌横纹头赤白肉际处。阳气者，精则养神，柔则养筋。后溪通督脉，温阳散寒，治阳气虚筋脉失养，或寒湿伤筋所致筋脉挛缩。

腕骨：在手掌尺侧，当第 5 掌骨基底与钩骨之间的凹陷赤白肉际处。腕骨为小肠经之原穴，能助养化而生阴血，通三焦以助原气，故能治疗阴阳气血不足之肘屈不得伸。

支正：在前臂背面尺侧，当阳谷与小海的连线上，腕背横纹上 5 寸。支正为小肠之络穴，心经血少，经筋失养而拘急。刺支正能加强小肠经功能，不但能助养化生阴血，而且能引小肠经之血入心经，补虚养血以柔筋。

间使、内关、大陵：间使在前臂掌侧，当曲泽与大陵的连线上，腕横纹上 3 寸，掌长肌腱与桡侧腕屈肌腱之间。内关在前臂掌侧，当曲泽与大陵的连线上，腕横纹上 2 寸，掌长肌腱与桡侧腕屈肌腱之间。大陵在腕掌横纹的中点处，当掌长肌腱与桡侧腕屈肌腱之间。厥阴经，阴气少而血不足，感邪后阴血易伤，伤则血少，筋脉失养而挛急。间使为经金，大陵为输土，内关为络通三焦、阴维。刺间使能滋水涵木而柔筋，刺大陵能泻心火之实，清热养阴，刺内关补气养血，并能缓阴脉之急，故三穴皆能治阴血不足，筋脉失养之肘挛。

外关：在前臂背侧，当阳池与肘尖的连线上，腕背横纹上 2 寸，尺骨与桡骨之间。外关为三焦之络穴，通阳气，利三焦。治疗寒湿伤阴，筋脉拘急之肘挛。

鱼际：在手拇指本节 (第 1 掌指关节) 后凹陷处，约当第 1 掌骨中点桡侧，赤白肉际处。肺为水之上源，主布散阴津，肺经有热，阴津被灼而津液不布，经筋失于濡润而筋挛。鱼际为肺经之荥穴，五行属火，能泄肺经之热，清热而养阴，治疗肺热津伤之肘挛。

肘废

【症状】

肘废是指肘关节缓纵不收，功能丧失而言。本证发病机制与痿证相似，属痿证的特殊情况，仅见于上肢肘关节。

【取穴】

肘废可取支正、阳谷。

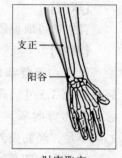

肘废取穴

【精解】

支正：在前臂背面尺侧，当阳谷与小海的连线上，腕背横纹上5寸。心主血，小肠司养化，小肠气虚，心血不足则筋脉失养，经筋气弱则弛而不张。支正为小肠之络穴，气通心经与小肠经，刺之能激发小肠经气机而生心血，筋脉得养，筋气得复。

阳谷：在手腕尺侧，当尺骨茎突与三角骨之间的凹陷处。小肠经湿热，热则伤阴而筋挛，湿则伤气而筋弛，刺小肠经火穴阳谷，清热利湿，养阴益气治肘废。

肘痛

【症状】

肘痛是指肘关节及其周围的肌肉筋骨疼痛而言。肘关节不红不肿，功能活动正常，或功能活动轻度受影响。属痹证范畴，为肘部劳伤，气血不足，风寒之邪敛缩肘部经筋脉道，气机阻滞不通所致。

现代医学中肱骨外上髁炎，可参照本证治疗。

【取穴】

肘痛可取尺泽、温溜、前谷、后溪、曲池等。

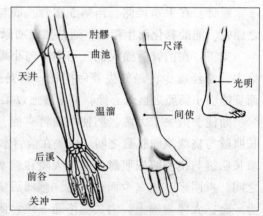

肘痛取穴

【精解】

尺泽：在肘横纹中，肱二头肌腱桡侧凹陷处。古人有"五般肘痛，针尺泽"之说。本穴当于肘部，为肺经之合穴，肺朝百脉而主气主表，刺尺泽一能通局部诸经脉气机，二能补肺益气，三能解表散风，故能治疗肘部劳伤，外邪乘虚凝滞于肘部之肘痛。

温溜：屈肘，在前臂背面桡侧，当阳溪与曲池连线上，腕横纹上5寸处。温溜为大肠经之郄穴，阳经郄穴善于定痛，故取本穴能泻大肠经之实，治疗大肠经气阻滞之肘外侧痛。

前谷、后溪：前谷在手掌尺侧，微握拳，当小指本节 (第5指掌关节) 前的掌指横纹头赤白肉际处。后溪在手掌尺侧，微握拳，当小指本节 (第5指掌关节) 后的远侧掌横纹头赤白肉际处。远端循经，激发经气，行气活血，治疗小肠经气阻滞引起的肘外侧后廉疼痛。

曲池：屈肘成直角，在肘横纹外侧纹头与肱骨外上髁连线中点。曲池为大肠经之合土穴。大肠经与肺经相表里，主表，阳经合土穴气血盛而擅祛湿，所以刺曲池穴能利肘部经脉气机，补气养血，祛风除湿，治疗肘部劳伤，外感风寒湿邪之肘部疼痛。

肘髎：在臂外侧，屈肘，曲池上方1寸，当肱骨前缘处。肘髎位于肘部外侧，其处有孔通于肘，故名肘髎。阳明多气多血，刺肘髎能引阳明气血入于肘，而调整肘部经脉气机，适于肘部气血耗伤，血气不足之血瘀"肘节酸重"之症。

间使：在前臂掌侧，当曲泽与大陵的连线上，腕横纹上3寸，掌长肌腱与桡侧腕屈肌腱之间。手厥阴心包经经金穴，金能生水。厥阴经阴血不足，筋脉失养，不荣则经脉循行所过之处疼痛。虚则补其母，刺间使化生厥阴经之阴血，养血和络，治疗肘内廉虚痛属厥阴者。

关冲、天井：关冲在手环指末节尺侧，距指甲角0.1寸（指寸）。天井在臂外侧，屈肘时，当肘尖直上1寸凹陷处。三焦经贯肘中，为少阳而主上部枢机，三焦气滞则肘中枢机不利而痛。刺关冲三焦根穴，以泻三焦经气实，刺天井局部取穴，疏经通络，行气活血而祛肘中瘀滞之气，利枢机而治肘痛。

光明：在小腿外侧，当外踝尖上5寸，腓骨前缘。光明为足少阳经穴。手少阳经主上部枢机，足少阳主下部枢机，两脉相合于目外眦，一脉相承，而主全身枢机。手少阳之病肘痛，刺足少阳光明为下接经取穴法，并能利肝气而疏筋，治疗肘部气血耗伤，经筋失养之肘痛。

手指拘挛

【症状】

手指拘挛是指手指拘急挛曲，难以伸直，而腕以上活动自如者。《诸病源候论·五指筋挛不得屈伸候》有："指挛不得屈伸者，是筋急挛缩，不得伸也。"寒湿外侵，营血不足，或血燥均能致筋伤引起筋急挛缩之指挛。

【取穴】

手指拘挛可取尺泽、神门、腕骨、大陵、中渚、阴交。

【精解】

尺泽：在肘横纹中，肱二头肌腱桡侧凹陷

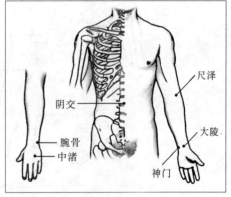

手指拘挛取穴

处。尺泽为肺经合水穴，养阴而清热，刺之能滋阴清肺，治疗肺经有热，肺津不布，筋脉失养之筋急指挛。

神门：在腕部，腕掌侧横纹尺侧端，尺侧腕屈肌腱的桡侧凹陷处。神门为心经之原、输穴，功能调补心气。心主血，血虚，血不荣筋则筋挛指缩。刺神门能养心和血，治疗营血不足之指挛。

腕骨：在手掌尺侧，当第5掌骨基底与钩骨之间的凹陷赤白肉际处。腕骨为小肠经火穴，功能清热养阴，刺之能治疗血枯筋燥，经筋拘急所致的指挛。

大陵：在腕掌横纹的中点处，当掌长肌腱与桡侧腕屈肌腱之间。大陵为心包经原、输穴。心包与肺同居上焦，肺经有热常逆传心包，而致营阴受损，心包血虚，血燥津枯。刺大陵补气养血，治疗热伤心营，血燥筋枯之指挛。

中渚：在手背部，当环指本节（掌指关节）的后方，第4、第5掌骨间凹陷处。中渚为三焦经输木穴，功能利三焦而化湿邪，并能和肝气而柔筋脉。刺之治疗寒湿伤阳，筋脉拘急之指挛。

阴交：在下腹部，前正中线上，当脐中下1寸。冲为血海，任主胞胎，女子主血，男子主气，女子月事以时下，血易不足，所以"女子手脚拘挛"为血虚血不荣筋所致。阴交为冲脉、任脉交会之所，刺之能培补元阴，养阴血以灌四旁，治疗营血不足，经筋失荣之指挛。

四肢不举

【症状】

四肢不举又称四肢不收，是指四肢运动障碍或功能丧失而言，日久可见肌肉萎缩等症。脾主肌肉四肢，脾气虚则四肢不用，肺主一身之动气，肺虚卫气不得宣发，"卫气虚则不用"，除气虚不用外，血虚失荣，湿邪伤筋等也是常见之病因。

现代医学的脑瘫、重症肌无力、低钾、B族维生素缺乏等与本证相似。

【取穴】

四肢不举可取涌泉、少海、大包、跗阳等。

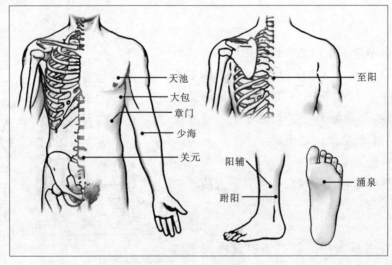

四肢不举取穴

【精解】

涌泉：在足底部，蜷足时足前部凹陷处，约当第2、第3趾趾缝纹头端与足跟连线的前1/3与后2/3交点上。涌泉为肾之井穴，五行属木，肾经根于涌泉。肾主生髓，髓海充盛则轻劲多力，四肢强健。补涌泉能滋肾水而和肝木，髓海充盛，筋肉得养则四肢轻劲，运动自如。

少海：屈肘成直角，当肘横纹内侧端与肱骨内上髁连线的中点处。少海为心之合，五行属土而气通于脾，心主血，脾主四肢，补少海能养营和卫，治气血亏虚之四肢不举，泻少海能健脾化湿，治湿热伤筋之四肢不举。

大包：在侧胸部，腋中线上，当第 6 肋间隙处。大包为脾之大络，能协调前阴后阳。刺大包通阴阳而运脾气，使营卫布达以养四肢。治脾虚四肢纵缓不收。

跗阳：在小腿后面，外踝后，昆仑直上 3 寸。跗阳为足太阳经穴，阳跷之郄，阳跷主司运动。风邪由外而伤及足太阳经脉，卫气阻滞不得宣发，四肢无气而运动不能，针跗阳激发阳跷脉气机，行瘀导滞，卫气流行，气充四肢而司运动。

天池：在胸部，当第 4 肋间隙，乳头外 1 寸，前正中线旁开 5 寸。天池为手厥阴、足少阳之会穴，厥阴藏血，少阳主枢机，无血则筋肉失营，枢机不转则关节不动。针天池补营血而利枢机，治疗营虚气弱所致的四肢不用。

阳辅：在小腿外侧，当外踝尖上 4 寸，腓骨前缘稍前方。阳辅为胆经之经火穴。胆与肝相表里而主筋，少阳湿热伤筋，筋气不利、关节纵缓不收而肢瘫，泻阳辅清热利湿，调和枢机，疏筋利节。

章门：在侧腹部，当第 11 肋游离端的下方。章门为肝经穴，脾之募，针章门，能调动五脏气机，补脾益气，治疗脾虚气弱，经气不能输布于四末之四肢不举。

关元：在下腹部，前正中线上，当脐中下 3 寸处。关元为任脉与足三阴之会穴，又为小肠募穴，功能益元阴元阳，振奋全身气机。刺之能养肝柔筋。健脾益肌，补髓而壮骨，治疗骨枯、肌消、筋弛之虚证四肢不举。

至阳：在背部，当后正中线上，第 7 胸椎棘突下凹陷中。督脉之气到至阳穴而达上焦阳部，故称至阳。阳气主动，督脉为阳脉之海，刺至阳激发督脉阳气，以补上焦心肺阳气，肺主布津，宣发卫气，心主血脉，以行气活血。上焦阳气充盛，气血布散以养四肢，故刺至阳适于虚证血气不足之四肢不举。

四肢肿胀

【症状】

四肢肿胀是指上、下肢水肿发胀的一种症状，可伴见关节疼痛，四肢沉重，手足清冷等症。本证发病有寒热虚实之别，病机关键在气与水，不在气分，则在水分。临症之时应根据"审证求因，审因论治"的原则进行治疗。

【取穴】

四肢肿胀可取列缺、大都、复溜。

【精解】

列缺：在前臂桡侧缘，桡骨茎突上方，腕横纹上1.5寸，当肱桡肌与拇长展肌腱之间。列缺为肺经络穴，八脉交会穴之一，通任脉。肺为水之上源，主宣发卫气，布散水液精微。风邪由外而入，伤于皮毛，卫气郁遏，水液布散失常，风水相搏于肌表，则发为"四肢暴肿"。刺列缺通任脉以和营阴，宣发肺气以行卫阳，入大肠加强传导以利肺气之肃降，如此，可调和营卫，解肌发表，通调水道，下输膀胱，而达散风利水消肿之功效。

大都：在足内侧缘，当足大趾本节（第 1 跖趾关节）前

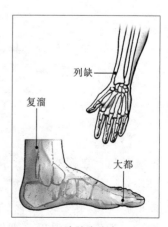

四肢肿胀取穴

下方赤白肉际凹陷处。大都为脾经荥火穴，脾主四肢，主运化水湿，湿热外伤或寒湿直中，脾湿壅滞或脾阳失健，内外合邪，湿集气阻，而出现四肢暴肿之候。刺大都补则温阳健脾，泻则化湿清热，中焦气机升降，脾气健运则水湿得行。

复溜：在小腿内侧，太溪直上 2 寸，跟腱的前方。肾气不足外则卫阳虚而感风，内则气失摄纳而上逆，中则水湿失于温化而泛溢，风水相搏，推波助澜而现四肢肿胀。复溜为肾之经金穴，肾虚，虚则补其母，刺本穴能补肾助卫阳，而拒风于外，温阳化气，利水湿于里。阳气通畅，水湿流行则能治四肢肿胀。

肢冷

【症状】

肢冷又称肢厥，是指手足逆冷不温的一种症状，与自然温度变化无关。肢冷有的发于单一上、下肢，有的见于双上或双下肢，也有的则四肢均见清冷不温。

肢冷，古称"寒厥"、"四厥"，其发病原因复杂，本章所论仅指单纯以手足寒冷不温为主症者；张仲景在《伤寒论》中认为"凡厥者，阴阳气不相顺接，便为厥。厥者，手足逆冷者是也。"后世医家对手足厥冷的认识都是根据《伤寒论》的论述而进行辨证治疗的。

现代医学中的血栓闭塞性脉管炎、雷诺氏征、末梢循环不良等相当于本证范畴。

【取穴】

肢冷可取云门、内庭、隐白、太溪、足窍阴等。

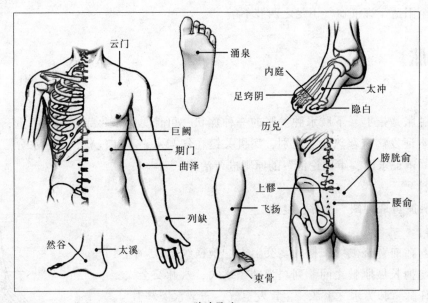

肢冷取穴

【精解】

云门：在胸外侧部，肩胛骨喙突上方，锁骨下窝凹陷处，距前正中线 6 寸。云门为肺经穴，位于胸部上外侧，为肺经脉气所发之处。《标幽赋》中有"穴出云门，抵期门而最后"。百脉朝肺，肺气宣发卫气于周身，肺气不利，肺经阻滞，卫气不得宣发输布于肢末，四末失于温养，则发肢寒厥冷。刺云门宣肺利气，疏通肺脉之经俞，肺脉通畅，全身气血流行，卫气布散温养于周身四末，则无"四逆，脉鼓不通"之症。

内庭：足背第2、第3趾间的缝纹端。内庭为胃经荥穴，五行属水。中焦主运化，中阳不足水湿失于运化，停聚为痰。"脾主四肢"，中焦停痰，阻滞气机，中阳不能布达四肢，则四肢厥冷，手足烦闷不宁。刺内庭水穴，属水病治水，为"正治"之法，以此达和中化痰，健运脾阳之效。

隐白：在足大趾末节内侧，距趾甲角0.1寸。肢冷此属经脉病，为寒湿之邪阻滞之阳经经脉，阳气不能流行至足趾之端所致。如《灵枢·百病始生》说："清湿则伤下。"隐白为脾经井穴，五行属木，刺之能健脾化湿，疏调筋脉，湿邪得化，筋脉条达，则无胫寒、足冷症。

太溪：在足内侧，内踝后方，当内踝尖与跟腱之间的凹陷处。太溪为肾经原、输穴，五行属土。肾为一身阳气之根，而四末为阴阳经脉交会之处，阴阳二气于此化合，补充循环流经于此之真气，而"脾主四末"，所以有"后天养先天"之说。如果肾虚，肾中真气产生过少，虽然有四末阴阳化生之气的不断补充，但因先天不足则无法达到正常生理需要，而失去对全身的温养推动作用，而表现为手足清冷。这种患者多见于女性，如见男性则常兼身体较弱、肾的生殖功能低下等症。刺太溪，能激发肾中原气，治肾虚阳气不足之手足清冷。

足窍阴：在第4趾末节外侧，距趾甲角0.1寸。足窍阴为胆经井穴，五行属金。肝经气盛，肝郁气滞，则全身气机不利，经脉气阻，阴阳气机不相接续，而发寒厥逆冷。金克木，木气之下，金气承之，金气不足，则木旺无制，刺金穴以制肝木，肝气条达，气机通利，经脉无阻，阴阳和化而无肢冷寒清之症。

太冲：在足背侧，当第1、第2跖骨结合部前下凹陷处。太冲为肝经输、原穴，五行属土，肝主筋，土主治水，刺太冲，疏肝健脾，祛寒湿，疏筋脉，治疗"清湿袭虚"，经脉阻滞，阳气不通之足寒厥逆。

腰俞：在骶部，当后正中线上，适对骶管裂孔。腰俞为督脉穴，位于腰下骶上，督脉为阳脉之海，腰为肾之府，腰部之气输注于腰俞，所以说腰俞与肾中阳气相通。腰以下肾气主之，肾阳不足，则腰以下至足寒清逆冷。取腰俞能激发督脉中阳气以补肾阳，肾阳充足下焦得温，则无足厥腰冷之忧，临症针灸合用为佳。

然谷：在足内侧缘，足舟骨粗隆下方，赤白肉际处。血得热则行，寒则凝，若寒湿或痰湿下注，伤及肾经经脉，血寒凝涩，阳气不行则足寒清冷。然谷为肾经火穴，刺之能温阳通经，如能加灸，温助肾阳之力更强。

列缺：在前臂桡侧缘，桡骨茎突上方，腕横纹上1.5寸，当肱桡肌与拇长展肌腱之间。列缺为肺经络穴，一穴担两经，出则入阳，入则归阴，为一条经脉中调和阴阳之首选穴。其治足寒厥冷之功与云门相同。

涌泉：在足底部，蜷足时足前部凹陷处，约当第2、第3趾跖缝纹头端与足跟连线的前1/3与后2/3交点上。涌泉为肾经井穴，其性属木。肾主水，为一身阴液之根，本穴为水经之首穴，经气之初出势如涌泉。肾虚阳无阴助，而下元不足，则足寒如冰。取肾经母穴涌泉，能滋阴助阳，温煦下焦而治足下清冷至于股膝者。

期门：在胸部，当乳头直下，第6肋间隙，前正中线旁开4寸。期门为肝经募穴。肝主藏血，主疏泄，肝气郁滞，气滞血瘀，经脉气机循环不畅，则阴阳经交接受阻而足寒。刺肝经募穴期门，疏肝理气，气行则血行，经脉顺畅，由阴行阳，由阳行阴，阴阳顺接，十二经流行不息故无足寒。

束骨：在足外侧，足小趾本节（第5跖趾关节）的后方，赤白肉际处。束骨为足太阳膀胱经输穴，其经脉从头而足，其腑为藏水之脏，寒湿由外而入，先伤太阳，卫气先行太阳，寒湿阻滞，经脉不通，卫气不能由上而达下，则足寒。刺束骨能通利膀胱经之枢机，通调经脉以化寒湿，故能治疗伤于寒湿之足寒。

厉兑：在足第2趾末节外侧，距趾甲角0.1寸。足阳明胃经循胫前，血瘀气阻或寒湿凝滞，阳气运行不周，足胫失养则足胫寒，厉兑为胃经止穴，五输之井，刺之擅泻经脉之实，厉兑泻血，阳明血行，阳气布达则阴霾顿消。

膀胱俞：在骶部，当骶正中嵴旁1.5寸，平第2骶后孔。治"腰以下至足清"，此为寒湿伤及膀胱经脉所致。刺膀胱俞，内则加强膀胱气化，以化寒湿，外则通经活络，以行气血，经脉得通，阳气循经而下，寒温湿化而腰足暖。

上髎：在骶部，当髂后上棘与正中线之间，适对第1骶后孔处。主"腰足痛而清"。寒湿之邪伤及下焦，气血不通，血不通则痛，气不通则寒，气血俱不通则寒而且痛。刺上髎能疏通膀胱经由腰至足之经脉，散寒化湿，行气活血，血通则痛止，气通则寒消。临床应配至阴，先刺上髎使之得气，后刺至阴泻血以脱气。

巨阙：在上腹部，前正中线上，当脐中上6寸。巨阙为任脉穴，位于心下，为心之募穴，心为上焦之主，心脉从胸走手。阴寒凝滞或心血内阻，心阳不展，心经阳气不能从由胸而至手，手失温煦而寒清。取巨阙，能通心脉而振奋心阳，阳气走手而手温和。

曲泽：在肘横纹中，当肱二头肌腱的尺侧缘凹陷处。曲泽为心包合穴，心包经脉由胸而手，过肘中，心包代心行事，心阳心阴心气心血必经心包而外行，心包血瘀则心血亦瘀，血气不能输布于外，刺曲泽能行心包与心两经之血，使气血达于上肢肢末，血热气温则上肢不寒。

飞扬：在小腿后面，外踝后，昆仑直上7寸，承山外下方1寸处。飞扬为太阳膀胱经络穴，气通肾与膀胱，入肾则温阳，归膀胱则化寒湿通经络，故取飞扬穴能调阴和阳，治疗"清虚袭虚"之"下部寒"。

手足闷

【症状】

手足闷是指手足烦闷不适，不痛不痒而心绪难宁的一种症状。其常见为痰浊、湿热闭阻经络，气机不通所致。

现代医学中的不安相当于本证。

【取穴】

手足闷可取内庭。

【精解】

内庭：足背第2、第3趾间的缝纹端。内庭为足阳明胃经荥穴，五行属水。湿痰之所生无外乎中焦脾胃，痰湿已成先伤脾胃，脾主四肢肌

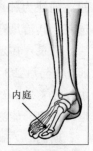

手足闷取穴

肉，浊气循经布散运行，阻于四肢经脉气机，阴阳经气衔接失于顺畅而肢体闷厥。刺内庭水穴，能化中焦湿浊，健脾理气，同时激发阳明气机，行气活血，气血流行，经脉顺畅，阳静阴和而手足安适。

手足不安

【症状】

手足不安是指手足扰动，不能自制。重者可伴有其器官的不自主运动如撅嘴、眨眼、伸舌等动作。本证不同于痫证和抽搐，无其他兼证，而且均于清醒时扰动不休。多见于小儿。

其常见病因多责之于心脾积热，肝肾阴虚等。

现代舞蹈病常见本证。

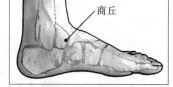

手足不安取穴

【取穴】

手足不安可取商丘。

【精解】

商丘：在足内踝前下方凹陷中，当舟骨结节与内踝尖连线的中点处。商丘为脾经之经穴，五行属金。"心为五脏六腑之大主，心动则五脏六腑皆摇"。脾主四肢，心脾积热则心神不安，脾气不宁发为四肢扰动。刺脾经子穴商丘，能泻脾经之实，并能生水滋阴清心，以除心脾积热，脾气宁静，则手足安宁，临症最好同时配合心经荥穴少府。

痹证

【症状】

痹证是指风寒湿等邪气侵袭肢体经络，而导致肢体关节疼痛、麻木、屈伸不利的一种病症。痹是指闭阻不通的一种病理现象。临床根据感邪特点和症状表现可分为行痹、痛痹、着痹、热痹等。

本证发病多由卫气虚弱、邪气外侵所致，如《素问·痹论》："内寒湿三气杂至，合而为痹。"此外，如果邪气久郁，或阳盛之体，尚可邪从热化而发为热痹。

【取穴】

痹证可取少商、曲池、梁丘、条口、下巨虚等。

【精解】

少商：在手拇指末节桡侧，距指甲角0.1寸。少商为手太阴肺经井穴，五行属木，木气通肝，肝主筋，所以本穴有疏调本经筋气机的作用，风寒湿邪侵袭手太阴肺经经筋、经脉，气血阻痹不通而成痹痛者，泻刺少商能宣肺以散风除湿，活血以通络脉，治疗风寒湿所致肺经闭阻之痹证。

曲池：屈肘成直角，在肘横纹外侧纹头与肱骨外上髁连线中点。曲池为手阳明大肠经合土穴，"土能胜湿"。取本穴，补土胜湿，治疗湿邪阻滞下肢经脉，气血不通之着痹，属上接经取穴法。

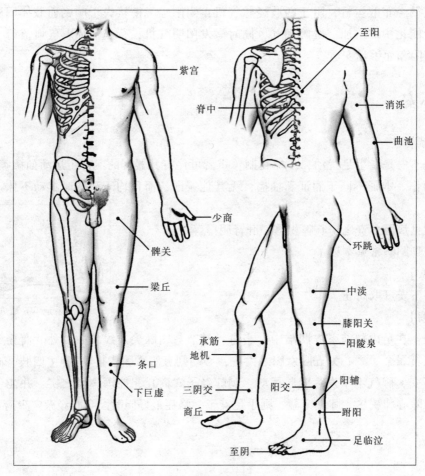

痹证取穴

梁丘：屈膝，大腿前面，当髂前上棘与髌底外侧端的连线上，髌底上2寸。《针灸甲乙经》言其治"痹膝不能尽伸，不可以行"。属局部取穴法。胃经过膝，梁丘在膝上，又为郄穴。刺之能激发深聚于梁丘中之气血，活血行气，散寒祛湿，通络止痛。

条口：在小腿前外侧，当犊鼻下8寸，距胫骨前缘一横指（中指）。条口为胃经胫部穴，既能健脾和胃，利湿通络，治疗清湿袭虚之下肢湿痹，亦能治疗风寒湿伤于肩部的肩痹。

下巨虚：在小腿前外侧，当犊鼻下9寸，距胫骨前缘一横指（中指）。下巨虚为胃经穴，又为大肠经下合穴，作为局部取穴，疏通胫部经脉，健脾化湿，治疗"痹胫重"。

商丘：在足内踝前下方凹陷中，当舟骨结节与内踝尖连线的中点处。《针灸甲乙经》言其治"骨痹烦满"。风寒湿邪伤于骨脉，则为骨痹，湿邪郁久化热，循经上扰则烦，湿阻中焦则满。商丘为脾经子穴，脾喜燥恶湿，脾经湿胜，湿胜伤阳，久则湿气入肾，脾肾同病而成骨痹烦满。泻脾经之子穴，利湿健脾，临症之时应配肾俞，开下焦助肾而利膀胱。

三阴交：在小腿内侧，当足内踝尖上3寸，胫骨内侧缘后方。三阴交为足三阴交会之所，可健脾、疏肝、补肾。刺之健脾祛湿，疏肝柔筋，补肾温阳，治疗寒湿伤阳，痹阻下肢之"湿痹不能行"。

地机：在小腿内侧，当内踝尖与阴陵泉的连线上，阴陵泉下3寸。地机为脾经郄穴，阴经之郄理血，本穴擅行气活血，所以又有血中之气穴之称。五脏属阴，内藏阴血，五脏藏精气而不泄，精气不泄但非不流，阴血运行循环于五脏之间，昼夜不息，一有气阻则阴血不行而发为阻闭，而成脏痹。刺地机，加强脾之运化，行血中之气，经气流行，阴血通畅，循环于五脏之间，则脏痹可医。

承筋：在小腿后面，当委中与承山的连线上，腓肠肌肌腹中央，委中下 5 寸。承筋为膀胱经穴，位于腓肠肌上端。寒湿之邪伤于下肢，寒性收引，易伤阳气，湿性黏滞，易伤筋脉，血气为之不行，则见下肢"痹寒转筋，胫痹不仁"。取承筋利膀胱以化湿，疏经活络以散寒邪，寒湿得气血流行，痹证得消。

跗阳：在小腿后面，外踝后，昆仑直上 3 寸。跗阳能化寒湿行气血，治疗下肢寒痹不仁。

至阴：在足小趾末节外侧，距趾甲角 0.1 寸。至阴治"脉踠上下，带胸胁痹无常处"。缘至阴为膀胱根井穴，五行属金，金能生水，气通少阴，刺之能滋阴清热，并能疏解膀胱以散寒邪，调和阴阳，内外兼治故治脉痹。

消泺：在臂外侧，当清冷渊与臑会连线中点处。消泺为三焦经穴。三焦主通行水道，为原气之别使，三焦气滞，则湿邪停留，阳气不行，筋脉失柔成湿痹。刺本穴开通三焦水道，通行三焦原气，化湿除痹。

环跳：在股外侧部，侧卧屈股，当股骨大转子最凸点与骶管裂孔连线的外 1/3 与中 1/3 交点处。环跳为足少阳胆经穴，刺之疏通胆经经脉，激发经气，行气活血，治邪气痹阻胆经之"胫痛不可屈伸，痹不仁"。临症配胆经之窍阴穴。

中渎：足少阳胆经穴，位于膝上 5 寸。与环跳相同，能激发胆经经气，疏通经络，行气活血。治疗"寒气在分肉间，痛上下、痹不仁"之症。

膝阳关：在膝外侧，当股骨外上髁上方的凹陷处。治疗"膝外廉痛，不可屈伸，胫痹不仁"，主要是通过局部的通经活络作用实现的。

阳陵泉：在小腿外侧，当腓骨小头前下方凹陷处。阳陵泉为胆经合穴，五行属土，又为筋会。"髀痹引膝，股外廉痛不仁、筋急"，属胆经经脉病。"因于湿首如裹，湿热不攘"，则大筋急，而小筋弛，发为痹或痿。寒邪伤于下肢，留而不去，少阳经筋气机阻滞而为痹为痛。刺本穴，健脾土化寒湿，调和诸筋之气而疏筋利节。

阳交：在小腿外侧，当外踝尖上 7 寸，腓骨后缘。阳交为足少阳经穴，有别阳、足髎之称，为阳维之郄穴。"阳维为病苦寒热"，刺本穴，能和诸阳经之气，解表散邪，治疗风寒湿火之邪伤及少阳经脉，经气不利的"寒热痹、髀胫不收"之症。

阳辅：在小腿外侧，当外踝尖上 4 寸，腓骨前缘稍前方。阳辅为胆经火穴，能补脾土之不足，能制肝木之偏盛，以针补之能益胆经阳气而化寒湿，故治寒湿阻滞胆经，肝郁气盛之"髀膝胫骨摇，酸痹不仁"之症。

足临泣：在足背外侧，当足 4 趾本节（第 4 趾关节）的后方，小趾伸肌腱的外侧凹陷处。足临泣为胆经之输木穴。少阳主枢机，邪气阻滞少阳，则枢机不利，气不得上下出入，经气循环不利，气滞血瘀而成"身痹"。刺胆经本穴足临泣，调和少阳枢机，改善十二经脉气血循环，故能治身痹。

紫宫：在胸部，当前正中线上，平第 2 肋间。紫宫为任脉穴，任脉气所发。紫色为高贵之色，为君主之官，心之正色，心居于其中，故为紫宫。心主身之血脉，心气虚，气不运血则血行不利，血行瘀滞，阻而成痹。任脉为诸阴经之海，其气通心，刺紫宫穴，激发任脉经气，鼓动心血行诸经之气，而治痹痛。

脊中：在背部，当后正中线上，第 11 胸椎棘突下凹陷中。脊中为督脉穴，居于脾俞之中，为通阳化湿之要穴。脾虚不运，中焦停湿，湿邪久郁则化热上熏，胆失疏泄而发为黄疸。复感寒湿则成内外合邪，如此则内有黄疸而外有痹痛，形成黄痹。刺脊中和督脉以通阳，运脾俞以化湿，内外兼调而治黄痹。

髀关：在大腿前面，当髂前上棘与髌底外侧端的连线上，屈髋时，平会阴，居缝匠肌外侧凹陷处。髀关为胃经髀部穴，髀部为下肢经气汇集之所。刺髀关一穴，能运阳明经气于膝足，行气血而通阳散寒。治疗"膝寒痹不仁，不可屈伸"之症。

膝肿痛

【症状】

膝肿痛是指膝部肿大疼痛而言。

本证可分为虚实两种情况：虚证多由肝脾肾三经气血亏虚所致。膝为肝脾肾三经之所系，肝主筋，脾主肉，肾主骨，而膝为筋、肉、骨之大会。若病后虚赢，三阴俱损，外邪渐侵于内，稽留膝部，则病膝肿痛；或小儿先天禀赋不足，肾气薄弱，阴寒凝聚于膝不解，发为肿痛，名曰鹤膝。实证可由内外寒湿或湿热，蕴结经脉，聚于膝部，化为肿痛，或外伤导致膝部青紫，血行迟滞，郁热生毒，发为膝肿痛。

本证可见于现代医学中的风湿热、风湿性关节炎、类风湿关节炎等病。

【取穴】

膝肿痛可取犊鼻、涌泉、侠溪、解溪、合阳、太冲等。

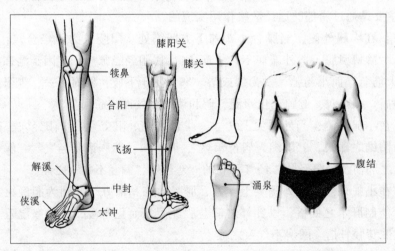

膝肿痛取穴

【精解】

犊鼻：屈膝，在膝部，髌骨与髌韧带外侧凹陷中。又称外膝眼。为胃经穴位。胃经为多气多血之经，行于膝，犊鼻位于膝上，可调节膝部气血，疏通局部经络，气血畅则邪滞自除。故无论何种类型之膝肿痛，皆可取本穴，以行气活血，健膝止痛。

涌泉：在足底部，蜷足时足前部凹陷处，约当第 2、第 3 趾趾缝纹头端与足跟连线的前 1/3 与后 2/3 交点上。肾主骨生髓，膝为骨之大会，肾气虚，阴寒凝聚于膝，寒性收引，发为肿痛。涌泉为肾之井穴，肾气由此泉涌而出，上行周身，故取此穴可补助肾气，滋肾之源，温化膝中之寒湿，寒湿除则膝痛消。

侠溪：在足背外侧，当第 4、第 5 趾间，趾蹼缘后方赤白肉际处。膝为下肢经脉通行之要道，跌仆损伤则造成局部青紫，血行迟滞，郁热生毒，发为膝肿痛。侠溪为胆之荥水穴，擅泄胆经湿热，行气逐瘀。又"荥输治外经"，故取之可清解膝中热毒，引火下行，则肿痛可得消散。

解溪：在足背与小腿交界处的横纹中央凹陷处，当蹋长伸肌腱与趾长伸肌腱之间。素嗜辛辣炙煿，肥甘厚味，则胃中积有湿热，湿热循经下注于膝，络脉闭阻，郁而化火，化为肿痛。解溪为胃经之经火穴，刺之可泻足阳明之火，通经活络，活血化瘀，清热消肿止痛。

合阳：在小腿后面，当委中与承山的连线上，委中下 2 寸。合阳为膀胱经穴位，足太阳经直行的分支与过髀枢旁行的分支俱合于委中，下膝过此穴合而下行，合阳为太阳两脉相合。若露卧受凉，或受渍于水湿之中，寒湿稽留，深伏于膝，气血阻滞，发为肿痛。本穴为太阳经气下膝初盛之处，取之可引太阳经气入膝以温化寒湿之邪，寒湿散则气血通，气血通则肿痛解。

太冲：在足背侧，当第 1、2 跖骨结合部前下凹陷处。太冲为肝之输土穴，肝经循行过膝。若肝经湿热，循经入于膝部，造成经络瘀滞，气血不通，不通则痛；肝主筋，肝经湿热则筋失所主，膝肿而弛软无力。泻太冲以清泄肝经湿热，利膝关节，湿热除筋有所主则强健有力。

中封：在足背侧，当足内踝前，商丘与解溪连线之间，胫骨前肌腱的内侧凹陷处。中封为肝之经金穴。肝经湿热所导致的膝部脉络壅阻，红肿疼痛，可补本穴助金以伐肝木，木为金削则肝旺得平，湿热得减，经行所过之膝部气血可得畅行。

腹结：在下腹部，大横下 1.3 寸，距前正中线 4 寸。腹结为脾经穴位。脾经上膝入腹，经气结于此，若寒湿困脾，则脾运化失职，水湿不布，湿性趋下，循经入膝，寒湿结聚，发为肿痛。取此穴清经络瘀滞，健脾以利湿，水湿输布正常则膝部寒湿可清，肿痛可消。

飞扬：在小腿后面，外踝后，昆仑直上 7 寸，承山外下方 1 寸处。飞扬为膀胱经络穴，通络于肾。肾主骨，肾虚则髓空，膝位于下尤甚，易为寒湿所乘，肿痛闭阻，关节活动不利。取此穴既助太阳经气以清寒湿，又补肾壮骨，收标本兼治之功。

膝关：在小腿内侧，当胫骨内侧髁的后下方，阴陵泉后 1 寸，腓肠肌内侧头的上部。肝经湿热，阻于膝部，以致络脉瘀阻，气结血滞，导致膝部红肿疼痛，可取膝关清肝之湿热，湿热清则瘀滞除，红肿疼痛可愈。

膝阳关：在膝外侧，当股骨外上髁上方的凹陷处。膝阳关为胆经穴位。如风寒客于膝，则上下之气血为风寒所滞，而屈伸不能，故取此穴，针以通其滞气，灸以散寒湿，膝之所以能屈伸，正在于此穴能使气血通畅的缘故。

转筋 （抽筋）

【症状】

转筋即抽筋，是指肌肉拘紧挛急、活动受限的症状。

转筋实证者多由寒湿或湿热之邪侵袭于筋肉而致，虚证则多见过劳抽筋，肝血亏虚及阳气不足所致之筋转。实证者往往偶发，筋肉抽掣挛急，滞硬不展而痛剧；虚证者则经常发作，筋脉拘紧不适，活动不利而痛轻。转筋多由长跑过量、寒冷刺激、血钙过低等引起。

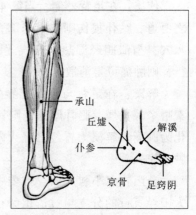

转筋取穴

【取穴】

转筋可取解溪、承山、仆参、京骨、足窍阴、丘墟。

【精解】

解溪：在足背与小腿交界处的横纹中央凹陷处，当踇长伸肌腱与趾长伸肌腱之间。感受湿热病毒，或脾虚湿盛，湿郁化热，湿热蕴结，伤阴耗血，筋膜干则筋急而转。故《素问》有云："湿热不攘，大筋软短，小筋弛长，软短为拘，弛长为痿。"解溪为胃经之经火穴，擅泄胃经湿热，清热以育阴，其经脉行于足，故尤宜治疗下肢因湿热而致的转筋。

承山：在小腿后面正中，委中与昆仑之间，当伸直小腿或足跟上提时腓肠肌肌腹下出现尖角凹陷处。寒湿之邪侵袭多先入太阳经脉，经气失宣，筋脉为寒湿所困，气血不和，故筋肉抽掣挛急。承山为膀胱经穴位，位腨肠分肉间，能行太阳经气以驱除寒湿之邪，活血止痛，尤对小腿腓肠肌痉挛所致筋转效果尤佳。

仆参：在足外侧部，外踝后下方，昆仑直下，跟骨外侧，赤白肉际处。仆参为膀胱经穴位，又为阳跷之本。足太阳为一身之巨阳，阳跷又主一身变动之根，灸此穴可鼓舞太阳、阳跷经气，巡行经脉之中，搜寒剔湿。因寒湿侵袭所致的筋转可取本穴，以行阳散寒，活血缓急，则挛痛可解。

京骨：在足外侧部，第5跖骨粗隆前下方赤白肉际处。京骨为膀胱经原穴，太阳经气所注之处，有推动太阳经气运行，布散阳气、温化寒湿的作用。下肢久浸于冷水中，筋脉收缩，太阳经气下循受阻，气不能温，血不能养，气血不和，加之寒性收引、凝聚，故筋为之拘，肉为之挛，气血不通而痛。取本穴补元气，引经气下行，运阳气以温寒水，寒湿得化则气血得通，筋转得舒而掣痛得蠲。

足窍阴：在第4趾末节外侧，距趾甲角0.1寸。胆为阳经，其名窍阴者，盖因其经接于厥阴，本穴为胆之井穴，有窍通于阴，功亦阴阳两治。肝主筋，肝血充筋脉得养，则筋舒得展，运用自如；失血过甚，或忧思过度而伤脾，不能运化水谷精微，生化无源，则肝血亏虚；血虚阴亦亏，不能制阳，虚火浮越，犯于脾胃则益伤后天，肝血愈虚而筋脉失养，故筋转而挛急。取本穴既可清泻胆火，使虚火下降，又能滋肝阴，养血以柔筋，从而达到一箭双雕，阴阳并治的目的。

丘墟：在外踝的前下方，当趾长伸肌腱的外侧凹陷处。丘墟为胆之原穴，少阳经气汇集之所，阴阳虚实诸证，皆可从原而治。肝血不足，血不柔筋，筋失所养，筋膜干而挛缩。肝胆相表里，故可取胆之原，以滋养肝血，降虚炎之火，则筋转之证可除。

胫痛（小腿酸痛）

【症状】

胫痛是指小腿疼痛且酸软无力而言。

胫痛可分为虚、实两证：虚证由肾虚引起，多缘房劳过度，髓减骨枯，或年老精血衰竭，或久病体虚，耗伤肾脏气阴而致。盖肾主骨，骨生髓，精髓不能充养胫骨，故胫痛酸软。实证由湿热下注于胫所致，多由感受水湿，湿浊入困皮肉，不得发越，化热伤气耗阴，使精髓难以充丰，故见此证。

胫痛为内伤证之一，以虚证为多，且临床多与其他虚损症候并见。另外还有因外伤而致胫痛，经络受损，气血阻滞，不通则痛。

【取穴】

胫痛可取条口、下巨虚、内庭、厉兑、隐白、环跳等。

【精解】

条口：在小腿前外侧，当犊鼻下 8 寸，距胫骨前缘一横指（中指）。条口为胃经穴位。若跌仆损伤胫部，伤及络脉，血溢脉外，成瘀血而阻络，经络不通而痛，胫部皮肉浇薄，血瘀难散。阳明经为多气多血之经，本穴正当胫外，

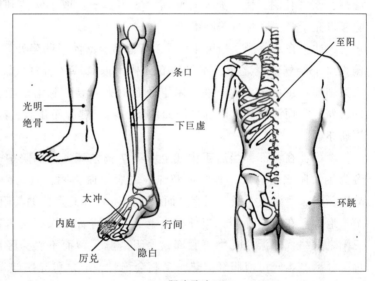

胫痛取穴

可疏通局部气血，通畅经脉，运行气血，气血行则瘀滞散。

下巨虚：在小腿前外侧，当犊鼻下 9 寸，距胫骨前缘一横指（中指）。下巨虚为小肠之下合穴，取之可助小肠分清泌浊，又为胃经穴位，可以健脾胃，运化水谷精微以养四肢百骸，及时补充肾精以主骨生髓，治疗骨枯髓减之胫痛。

内庭：足背第 2、第 3 趾间的缝纹端。"荥主身热"，内庭为泻胃火重要的穴位。若胃中湿热下注，顺经流留于胫部，湿热滞而不去，气机阻滞，则胫郁胀疼痛，可伴脘闷腹胀，大便溏泻，小便短赤，舌红苔黄腻，脉滑数。取本穴清泄胃经湿热，湿热除则郁滞通，胫痛消失。

厉兑：在足第 2 趾末节外侧，距趾甲角 0.1 寸。厉兑为胃之井金穴，本经子穴。阳明为多气多血之经，寒湿侵袭后易化湿化热，湿性下注，留于胫则胫热痛，或由外伤，胫部脉络损伤，胃经气血壅滞，不通而痛。"实者泻其子"，阳明经气实，泻厉兑可清利阳明湿热，活血化瘀，通经止痛。

隐白：在足大趾末节内侧，距趾甲角 0.1 寸。脾主四肢，隐白为脾之井木穴，其穴气

通肝。肝胆湿热之邪克脾，脾为湿热所困，湿热下注于胫，则胫热痛，泻脾之木穴，以治肝胆湿热，使之不致犯脾。

环跳：在股外侧部，侧卧屈股，当股骨大转子最凸点与骶管裂孔连线的外 1/3 与中 1/3 交点处。环跳为胆经穴位，足少阳、太阳之会，髀枢之会。古人云："冷风寒湿之伤人下部也，未有不先中此穴者，故一切腿膝艰难痛苦之病，皆取此穴。""胫气有街，其气流于两髀"，故取本穴可疏泄胫部瘀滞之邪，经络通则疼痛止。

光明：在小腿外侧，当外踝尖上 5 寸，腓骨前缘。光明为胆之络穴，别走厥阴肝经。湿热外侵或饮食不节，脾失健运，则生内湿，湿从热化，侵及肝胆，使肝胆失去疏泄条达之功，湿热下注于胫，脉络瘀滞不通而痛。本穴一穴而担两经，兼清肝胆之热，湿热解脉络通则不痛。

行间：在足背侧，当第 1、第 2 趾间，趾蹼缘的后方赤白肉际处。行间为肝经荥穴，阴荥火，为本经子穴。冒雨或浸渍水湿，胫部感受湿邪，湿浊阻络，不得散而郁久化为湿热，伤气耗阴，髓难充于骨而痛。实泻其子，取本穴清利肝胆湿热，通经活络，湿热除髓得充于胫，胫骨得养则不痛。

太冲：在足背侧，当第 1、第 2 跖骨结合部前下凹陷处。太冲为肝之输土穴，阴经以输为原，经气汇集之所，本经病变，皆可取其原。若肾气匮乏，元阴受损，筋脉失荣，不荣则痛；或肝经湿热下注，阻于胫而不去，导致脉络瘀阻，气血不通而为痛。宜取太冲，养肝阴而清湿热，因肝体阴而用阳，输土健脾而化湿，湿热清，肝阴得养则脉络畅，疼痛亦解。

至阳：在背部，当后正中线上，第 7 胸椎棘突下凹陷中。至阳为督脉经穴，此穴之旁为足太阳之膈俞穴，膈之上乃纯气之府，血为阴，气为阳，督脉至此而达上焦阳部，故曰至阳。寒湿困于胫，阴有余而阳不足，宜补此穴以助其阳，阳气布于胫则寒湿得散。

绝骨：在小腿外侧，当外踝尖上 3 寸，腓骨前缘。又名悬钟，绝骨为胆经穴位，足三阳之大络。寒湿之邪中于胫部，瘀阻络脉，留而不去，胫部气机阻滞不通而痛。胆经过于胫部，本穴可泄胆经湿热，又髓会绝骨，取之可充髓健骨，骨得髓充而不痛。补法，适于肾虚骨枯髓减之胫痛。

足趾伤

【症状】

足趾伤，即指足趾扭挫损伤，而致瘀肿疼痛之证。

足趾伤以足大趾多发，因其主任地运动，活动频繁，偶因剧烈动作而致扭挫，伤及筋脉，出现红肿胀痛。足次趾疼痛则多在急行军后，因过度疲劳而导致的疲劳性骨折。

【取穴】

足趾伤可取解溪。

【精解】

解溪：在足背与小腿交界处的横纹中央凹陷处，当踇长伸肌腱与趾长伸肌腱之间。足趾伤在足趾部络脉受损，经气瘀滞，逐渐导致气滞血瘀，出现肿胀疼痛，皮色可见青紫。解溪为阳明经穴，阳明为多气多血之经，如经络循行部位出现气滞血瘀，皆可行阳明经气，推动气血运行以活血化瘀，行气止痛。另外，足阳明经与足大趾、次趾、三趾有经脉相连，与足趾活动密切相关，解溪又位于踝关节之上，尤擅疏散踝下之气血壅滞，起到上通下达、承上启下、通经活络止痛的作用。

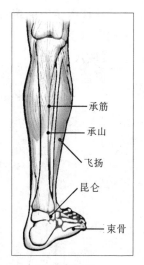

足趾伤取穴

腨痛（腓肠肌筋肉疼痛）

【症状】

腨痛是指腨肠部（小腿后腓肠肌部）筋肉疼痛的症状。

腨痛可由风寒、风湿及湿热之邪阻络引起，或肝肾亏虚导致。风寒袭络所导致的腨痛，其疼痛较甚而有定处，肢冷畏寒，得暖则舒；风湿阻络者，则疼痛重着不移，麻木酸楚；湿热下注于腨部者，腨肠红肿疼痛，筋脉拘急；肝肾亏虚者，则筋脉弛缓，酸软而痛。至于腨肠筋转所引起的腨痛，前已尽言，此不多赘。

【取穴】

腨痛可取承筋、承山、飞扬、昆仑、束骨。

【精解】

承筋：在小腿后面，当委中与承山的连线上，腓肠肌肌腹中央，委中下 5 寸。承筋为膀胱经穴。风寒之邪袭人，先中太阳，循经而下，至于腨肠，阻塞脉络，气血不畅，不通而痛。取本穴疏通腿后气血，使太阳经气得以下行，驱除贼风，温化寒邪，由是气血可通，脉络不塞，腨痛可除。

腨痛取穴

承山：在小腿后面正中，委中与昆仑之间，当伸直小腿或足跟上提时腓肠肌肌腹下出现尖角凹陷处。承山为膀胱经穴位，正位腨肠分肉间，无论何型腨痛，皆可取之行气血，散外邪。尤对风寒、风湿之邪引起的腨痛，疗效更佳。

飞扬：在小腿后面，外踝后，昆仑直上 7 寸，承山外下方 1 寸。肝主筋，肝阴血不足则筋脉失养，腨为筋脉之会，故酸软而痛。肝肾精血同源，而飞扬为膀胱经络穴，络于肾。故由肝肾精血不足，不能正常濡养筋脉所致之腨痛，可取本穴，滋补肾精，化生肝血，濡养筋脉。

昆仑：在足部外踝后方，当外踝尖与跟腱之间的凹陷处。由于外感湿热病邪，或素有蕴湿，复感热邪，或湿邪日久化热，湿热蕴结，而湿性趋下，可循经下注于腨部，闭阻经络，搏于气血，发为红肿热痛。昆仑为膀胱之经火穴，泻之可清本经火热之邪；膀胱又为州都之官，主水液的排泄，故本穴又能利水湿，如此则热得清、湿得导、经脉通畅、气血顺行、肿痛尽消。

束骨：在足外侧，足小趾本节（第 5 跖趾关节）的后方赤白肉际处。束骨为膀胱经之输木穴，膀胱属水，水生木，故为本经子穴。风寒、风湿、湿热之邪侵袭膀胱经脉，壅滞经络，阻塞气血，造成经脉不通，气血不畅，实邪为患而腨痛。"实者泻其子"，泻束骨以清壅滞于本经之实邪，邪去则痛止。

脚痛

【症状】

脚痛是指脚部疼痛，行走不利的症状。

最常见为扭挫伤所致脚部经络不通，气血不畅，而见脚部红肿疼痛，足不任地。其次为痹证的一个症状，脚部关节肿胀疼痛，往往伴有周身其他关节疼痛。再有为脱疽最主要的症候，脚趾剧烈疼痛，足寒不温，间歇跛行。

现代医学中的扭伤、风湿性关节炎、类风湿关节炎、血栓闭塞性脉管炎等疾病中可见此症状。

【取穴】

脚痛可取委阳、承筋、束骨、涌泉、昆仑等。

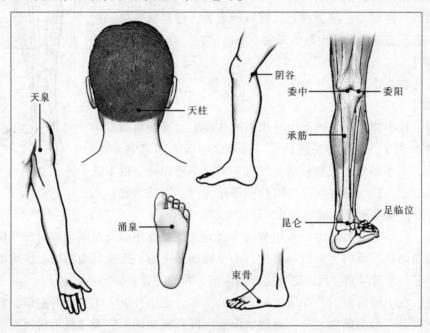

脚痛取穴

【精解】

委阳：在腘横纹外侧端，当股二头肌腱的内侧。湿热病邪侵袭，经脉痹阻不通，而湿性趋下，下注于足，蕴结经络，搏于气血，发为红肿疼痛。三焦主一身之气机，委阳为三焦下辅输，因三焦之络，有下行者，至此合于太阳，故取之以调整三焦气机，泄瘀滞之湿热；本穴又为膀胱经穴位，功可利下焦，清湿热，湿热清，气机通则脚不痛。

承筋：在小腿后面，当委中与承山的连线上，腓肠肌肌腹中央，委中下5寸。承筋为膀胱经穴，膀胱为州都之官，主"水液之余"的排泄。湿邪阻络之脚痛，为水之余不入膀胱，而入皮肉筋脉，见脚重痛难移。本穴位于小腿后筋中，筋连于脚，取之行膀胱气，给瘀滞之水湿以出路，又通经活络以止痛，湿去络通，通则不痛。

束骨：在足外侧，足小趾本节（第5跖趾关节）的后方赤白肉际处。束骨为膀胱经之输木穴，为本经子穴，位于脚侧。风、寒、湿、热之邪侵袭，造成足太阳经脉壅滞之实证，皆可遵循"实者泻其子"之理，泻束骨以清壅滞于本经之实邪，通经活络以止痛。

涌泉：在足底部，蜷足时足前部凹陷处，约当第 2、第 3 趾跖缝纹头端与足跟连线的前 1/3 与后 2/3 交点上。"伤于湿者，下先受之"，而"寒气入络而稽迟，泣而不行，客于脉外则血少，客于脉中则气不通，故卒然而痛"，湿与寒结，伤足，阳气闭阻，不得升腾，气血凝滞，脉络不通，筋脉拘挛，则见"五指端尽痛，足不任地"之症。涌泉为肾之井木穴，肾气发源于此，取之可育阴壮阳，阳气升腾，温寒化湿，寒湿除则气血通，筋脉舒展，脚痛可减。

昆仑：在足部外踝后方，当外踝尖与跟腱之间的凹陷处。风热或湿热之邪侵及膀胱之脉，壅滞于经络，气血运行不畅，湿性趋下，循经留滞于足部，正邪相争，气血相搏，发为肿热疼痛。昆仑为膀胱之经火穴，泻之可清太阳经火热之邪，导经脉之壅滞，通利关节，解除疼痛。

阴谷：在腘窝内侧，屈膝时，当半腱肌肌腱与半膜肌肌腱之间。肝、脾、肾三脏虚损，复因寒湿侵袭而致之脱疽证，脚痛如割，入夜尤甚，其足冰凉，其色紫暗。脱疽为阴寒之证，肾阳不振，然其阴精亦匮，故若骤以艾灸阳穴助其阳，恐燃虚火，证轻于一时，而益灼伤阴精，证愈难复。阴谷为水经之水穴，平补元阴元阳；又为肝之母经母穴，补益肝血亏虚，防风阳上扰之忧。

天泉：在臂内侧，当腋前纹头下 2 寸，肱二头肌的长、短头之间。天泉为心包经穴位，三焦主气，心包主血，血有水象，此穴自中冲而视之为最高，阴血自高而下泻，沆沆不绝，状如天泉而命名。脚痛为气血不能畅行所致，取本穴可行血，心包又与三焦相表里，故又能间接行气，气血运行正常则疼痛得以消除。

足临泣：在足背外侧，当足 4 趾本节（第 4 趾关节）的后方，小趾伸肌腱的外侧凹陷处。足临泣为胆经之输木穴，肝胆属木，本穴为木经木穴。因行走或跳越不慎而致脚扭伤，筋脉受伤，血渗脉外，而成瘀血，气机不通而痛。本穴舒筋活络，活血化瘀，瘀滞除则痛止。

天柱：在项部大筋（斜方肌）外缘之后入发际 0.5 寸，约当后发际正中旁开 1.3 寸。天犹头，柱犹项部两大筋，此穴紧贴筋旁，如擎天之柱，故曰天柱。天柱为膀胱经穴，膀胱经从后由项而下足，足所以能行亦有赖足跟后之大筋，筋断则足不可以行。若太阳经气不利，风湿侵袭，黏滞于筋而筋挛，故疼痛不利。取本穴下病上取，疏风湿而健筋脉，筋脉健，气血通，则行走如常。

足不仁（足部麻木）

【症状】

足不仁是指足部肌肤知觉迟钝或消失，不知痛痒的症状。

足不仁可由风寒入络，气血失荣，气滞血瘀，肝风内动，风痰阻络或湿热瘀阻于足部而致。其中虚证不仁足部软弱无力，《素问》中说："荣气虚则不仁，卫气虚则不用，荣卫俱虚则不仁且不用。"而实证则足部疼痛郁胀，单足不仁属肝风内动或风痰阻络者应考虑为中风先兆。

【取穴】

足不仁可取膀胱俞、白环俞、腰俞、风府。

【精解】

膀胱俞：在骶部，当骶正中嵴旁 1.5 寸，平第 2 骶后孔。膀胱俞为膀胱之背俞穴，足太阳经别，行入腰中，循膂络肾，下属膀胱，而膀胱之腑气，又输于此。寒湿阻于膀胱经，络脉壅塞，气血不能达于足，而腰以下清冷，足不仁。本穴为膀胱腑气输注之处，取之可利膀胱经祛湿，通肾阳散寒邪，从而使经气畅行于脉中，行瘀导滞，气血达于足则知觉如常。

白环俞：在骶部，当骶正中嵴旁 1.5 寸，平第 4 骶后孔。白环俞为膀胱经穴位，乃精之下孔，上通脑髓，下通溺管，与督脉并行，太阳两脉挟之，为人生死之关，言其白者，精之色，环者，督、任二脉如环无端。若房劳过度，肾精不足，精血同源，久而导致肝血亏虚，血虚生风，肝风内动而发为足不仁。取本穴补精填髓，滋水以涵木，并通过平衡督、任二脉，调节人体失调之阴阳，风阳得制，阴平阳秘则诸病除。

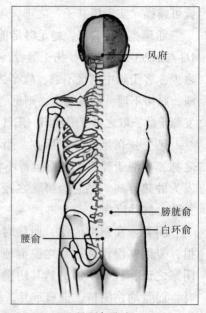

足不仁取穴

腰俞：在骶部，当后正中线上，适对骶管裂孔。腰俞为督脉第二穴，是腰中至要穴位，又名髓孔，其下正为骶管裂孔。寒湿入络，阳气郁闭，营气不行，而致之足不仁，取此穴以通督脉之阳，督之阳通，而一身之阳全通，阳气能够下行于足以散寒湿之邪，则不仁之证可除。

风府：在项部，当后发际正中直上 1 寸，枕外隆凸直下，两侧斜方肌之间凹陷处。风府为督脉、阳维之会，"为诸阳主气"，深部是枕骨大孔，刺不宜深，应半寸左右，深恐伤人。凡一切风寒之邪，俱由此穴入，而后及于周身，为风之府。腠理疏松，风寒外袭，经脉失荣，气血不和而致足不仁，可取此穴以驱全身风寒之邪，风寒除经脉通则气血和，知觉如常。

足不用 （足无力）

【症状】

足不用是指足部痿软无力，缓纵不收，甚或肌肉萎缩，出现功能障碍或功能丧失而言。

足不用可由肺热伤津，湿热浸淫，气血不足，肝肾亏虚，瘀血阻滞，卫气不行等原因所致。本证虽有实证，但以虚证为多，实证亦多为本虚标实，临症时不可见实即泻。

现代医学中的脑血管疾病后遗症、脊髓灰质炎后遗症、格林-巴利综合征、急性脊髓炎等疾病可见此症状。

【取穴】

足不用可取条口、下巨虚、丰隆、冲阳、天柱、然谷、完骨、丘墟。

【精解】

条口：在小腿前外侧，当犊鼻下 8 寸，距胫骨前缘一横指（中指）。脾胃为后天之本，气血生化之源。先天禀赋不足，或后天饮食失调，或久病失养，或久泻久痢，脾胃运化功能衰退，气血生化无源，百骸溪谷皆失所养，宗筋弛缓，及至足部痿废不用。条口为胃经穴位，阳明经为多气多血之经，故《内经》说"治痿独取阳明"，取本穴以健脾益气，补益后天，生化有源，则宗筋润，机关利，足乃能行。

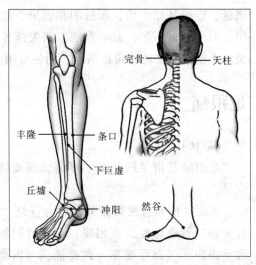

足不用取穴

下巨虚：在小腿前外侧，当犊鼻下 9 寸，距胫骨前缘一横指（中指）。下巨虚为胃经穴位，小肠之下合穴。"小肠者，受盛之官，化物出焉"，主"分清泌浊"，将由胃而来的水谷，进一步消化，清者吸收，再通过脾的转输而致全身各部。小肠泌别清浊功能失常，清浊俱下，脾无精微可输，宗筋不润，则可见足痿不用。取本穴调理小肠，行使其分清泌浊的功能，则脾有精可输；同时又能够健胃运脾，生化气血，滑润宗筋，则足不用有望渐复。

丰隆：在小腿前外侧，当外踝尖上 8 寸，条口外一横指，距胫骨前缘二横指（中指）。湿热之邪，浸淫肌肤筋脉，或过食肥甘厚味，久嗜辛辣酒醴，生湿化热，湿郁热蒸，筋脉痹阻所致。脾与胃相表里，脾主运化湿浊，丰隆为胃之络穴，擅健脾胃而利湿浊，涤荡湿热，湿热之邪除气血得复，足之筋肉得濡养，则足渐能用。

冲阳：在足背最高处，当𝑚长伸肌腱和趾长伸肌腱之间，足背动脉搏动处。阳明为多气多血之经，冲阳为足阳明胃之原穴，"五脏有疾也，当取十二原"，"治痿独取阳明"。故脾胃虚弱，气血不足，宗筋失养而致之足不用，正宜取本穴，以健运脾胃，化生气血，滋润宗筋，缓调慢养，足不用渐可康复。

天柱：在项部大筋（斜方肌）外缘之后入发际 0.5 寸，约当后发际正中旁开 1.3 寸。"上焦开发，宣五谷味，熏肤充身，泽毛，若雾露之溉，是为气"。温热之邪犯肺，肺金被灼，肺热叶焦，金燥水亏，津液不足以敷布，筋脉失其濡养而致足不用。天柱位于卫气初行之地，卫气剽疾滑利以抵御外邪入侵，故取之可行卫气，使邪不外侵；又能通太阳经气，清利湿热，使湿热由水道而出。湿热除，"上焦如雾"，津液输布正常，筋脉得养则诸症可除。

然谷：在足内侧缘，足舟骨粗隆下方赤白肉际处。然谷为肾经之荥火穴，然通燃，为肾火始灼，此穴接涌泉之脉上行，水之所溜为谷，故曰然谷。久病体虚，肝肾之阴血内耗，或纵欲无度，肝肾阴精枯涸，筋骨经脉失养，而足痿不用。精血不足，阴不制阳，则肝肾虚阳浮于外，灼于阴津则精血益虚。今取然谷，取其引火入水之意，降虚燃之火，滋虚损之精水，精血渐复，筋肉得养，足乃有望可用。

完骨：在头部，当耳后乳突的后下方凹陷处。完骨为胆经穴位，又为足少阳、太阳之会。足少阳、太阳循行皆从头至足，若经气循行不利，气血不达于足以养筋，发为足不用。下有病而上边取，取完骨从经气初行之地，推动经气运行，使之下达于足，气随血行，足之筋脉得养而能用。

丘墟：在外踝的前下方，当趾长伸肌腱的外侧凹陷处。丘墟为胆之原穴，本脏虚实诸证，皆可从原而治，而肝胆相表里，故本穴既能补益亏虚的肝血，又可平抑上扰之风阳。对于肝血不足，血不养筋，筋失所养而致之足不用，可取丘墟，以滋养肝血，降虚炎之火，枯涩之筋脉得血濡养，则足可用。

足跟痛

【症状】

足跟痛是指足跟部发生疼痛，而皮肤表面不红不肿的症状。

足跟疼痛与肾密切相关，因为肾经"别入跟中"，肾主骨生髓，肾虚骨髓失养则痛，而肝肾同源，故肝肾亏虚可致足跟痛；气血亏虚亦可致此证，《古今医鉴》云："凡足疼痛，皮不肿赤，筋不拘急，遇夜痛甚，凡此气虚而血不荣也。"此因气血虚，不能供养先天之本，髓虚骱空而见足跟疼痛。

现代医学中的足跟部骨质增生可见此症状。

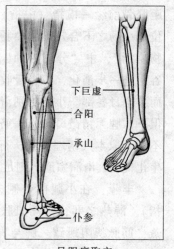

足跟痛取穴

【取穴】

足跟痛可取下巨虚、合阳、承山、仆参。

【精解】

下巨虚：在小腿前外侧，当犊鼻下9寸，距胫骨前缘一横指（中指）。下巨虚为小肠之下合穴，小肠为受盛之官，主分清泌浊，小肠功能失调，不能泌别清浊，"大便水谷利"，则脾无精可输，气血化生无源，致气血虚弱，久而先天亦失养，髓不充骨而痛。本穴功能调理小肠，使之行使分清泌浊的职责，同时又为胃经穴位，可健运脾胃，运化水谷，补充气血，气血充足，骨骼得养，则足跟不痛。

合阳：在小腿后面，当委中与承山的连线上，委中下2寸。合阳为膀胱经穴位，膀胱经的两个分支，过膝合而下行，故曰合阳。膀胱与肾相表里，肾精亏虚，髓不充骨，足跟骨骼失养而痛。足跟又位最下，若失养而骨骼空虚，则易为寒湿所侵，寒湿凝于足跟则痛益剧。取本穴既能间接补肾精髓，又可行膀胱经气以驱逐寒湿之邪，邪去正充则不痛。

承山：在小腿后面正中，委中与昆仑之间，当伸直小腿或足跟上提时腓肠肌肌腹下出现尖角凹陷处。肾经分支"别入跟中"，膀胱经与肾经相衔接，而其本身行于足之侧，其经筋结于踵。肾精亏虚，筋骨失养，肾与膀胱经筋失荣，不荣则痛。承山为膀胱经穴位，位于腨肠分肉之间，穴气较盛，针之可通过接经，补充肾经脉之气，又通过脏腑表里的关系，培补肾精，填益骨髓，骨得髓养，筋得阴柔则不痛。

仆参：在足外侧部，外踝后下方，昆仑直下，跟骨外侧，赤白肉际处。仆参在足跟骨陷中，一切足跟部疾患皆可取之，为局部取穴，能疏理结于跟部的膀胱经筋之气；又能间接可以调理肾气，使肾精得以下输至足跟，跟骨不空则不痛。

足下热

【症状】

足下热是指两脚心发热的感觉，其温度有的升高，有的并不升高。

足下热可由阴液亏虚，虚火内炎所致，以肝、脾、肾三脏阴虚多见，患者自觉足下热如火焚，心烦气躁，但一般温度不高或稍高；或由肾虚膀胱经湿热下注于足而发生，温度可升高。

【取穴】

足下热可取条口、三阴交、至阴、行间。

【精解】

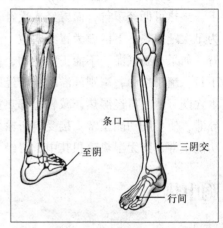

足下热取穴

条口：在小腿前外侧，当犊鼻下 8 寸，距胫骨前缘一横指（中指）。足下热多由阴虚所致，尤以肝、脾、肾三脏常见，其中更以脾虚为主因，脾为生血之脏，肝为藏血之脏，脾虚气血亏乏，久则肝阴受损；肾为先天之本，脾胃为后天之本，先天之本有赖于后天之本滋养，脾胃虚弱，气血化生不足，先天失养而致肾虚。故从本而治，"虚则补之"，取胃经穴位条口，补脾胃以养肝肾，虚损得补，则虚热可除。

三阴交：在小腿内侧，当足内踝尖上 3 寸，胫骨内侧缘后方。三阴交为脾经穴位，是脾、肝、肾三经交会穴。足下为肾经所过，肾阴液不足，阴不制阳，则发为足下热。本穴最能补助阴血，阴不足而阳偏亢皆可取本穴，刺时针尖稍偏上而深，调肾经，"随而济之"，则阴血可补，虚火可收。

至阴：在足小趾末节外侧，距趾甲角 0.1 寸。因肾阴虚而致之足下热，可由房事不节，纵欲过度，损伤肾精，导致肾阴虚损，阴不制阳而来。至阴为膀胱之井穴，阳井金，为本经母穴，"虚者补其母"，而膀胱与肾相表里，肾经又起于足下，故补膀胱即补肾。肾精得到补充，阴阳逐渐趋于平衡，虚火得泻，足下热可除。

行间：在足背侧，当第 1、第 2 趾间，趾蹼缘的后方赤白肉际处。肾主水，肾虚下焦气血不行，则可有水湿停聚，郁久化热，湿性趋下，故湿热之邪可下注于足心，见足心发热疼痛之症。行间为肝经荥穴，阴荥火，为本经子穴。肝肾同源，肾虚往往及肝，导致肝经亦为湿热所阻，而水生木，肝经又为肾经之子，实泻其子，取本穴清利肝肾下注之湿热，此为治标。同时可配肾俞、太溪，补肾以行水，为治本之法，标本兼治，足热可消。

足次趾间热

【症状】

足次趾间热为《针灸甲乙经》所载之证，临床少有见闻，依理应为足次趾红而兼肿，并可有疼痛，为胃经湿热下注所致。

【取穴】

足次趾间热可取下巨虚。

【精解】

下巨虚：在小腿前外侧，当犊鼻下9寸，距胫骨前缘一横指（中指）。饮食不节，或过食辛辣肥甘之品，导致胃中积有湿热，湿性趋下，湿热可循经下行，而胃经入次趾及中趾外间，湿热注于此，则发为足次趾间热。下巨虚为胃经穴位，又是小肠经下合穴，小肠紧接于胃，如果小肠气滞，不能正常化物，胃中水谷下输不利，湿热亦不得下行，壅于胃中，满则外溢，溢于经脉，渗于足而发为足趾间热。取本穴既可清利胃经湿热，减轻患部热痛之症，又能行小肠腑气，理气导滞，使小肠功能正常，接受胃所输水谷，而胃以通降下行为顺，胃功能正常，则无湿热蕴积其中，胃经气行亦正常。

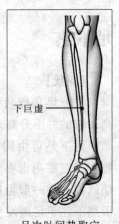

足次趾间热取穴

胸中热

【症状】

胸中热是指自觉胸中烦热，闷乱不安的症状。本证包括阴虚内热所致五心烦热之心胸烦热，亦有因其他因素所致者。

本证可由热扰胸膈，湿热郁蒸，阳明燥结，气阴两伤及阴虚火旺等引起。

【取穴】

胸中热可取中府、云门、隐白、大杼、肺俞等。

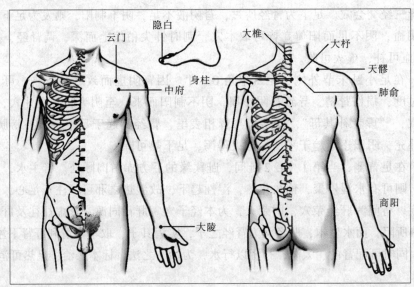

胸中热取穴

【精解】

中府：在胸外侧部，云门下1寸，平第1肋间隙处，距前正中线6寸。中府为肺经起始穴，手足太阴经交会穴，是胸中之气聚集之处。肺主气，又为娇脏，易为外邪所侵，胸者肺之府，故热壅于肺则胸中热。本穴为肺之募穴，募主泻实，刺之可清肺泄热。

云门：在胸外侧部，肩胛骨喙突上方，锁骨下窝凹陷处，距前正中线6寸。云门为肺经第二穴，亦泻肺，除胸中热。

隐白：在足大趾末节内侧，距趾甲角 0.1 寸。隐白为脾之井穴，脾经与心经相接续，若中焦受阻，脾失健运，或饮食不节，损伤脾胃，湿郁化热，湿热蕴结，上蒸心胸，则气满胸中热。"井主心下满"，取本穴可清热宽胸，健脾利湿。

大杼：在背部，当第 1 胸椎棘突下，旁开 1.5 寸。大杼为膀胱经穴位，足太阳、手太阳之会。手太阳与心相表里，本穴为足太阳经离项入背之始，故刺之可利膀胱与小肠，引热下行，有上清下利之功效，治疗"胸中郁郁气热"。

肺俞：在背部，当第 3 胸椎棘突下，旁开 1.5 寸。肺俞为肺之背俞穴，擅补肺之不足，而胸为肺之分野。对于气阴两伤，阴虚火旺所致之胸中热，皆可取本穴以补助不足之阴，使虚热得消。

天髎：在肩胛部，肩井与曲垣的中间，当肩胛骨上角处。天髎为三焦经穴位，手少阳、足少阳、阳维之会。若肝胆疏泄失职，湿热交蒸，热扰心胸则胸中热满。本穴通胆经，刺之可泄肝胆湿热，而三焦为决渎之官，水道出焉，故取本穴又能通水道，使热由水道而出。

大椎：在后正中线上，第 7 颈椎棘突下凹陷中。大椎为督脉与足三阳之交会穴，为泄热要穴，凡实热蕴积胸中，致心胸烦闷，皆可泻大椎以除蕴热，则烦热顿消。

身柱：在背部，当后正中线上，第 3 胸椎棘突下凹陷中。身柱为督脉穴位，位于三椎之下，平肺俞，刺之能通郁滞之阳，泄心肺郁热，为前病后治。

大陵：在腕掌横纹的中点处，当掌长肌腱与桡侧腕屈肌腱之间。大陵为心包经之输、原穴，五行属土，为本经子穴。心包经历络三焦，其络脉又络于心系，故心包虽卫络于心，但一旦邪炽难解，则必传于心。实则泻其子，可清热除烦，宽胸利气，用于治疗热蕴于心包，或心火上炎之胸中热。

商阳：在手食指末节桡侧，距指甲角 0.1 寸。手阳明经属大肠而络肺，肺为华盖之脏，遮蔽心君，肺又为娇脏，若肺热壅盛，易致肺枯叶焦，而心必受其累，故"邪客于手阳明之络，……胸中热"。商阳为手阳明之井穴，表里同治，用表里接经刺法可清肺泻火，使肺复行其华盖之职；井主心下满，取之又能宽胸利气，解除烦热之苦。

胸肿

【症状】

胸肿是指胸部膨隆胀满，异于常形而言。

本证可由寒湿困脾，肺阴不足，肺肾阳虚等导致。

大致相当于现代医学中的肺气肿、肺源性心脏病中出现的桶状胸症状。

【取穴】

胸肿可取乳根。

【精解】

乳根：在胸部，当乳头直下，乳房根部，当第 5 肋间

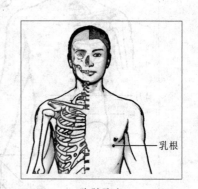

胸肿取穴

隙，距前正中线 4 寸。为胃经穴位，取之可健运脾胃，散寒除湿，使脾胃功能正常，化生水谷精微，润养心肺，补助先天。宜横向中庭透刺。

阳强

【症状】

阳强是指阴茎异常勃起，经数小时、数日甚至逾月不衰的症状。又称"纵挺不收"、"阴挺长"、"强中"、"茎强不痿"、"阴举不衰"等。

本证由肝经湿热，或阴虚火旺所导致。治疗切忌温补。

性神经功能紊乱、腰骶部外伤等可见此症。

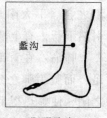

阳强取穴

【取穴】

阳强可取蠡沟。

【精解】

蠡沟：在小腿内侧，当足内踝尖上5寸，胫骨内侧面的中央。足厥阴肝经环阴器，前阴为宗筋之所聚，故足厥阴之筋维络诸筋。肝火为相火，若肝经实热，相火亢盛，性欲亢进，同房后阴茎仍异常勃起，历时日而不衰痿，并见阴茎胀痛，瘀血青紫，尿痛困难，又兼口苦而渴，大便秘结等症。如《灵枢》所云足厥阴肝之经筋："伤于热则纵挺不收"，"实则挺长"。蠡沟为肝之络穴，此络经胫上睾，结于茎垂，故刺之可疏肝理气，通经活络，泻过亢之相火，使宗筋不为热邪所伤，则阳强之证可解。

善悲

【症状】

善悲是指未遇悲哀之事，经常悲伤欲哭，不能自制的症状。

本证以虚证居多，可由心肺气虚，肝气郁滞，心阴不足，气血虚弱等导致。

【取穴】

善悲可取鱼际、解溪、隐白、漏谷、大横等。

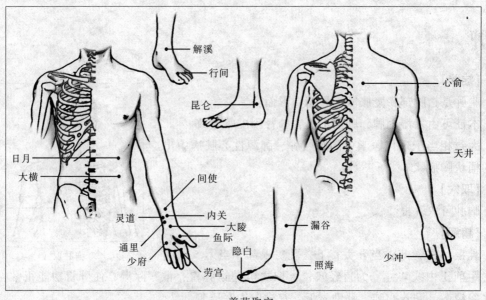

善悲取穴

【精解】

鱼际：在手拇指本节（第 1 掌指关节）后凹陷处，约当第 1 掌骨中点桡侧，赤白肉际处。悲为肺之志，《素问》曰："精气并于肺则悲。"肺藏魄，肺气不足，则魄不藏于肺，而见情绪低落，郁郁寡欢，并兼气低声怯，咳嗽少气，动则自汗，面白无华等症。鱼际为肺之荥穴，取之能温补肺气，藏魄于内，魄安则悲无从生。

解溪：在足背与小腿交界处的横纹中央凹陷处，当姆长伸肌腱与趾长伸肌腱之间。解溪为胃之经穴，五行属火，胃中无火则不能腐熟水谷，不能腐熟水谷则脾无精可散，脾不散精则气血衰弱，气血衰弱则五志无所附，凄凄善悲而不乐。取本穴可补助胃火，养后天之本，资气血化生之源。

隐白：在足大趾末节内侧，距趾甲角 0.1 寸。隐白为脾之井木穴，又为十三鬼穴之鬼垒穴，其穴气通肝。能疏肝理气，宁神定志，治疗善悲欲哭。

漏谷：在小腿内侧，当内踝尖与阴陵泉的连线上，距内踝尖 6 寸，胫骨内侧缘后方。忧思伤脾，脾伤则健运失常，而气血化生不足，故久思亦可生悲。漏谷为脾经穴位，太阴别络，取之运脾以生气血，解忧思以除悲。

大横：在腹中部，距脐中 4 寸。大横为脾经平脐穴位，为足太阴、阴维之会。阴维维系诸阴，脾为诸阴之本，主化生气血，濡润于身，故能治疗气虚血枯之善悲。《百证赋》亦曰："反张悲哭，仗天冲大横须精。"

灵道：前臂掌侧，当尺侧腕屈肌腱的桡侧缘，腕横纹上 1.5 寸。《灵枢》曰："心气虚则悲。"灵道为心经穴位，所行为经，为心神所行之处，心气不足，心主血无力，血脉不充，则心痛悲恐。取本穴可鼓动心气，拓神灵之道，使血运如常。

通里：在前臂掌侧，当尺侧腕屈肌腱的桡侧缘，腕横纹上 1 寸。通里为心经之络穴，通于脏腑，刺之可补益心气，行气活血，宁神而止悲。

少府：在手掌面，第 4、第 5 掌骨之间，握拳时，当小指尖处。少府为心之荥穴，少者，指少阴经而言；府者，藏物之名，因火经而遇火穴，有藏物之象，故曰少府。心气不足，气弱神怯，则悲恐畏人。取此穴以补心气，助心火，使心火温煦神明，悲恐自止。

少冲：在小指末节桡侧，距指甲角 0.1 寸。少冲为心经之井穴，属木，无木则火不燃，多薪则火必旺，故取本穴可以木生火，扶助心气，温养心神。

心俞：在背部，当第 5 胸椎棘突下，旁开 1.5 寸。心俞为心之背俞穴，功能滋养心阴，温补心气，调血安神，使神明安居于内。

照海：在足内侧，内踝尖下方凹陷处。照海为肾经穴位，八脉交会穴，通阴蹻脉。心之气阳不足，心肾交通不利，不能温煦肾水，寒水上泛，水气凌心，阳被阴郁，而致善悲不乐。取本穴可温肾利水，使心不受阴寒所犯。

间使：在前臂掌侧，当曲泽与大陵的连线上，腕横纹上 3 寸，掌长肌腱与桡侧腕屈肌腱之间。间使为心包经穴位，心主神明，心包乃心主臣使之官，本穴所行为经，故取本穴可助心包阴血，养护心神，使悲忧不生。

内关：在前臂掌侧，当曲泽与大陵的连线上，腕横纹上 2 寸，掌长肌腱与桡侧腕屈肌腱之间。内关为心包之络穴，在两筋之间，八脉交会穴，通阴维脉。手厥阴、阴维皆行于心胸，故本穴具有养血宁心安神，宽胸通络定志的作用。

大陵：在腕掌横纹的中点处，当掌长肌腱与桡侧腕屈肌腱之间。心气虚则善悲，悲伤太过则心气益虚，并能伤及心包络，《素问》曰："悲哀太过则包络绝，包络绝则阳气内动，发则心下崩。"大陵为心包之输、原穴，脏有病则取其原，补大陵可补助心包之气，防悲哀所伤，心包气盛则心气亦充，悲苦不生。

劳宫：在手掌心，当第2、第3掌骨之间偏于第3掌骨，握拳屈指的中指尖处。劳宫为心包之荥穴，火经火穴，刺之可助心包阳气，暖养心神，心气充则不悲。

天井：在臂外侧，屈肘时，当肘尖直上1寸凹陷处。天井为三焦之合土穴，所入为合，入里通脏腑，故合治内腑。上焦为心肺所居，心肺气虚，则悲伤不乐。取本穴开发上焦之气，宣五谷味，若雾露之溉，补养心肺之气。

日月：在上腹部，当乳头直下，第7肋间隙，前正中线旁开4寸。日月为胆经穴位，足太阴、少阳、阴维三经所会之处。胆为中正之官，喜疏泄而恶抑郁，情志不舒，则肝胆之气郁结，气郁不泄，而见太息善悲。气郁横逆犯脾，脾胃受伤，久而亦可导致气血两虚。日月又为胆之募，取之疏肝利胆，行气解郁；又通足太阴、阴维，亦能和解胆胃，使脾胃健运如常。

行间：在足背侧，当第1、第2趾间，趾蹼缘的后方赤白肉际处。精神郁闷，思虑不遂，则肝气怫郁，郁结不解，发为脏躁，悲不乐。《金匮要略》曰："妇人脏躁，喜悲伤欲哭，像如神灵所作，数欠伸。"行间为肝经荥穴，刺之疏肝理气，开郁解结，气机运转正常，则精神平和，防止出现《灵枢》所载"肝悲哀动中则伤魂"的情况。

昆仑：在足部外踝后方，当外踝尖与跟腱之间的凹陷处。心肺之气不足则悲，"悲则气消"，心肺之气益虚，气浮无根，飘摇不定。昆仑为膀胱经穴位，刺之取山之沉稳之象，固摄虚浮之气，使心旌不乱。肾与膀胱相表里，水火相济，肺肾相生，故又能宁心安神，扶助肺气，使悲怆之情渐减。

烦闷

【症状】

烦闷是指心中烦热不安，郁闷不解的症状。

本证可见于内伤外感诸病，常由火热引起，以实证居多。常见有阳明实热，表寒郁热，热入营血，少阳郁热，痰火内扰，瘀血冲心，阴虚火旺等。

【取穴】

烦闷可取太渊、心俞、大钟、灵道、阴交等。

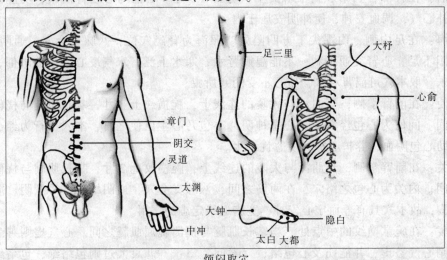

烦闷取穴

【精解】

太渊：在腕掌侧横纹桡侧，桡动脉搏动处。风寒袭表，内有郁热不伸，肺气不得宣发，可见"咳逆烦闷不得卧"，发热，恶寒，身痛，无汗等症。太渊为肺之输、原穴，刺之宣发肺卫，疏散表寒；又能使肺行其肃降之职，清肺中郁热，热清则烦闷可解。

心俞：在背部，当第5胸椎棘突下，旁开1.5寸。心为君主之官，居于上焦，肺之华盖之下，被邪热所扰则"胸中愊愊不得息"。故《杂病源流犀烛》云："烦躁，心经火热病也。"心俞为心之背俞穴，刺之前病后取，开胸除烦，行气解热，使胸中平静如初。

大钟：在足内侧，内踝下方，当跟腱附着部的内侧前方凹陷处。肺主吸气，肾主纳气，肾气不足，纳气无力，气浮于表，"病气逆则烦闷"。大钟为肾经之络穴，别走足太阳，属阴而通阳，刺之能补肾纳气，升阴降阳，气纳有节，则气不逆上，而无烦闷之证。

灵道：前臂掌侧，当尺侧腕屈肌腱的桡侧缘，腕横纹上1.5寸。气分病邪不解，邪热乘虚内陷心营，热窜血络，迫血妄行，热盛伤阴，而见闷乱烦满，斑疹透发，吐血衄血等症。灵道为心之经穴，性走而不守，刺之可泻火清营，凉血宽胸。

阴交：在下腹部，前正中线上，当脐中下1寸。久病伤阴，或七情内伤，或年老体衰，肾阴不足，水亏火浮，上扰心神，而见虚烦不寐，躁扰不宁，心悸怔忡，健忘多梦，腰膝酸软，手足心热，潮热盗汗，口燥咽干，尿黄便干等症。阴交为任脉穴位，任脉、肾经、冲脉之会，任为阴脉之海，冲为血海，肾为真阴所发之脏，而本穴为三经阴血汇聚之处，故刺之可滋阴补血，阴充则虚热自灭，虚烦乃止。

太白：在足内侧缘，当足大趾本节（第1跖骨关节）后下方凹陷赤白肉际处。太白为脾之输、原穴，属土。外感热病，不解而入于里，阳明热盛，腑气不通，燥热上扰，而见"热病满闷不得卧"，大便不通或热结旁流，腹痛拒按等证。胃与脾相表里，泻本穴可通泻腑气，清降胃热，诸症得减。

隐白：在足大趾末节内侧，距趾甲角0.1寸。隐白为脾之井木穴，穴名隐白者，以脾经为土，而土生金，金之色白，金隐于土中，故曰隐白。中焦蕴热，循经上传，火盛烁金，"热客于肺则烦"。"井主心下满"，故取本穴可泻脾清肺，烦闷乃消。

中冲：在手中指末节尖端中央。中冲为手厥阴井穴，属木，"井主心下满"，本经属心包而络心，治疗各种原因引起实热证之烦闷。

大杼：在背部，当第1胸椎棘突下，旁开1.5寸。大杼为足太阳、手太阳之会，骨会大杼，适位胸上，刺之可泄郁于胸中之邪热，宽胸解烦。

大都：大都在足内侧缘，当足大趾本节（第1跖趾关节）前下方赤白肉际凹陷处。大都为脾经穴位，脾经之支脉注心中，而经云："气乱于心则烦。"故取大都泻火穴引火下行，而心火得泻，心气畅顺。

足三里、章门：足三里在小腿前外侧，当犊鼻下3寸，距胫骨前缘一横指（中指）。章门在侧腹部，当第11肋游离端的下方。足三里为胃之合穴，章门为肝经穴位，脾之募穴，"脏会章门"。对于肝郁脾虚中焦气滞，湿热上蒸所致之烦闷，可取足三里、章门而治之。

惊风

【症状】

惊风是指小儿常见的一种以抽搐伴神昏为特征的症候，又称"惊厥"，俗称"抽风"。惊风的症情往往比较凶险，变化迅速，威胁小儿生命，故《东医宝鉴》曰："小儿疾之最危者，无越惊风之证。"惊风分急惊、慢惊两种，凡起病急暴，属阳属实者，统称急惊风；病久中虚，属阴属虚者，统称慢惊风。

急惊风可由感受时邪，痰热积滞，暴受惊恐等引起；慢惊风则多由土虚木亢，脾肾阳虚，阴虚风动等而导致。

【取穴】

惊风可取大敦、颅息、长强、筋缩、商丘等。

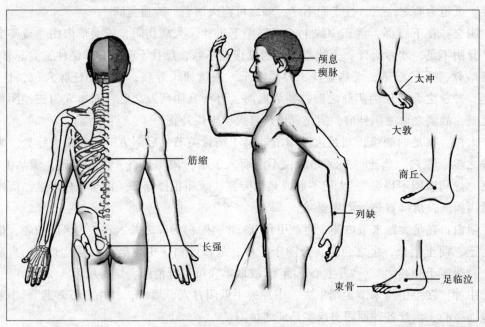

惊风取穴

【精解】

大敦：在足大趾末节外侧，距趾甲角0.1寸。由于暴吐暴泻，久吐久泻，或因急惊治疗不当，过用峻利之品，以及他病误汗误下，导致脾阳不振，土虚木盛而生风，"小儿痫瘈"。大敦为肝经井穴，与隐白同出足大趾，有土厚而木茂之意，今土虚而木独亢化风，故取本穴可抑木息风，健脾生土。

颅息：在头部，当角孙与翳风之间，沿耳轮连线的上、中1/3的交点处。颅息为三焦经穴位，气之往来曰息，本穴在耳后青络脉，为颅中与耳相通之处，故曰颅息。小儿脏腑娇嫩，行气未充，外感六淫，皆能入里化火，热极生风。取本穴散三焦之邪热，息风止痉。

长强：在尾骨端下，当尾骨端与肛门连线的中点处。长强为督脉起始穴，通足少阴、少阳，又为督之络，别走任脉。若肾阴亏损，不能滋养肝木，肝血不足，筋失濡养，以致水不涵木，阴虚风动。取本穴可通胆经息风，滋肾助阴血，而督任主人一身之阴阳，故刺之又能平衡阴阳，则惊痫自止。

筋缩：在背部，当后正中线上，第9胸椎棘突下凹陷中。筋缩为督脉穴位，肝主筋，惊风之"搐、搦、颤、掣、反、引、窜、视"，八候皆与筋脉拘急有关。取本穴可疏肝解郁，消风泄热，缓解筋急，治疗小儿惊痫。

商丘：在足内踝前下方凹陷中，当舟骨结节与内踝尖连线的中点处。商丘为脾之经穴，属金，金克木，补之既可健运脾胃，化痰利湿；又能平肝息风，抑制肝木，使之不致克脾。对于吐泻过剧之脾虚生风，取本穴治疗尤宜。

瘛脉：在头部，耳后乳突中央，当角孙与翳风之间，沿耳轮连线的中、下 1/3 的交点处。瘛脉为三焦经在耳后穴位，瘛疭之症，在下为肝胆经之病，在上为手厥阴、手少阳之病，以此四经为木火相生之经，而瘛疭非火不作，穴名瘛脉者，言本穴乃瘛疭之本也。故对于小儿痫痉，刺之是为正治。

足临泣：在足背外侧，当足 4 趾本节（第 4 趾关节）的后方，小趾伸肌腱的外侧凹陷处。足临泣为胆经之输穴，木经木穴，取之可泻有余之木气，木有余即为风，惊风一证木皆有余，故取本穴以泻之。

列缺：在前臂桡侧缘，桡骨茎突上方，腕横纹上 1.5 寸，当肱桡肌与拇长展肌腱之间。小儿肌肤薄弱，腠理不密，易感受风邪，侵及肌表，未解而入里化热，热极生风，发为神昏，惊厥，并兼风热表证。列缺为肺之络穴，刺之疏风清热，散邪止痉，使热邪不致入里。

束骨：在足外侧，足小趾本节（第 5 跖趾关节）的后方，赤白肉际处。束骨为膀胱之输木穴，膀胱与肾相表里，为水脏，若肾阴不足，而肝肾同源，肝血亦虚，水不涵木，肝风内动，肢体拘挛，抽搐。取本穴泻木以生水，滋水涵木，使风息于内，惊痫不发。

太冲：在足背侧，当第 1、第 2 跖骨结合部前下凹陷处。《小儿药证直诀》曰："小儿急惊者，本因热生于心，身热面赤引饮，口中气热，大小便黄赤，剧则搐也，盖热甚则风生，风属肝，此阳盛阴虚也。"太冲为肝之输、原穴，动脉应手陷中，肝藏血，冲脉自肾脉下会于肝脉，至此为极盛之地，故曰太冲。又云：诊病人太冲脉有无，可以决生死。刺之可清肝泄热，镇惊息风，热泄则阴存，抽搐可止。

痉证

【症状】

痉证是以项背强急，四肢抽搐，甚至角弓反张为主要表现的病症。可见于多种疾病。"痉厥"、"瘛疭"、"痫瘛筋挛"等皆属本证。

本证在《内经》中主要认为外邪致病，以后逐渐发现内伤亦可导致。其主要病因有邪壅经络，热甚发痉及阴血亏损，筋脉失荣等。一些中毒也可引起。总之，痉证为筋脉之病。筋脉因风寒湿邪壅阻经络，气血不畅，失其濡养，或高热耗阴，亡血、过汗、误下等阴血亏竭，血不濡筋，则筋脉拘急，而成痉证。

【取穴】

痉证可取腕骨、大杼、肝俞、膀胱俞等。

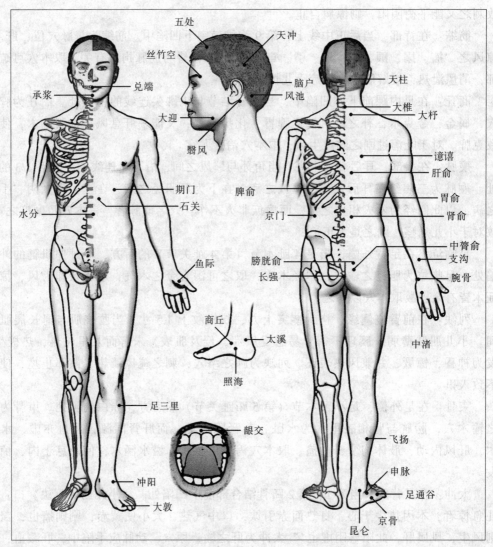

痉证取穴

【精解】

腕骨：在手掌尺侧，当第 5 掌骨基底与钩骨之间的凹陷赤白肉际处。腕骨为小肠经原穴，小肠经由手曲折走头，手太阳为有火无寒之经，外感风邪，邪易闭阻经络，气血运行不利，筋脉失养，拘急而成痉。取本穴可通经活络，行气活血，筋脉得养而不发痉证。

天柱：在项部大筋（斜方肌）外缘之后入发际 0.5 寸，约当后发际正中旁开 1.3 寸。风邪所袭，先入太阳，闭阻经络之中，《素问》曰："诸暴强直，皆属于风。"致四肢抽搐，而足太阳所行之项部，亦强直僵硬。天柱为膀胱经穴位，位于项后两筋之间，刺之可通经活络，缓解筋急；又可疏散风邪，风散络通则搐止。

大杼：在背部，当第 1 胸椎棘突下，旁开 1.5 寸。大杼为膀胱经穴位，又为小肠、三焦、胆、膀胱相会于督脉之所，"骨会大杼"。肝主筋，"宗筋主束骨而利机关也"，肝风内动则筋挛抽搐，而骨亦为之紧急，故脊强互引。泻骨会间接泻筋，使风息不生。

肝俞：在背部，当第 9 胸椎棘突下，旁开 1.5 寸。肝藏血，主身之筋膜，《素问》曰："食气入胃，散精于肝，淫气于筋。"筋赖血之濡养。若久病致虚，津血亏损而致肝血不足，筋失所养，而见手足抽搐。肝俞为肝之背俞穴，擅滋肝补血，疏泄气机，筋得血之润养则不拘急。

膀胱俞：在骶部，当骶正中嵴旁 1.5 寸，平第 2 骶后孔。《素问》曰："诸痉项强，皆属于湿。"若湿热入侵，灼伤阴液，湿热挟风，风动而四肢抽搐。本穴为膀胱之背俞穴，足太阳之正，行入腰中，循膂络肾，下属膀胱，而膀胱之腑气，又输于此。膀胱为州都之官，气化则能出焉，故取本穴可助膀胱气化，利湿清热，热清则阴液可复，内风自息。

申脉：在足外侧部，外踝直下方凹陷中。阳跷起于申脉，主跷动之阳，《难经》曰："阳跷为病，阴缓而阳急。"刺本穴从经气初起处泄阳跷之热，平衡阴阳跷脉，缓解拘急。

中渚：在手背部，当环指本节（掌指关节）的后方，第 4、第 5 掌骨间凹陷处。中渚为三焦经之输木穴，三焦为相火之经，通行上中下三焦之气，有所郁滞则相火易动，且传变迅速，而热极生风，风生抽搐。取中渚可移木减火，火弱则风不起。

支沟：在前臂背侧，当阳池与肘尖的连线上，腕背横纹上 3 寸，尺骨与桡骨之间。支沟为三焦之经穴，脉气经过之处，为火经火穴，故为本经本穴，同上穴，亦能泻三焦之火，治疗热极生风之痉厥。

承浆：在面部，当颏唇沟的正中凹陷处。承浆为任脉穴位，手阳明、足阳明、督、任四脉之交会穴，穴内为唾液之所聚，穴虽浅小，但居交通要隘。取本穴可交通阴阳，滋阴泻火，息风润燥。

长强：在尾骨端下，当尾骨端与肛门连线的中点处。长强为督之络穴，纯阳初始。督脉从阳属气，依肾气而回于胞中，出长强而化阴，终于任脉。连于腰肾，其纯阳之气贯于脊，入通于脑，上注人中，会通任脉。督脉统一身之阳，《素问》曰："督脉为病，脊强反折。"又"阳气者，精则养神，柔则养筋"，养神则精，养筋则柔。此穴为督脉阳气之始，取之激发督脉纯阳之气，沛布全身，以养神柔筋。

大椎：在后正中线上，第 7 颈椎棘突下凹陷中。大椎为督脉与足三阳之交会穴，位于背部极上，背为阳，本穴为阳中之阳，为督脉诸穴之在横膈以上者，调益阳气之总纲。凡阴阳交争，一方偏胜，不得其平者，多取此穴。筋脉拘急，四肢抽搐多为津亏阴伤，风阳偏亢，故刺此穴以泻其阳。

兑端：在面部，当上唇的尖端，人中沟下端的皮肤与唇的移行部。兑端为督脉穴位，手阳明脉气所发之处，兑者，口也，穴在唇正中之端，故曰兑端。唇为脾所司，脾之母为心，心火盛，火动生风，而致气热动风；热扰神明，耗血动血，而致血热动风。可泻兑端以衰其母，治疗气热动风、血热动风之抽搐。

胃俞：在背部，当第 12 胸椎棘突下，旁开 1.5 寸。胃俞为胃之背俞穴，是胃腑经气转输之处。阴血损伤，难以濡养筋脉，可致抽搐，《景岳全书》曰："凡属阴虚血少之辈，不能养营筋脉，以致搐挛僵仆者。"脾胃为后天之本，气血生化之源，取本穴可补助阴血，濡养筋脉，则筋脉柔而不痉。

鱼际：在手拇指本节（第 1 掌指关节）后凹陷处，约当第 1 掌骨中点桡侧，赤白肉际处。肺热壅盛，热极而生风，如《儒门事亲》所云："诸风掉眩，皆属肝木，曲直动摇，风之用也，阳主动，阴主静，由火盛制金，金衰不能平木，肝木茂而自病。"鱼际为肺之荥火穴，刺之清泄肺热，意在助金克木，风息而木叶不摇，搐动乃止。

大迎：在下颌角前方，咬肌附着部前缘，当面动脉搏动处。大迎主"瘛，口噤"，穴在颊侧，有迎物而嚼之象，刺之能通经活络，行气活血以养筋，筋脉得血养则舒缓，口噤能开。

足三里：在小腿前外侧，当犊鼻下 3 寸，距胫骨前缘一横指（中指）。足三里为胃经合穴，为足阳明脉气汇集之处，属土，为本经本穴。阳明为多气多血之经，血可润养筋脉，故取本穴运阳明之气血，养筋润燥，解瘛缓急。

五处：在头部，当正中线旁开 1.5 寸，前发际直上 1 寸。五处为膀胱经穴位，督脉上星旁开寸半，主"瘛，脊强反折"，《素问》曰："督脉为病，脊强反折。"而膀胱经挟脊下行，与督脉相近，又在百会与督脉相通，故督经病亦责本穴。

飞扬：在小腿后面，外踝后，昆仑直上 7 寸，承山外下方 1 寸处。飞扬为膀胱经络穴，别走足少阴。《灵枢》曰："足少阴之筋，……其病……主痫瘛及痉，……在外者不能俛，在内者不能仰，故阳病者，腰反折不能俛，阴病者不能仰。"取本穴可阳中引阴，补肾精以养筋，缓瘛解急。

昆仑：在足部外踝后方，当外踝尖与跟腱之间的凹陷处。太阳为一身之巨阳，风寒袭之，经气不畅，邪郁于内，阻遏清阳，热极生风，闭阻经络气血，而发为瘛。《金匮要略》曰："太阳病，发热无汗，反恶寒者，名曰刚痉。"昆仑为膀胱之经火穴，刺之疏利太阳，清热泻火解瘛。

京骨：在足外侧部，第 5 跖骨粗隆前下方赤白肉际处。京骨为膀胱原穴，本经虚实之证，皆取其原，功能同昆仑，亦治邪壅太阳之痉证。

翳风：在耳垂后方，当乳突与下颌角之间的凹陷处。翳风为三焦经穴位，手少阳、足少阳之交会穴，如风池、风府，皆常中风之所，风入舍于筋脉，如《金匮要略方论本义》所曰："脉者人之正气正血所行之道路也，杂错乎邪风、邪湿、邪寒，则脉行之道路必阻塞壅滞，而拘急蜷挛之证见矣。"取本穴可疏风通络，清瘀开塞，则筋脉得养。穴在耳下平口，故治瘛而口不能言者。

丝竹空：在面部，当眉梢凹陷处。丝竹空为三焦穴位，手少阳、足少阳之交会穴，治疗瘛证，意同翳风，穴在眼旁，尤适于瘛而反目憎风者。

期门：在胸部，当乳头直下，第 6 肋间隙，前正中线旁开 4 寸。期门为肝之募穴，足厥阴、太阴、阴维之会。肝藏血，主筋，肝血不足，筋脉失养，则筋脉强急，取本穴滋肝补血，使肝有所藏，能润养筋脉，而筋柔不急。

水分：在上腹部，前正中线上，当脐中上 1 寸。水分为任脉穴位，穴名水分者，以其当小肠下口，小肠为受盛之官，至此而始泌别清浊，水液入膀胱，渣滓入大肠之故。取之可调和阴阳，滋阴济水，治疗津亏血虚风动之瘛证。

脑户：在头部，后发际正中直上 2.5 寸，风府上 1.5 寸，枕外隆凸的上缘凹陷处。脑户为督脉与足太阳之会，督脉于此入通于脑。《灵枢》曰："经筋之病，寒则反折筋急。"督为阳脉之海，足太阳为一身之巨阳，本穴为两阳之会，故取之可温阳散寒，暖筋而缓急。

龈交：在上唇内，唇系带与上齿龈的相接处。龈交为督脉之尽穴，会于任脉、足阳明。督主一身之阳，任主一身之阴，本穴为阴阳相会之地，闭口而舌顶上腭则阴阳交泰，故若见口张目合、气若游丝者，其生不久矣。取此穴以交通任督，协调阴阳，对于因高热耗阴，筋失所养所致之痉证，可刺本穴以济阴化阳。

石关：在上腹部，当脐中上 3 寸，前正中线旁开 0.5 寸。石关为肾经穴位，肾之经自内行者，上股内后廉贯脊，属肾络膀胱，脊强不利，乃肾气之滞也，取此穴以通贯脊之肾气。

京门：在侧腰部，章门后 1.8 寸，当第 12 肋骨前游离端的下方。京门为胆经穴位，肾之募穴。若肾之阴水不足，水不涵木，虚风内动，而成痉证。《温热经纬》曰："木旺由于水亏，故得引火生风，反焚其本，以致痉厥。"取本穴可滋水以涵木，平息虚风，则痉可止。

风池：在项部，当枕骨之下，与风府相平，胸锁乳突肌与斜方肌上端之间的凹陷处。风池为足少阳、阳维之会，为风邪易入之处。风入于络，壅塞经脉，气血运行不畅，筋脉失于精血所养，筋挛不收。刺本穴可疏散风邪，通畅经络，邪散络通则气血畅行，筋脉得养。

足通谷：在足外侧，足小趾本节（第 5 跖趾关节）的前方，赤白肉际处。足通谷为膀胱经之荥穴，膀胱属水，本穴为水经之水穴。膀胱与肾为表里之脏腑，故取本穴可滋肾之阴水，制妄动之虚风，治疗肝肾阴血亏损，水不涵木，虚风内动之痉证。

天冲：在头部，当耳根后缘直上入发际 2 寸，率谷后 0.5 寸。胆为相火之经，易动生风，胆经热盛则可致痉证。天冲为胆经穴位，位于头上，足少阳、太阳之会，刺之可泻相火，息风止痉。

中膂俞：在骶部，当骶正中嵴旁 1.5 寸，平第 3 骶后孔。中膂俞为膀胱经穴位，穴在二十椎下，旁开寸半。膂者，挟脊两旁肉也，内以系各脏腑，外以载各穴，亦在背之至要者也，故有腧焉。取之通脊膂之气血，缓解脊膂之强急。

譩譆：在背部，当第 6 胸椎棘突下，旁开 3 寸。譩譆为膀胱经穴位，穴下为空虚之处，肺所居之地。若热甚于里，消灼津液，阴液被伤，筋脉失于濡养，发为痉证。取本穴可泻火存阴，热泄津得濡筋，而痉证乃止。

照海、大敦：照海在足内侧，内踝尖下方凹陷处。大敦在足大趾末节外侧，距趾甲角 0.1 寸。照海为肾经穴位，阴跷脉起于照海，大敦为肝经井穴，肝经始于大敦。肾藏精，肝藏血，精血互化，肝肾同源。肝主筋，"淫气于筋"，筋方能束骨而利机关。若久病体虚之人，肝血不足，肾精亏损，筋失肝血濡养，血虚动风，痉证始发。而"阴跷为病，阳缓而阴急"。故取照海以补肾阴血，滋阴跷脉，刺大敦以泻内动之虚风，阴充风息则筋脉得养而不拘急。

脾俞、肾俞：脾俞在背部，当第 11 胸椎棘突下，旁开 1.5 寸。肾俞在腰部，当第 2 腰椎棘突下，旁开 1.5 寸。脾俞、肾俞分别为脾、肾之背俞穴。脾散精，为后天之本，肾藏精，为先天之本，故脾肾为人之生命之本。若热病入里，伤及阴血，动风而发热痉。《临证指南医案》曰："五液劫尽，阳气与内风鸱张，遂变为痉。"取脾俞以养后天，使胃气渐复，化生有源，取肾俞补益阴水，滋水涵木，使枯筋得养，而热痉可解。

太溪、冲阳、商丘：太溪在足内侧，内踝后方，当内踝尖与跟腱之间的凹陷处。太

187

溪为肾之输、原穴，取之滋肾养水，补受伤之阴津，润泽筋脉；冲阳在足背最高处，当踇长伸肌腱和趾长伸肌腱之间足背动脉搏动处，为胃之原穴；商丘在足内踝前下方凹陷中，当舟骨结节与内踝尖连线的中点处，为脾之经金，取之可清中焦之火，健运脾胃，使胃气恢复，胃气存则气血化生有源，身体可逐渐复原。3穴同取，养阴而益胃，治疗热盛伤津，脾胃受伤之痉证。

心悸

【症状】

心悸是指患者自觉心中悸动、惊惕不安，甚则不能自主的一种病症。临床一般多呈阵发性，每因情志波动或劳累过度而发作。心悸又可分为惊悸和怔忡两种，前者多因惊恐、恼怒所诱发，病情较轻；后者并不因受惊，而是自觉心悸不安，病情较重。

本证与心气虚损，心阳不振，心阴不足，心血不足，心血瘀阻，惊恐扰心，痰火扰心，水气凌心等因素有关。

【取穴】

心悸可取列缺、通里、阳陵泉、蠡勾、然谷等。

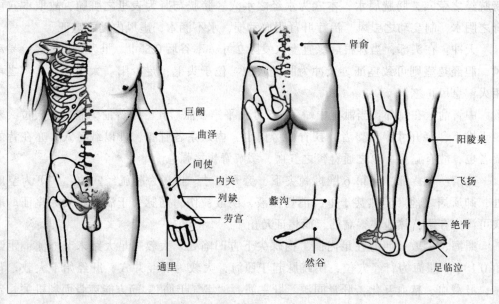

心悸取穴

【精解】

列缺：在前臂桡侧缘，桡骨茎突上方，腕横纹上1.5寸，当肱桡肌与拇长展肌腱之间。心主血，肺主气，气为血帅，气行则血行，气虚则血滞。《素问》曰："脉气流经，经气归于肺，肺朝百脉。"可知肺有助心行血之功。列缺为肺之络穴，又是八脉交会穴，通任脉，任主一身之阴经，故取本穴可补肺行气，使血随气行，心血通畅，则心悸可止。

通里：在前臂掌侧，当尺侧腕屈肌腱的桡侧缘，腕横纹上1寸。《证治汇补》曰：

"人之所主者心，心之所养者血，心血一虚，神气失守，神去则舍空，舍空则郁而停痰，痰居心位，此惊悸之所以肇端也。"通里为心经之络穴，刺之可补益心血，安神定惊，又通小肠经，能分清泌浊，使痰浊散解，而无心悸之证。

阳陵泉：在小腿外侧，当腓骨小头前下方凹陷处。阳陵泉为胆经穴位，所入为合。胆者，中正之官，王冰注《素问》曰："刚正果决，故官为中正。直而不疑，故决断出焉。"心藏神，人之胆量却与胆有关，胆气不足，则心下澹澹，如《济生方》所云："惊悸者，心虚胆怯之所致也，……心者，君主之官，神明出焉；胆者，中正之官，决断出焉。心气安逸，胆气不怯，决断思虑，得其所矣。或因事有所大惊，或闻巨响，或见异相，登高涉险，惊忤心神，气与涎郁，遂使惊悸。"取本穴可疏胆补气，使胆气畅而不致瘀滞，而痰涎得化，宜配补心俞，其效更佳。

蠡沟：在小腿内侧，当足内踝尖上 5 寸，胫骨内侧面的中央。蠡沟为肝之络穴，别走少阳。如痰热内蕴，复加郁怒，气机不畅，郁而化火，痰火互结，上扰心神，而心悸不安。取本穴可疏肝解郁，调畅气机，气畅则痰化热散，心神安定。

然谷：在足内侧缘，足舟骨粗隆下方，赤白肉际处。肾之志为惊、为恐，猝受惊恐，则"心惕惕恐，如人将捕之"。"惊则气乱"，心神不能自主，坐卧不安而生心悸；"恐则气下"，恐伤肾，精气虚怯，以致心悸不宁。然谷为肾之荥穴，取之可滋肾宁志，安逆乱之气，使气循常道，心神宁静。

间使：在前臂掌侧，当曲泽与大陵的连线上，腕横纹上 3 寸，掌长肌腱与桡侧腕屈肌腱之间。心气不足，心血鼓动无力，心脉不充，而致心悸气短，面白无华，神疲乏力，手足不温。间使为心包经之经穴，心包络于心，间使有通信出使之意，取本穴可鼓动心脉，充气心经，使血布于四肢百骸。

曲泽：在肘横纹中，当肱二头肌腱的尺侧缘凹陷处。心主血，藏神，心阴血不足，神失于濡养，则心悸、怔忡。《丹溪心法》曰："怔忡者血虚，怔忡无时，血少者多。"曲泽为心包经之合水穴，阴血属水，故取本穴可补益心阴，养血安神，心神得养则悸动不作。

内关：在前臂掌侧，当曲泽与大陵的连线上，腕横纹上 2 寸，掌长肌腱与桡侧腕屈肌腱之间。内关为心包之络穴，八脉交会穴，通阴维脉。心包络心，通三焦行气，阴维所行过心胸，故本穴具有疏通心脉，振奋心阳，行气活血，宁心安神，补益心血，化瘀通络的作用，对于各种原因所致之心悸，皆可取本穴。

巨阙：在上腹部，前正中线上，当脐中上 6 寸。胃中伏有痰热，暴怒气逆，引动伏痰，痰火交结，上扰心神，如《丹溪心法》所说："时作时止者，痰因火动。"巨阙为任脉穴位，心之募穴。取本穴可宽胸豁痰，行气解热，宁心安神。

肾俞：在腰部，当第 2 腰椎棘突下，旁开 1.5 寸。肾俞主"心如悬，下引脐"。肾阳虚衰，不能蒸化水液，停聚而为饮，饮邪上犯，心阳被抑，而发此证。故《伤寒明理论》曰："其停饮者，由水停心下，心主火而恶水，水既内停，心自不安，则为悸也。"本穴为肾气出入之所，取之可温煦肾阳，使肾能行气化之职，温化水饮，排出体外，而心阳复归生动活泼，心悸不发。

劳宫：在手掌心，当第 2、第 3 掌骨之间偏于第 3 掌骨，握拳屈指的中指尖处。心在上，肾在下，心属火，肾属水，水火相济，阴阳乃平秘。故心肾交通，心火下温肾水，防下焦之过寒；而肾水上济心火，防上焦之过燥。若心阳不振，不能温养心脉，无力下温肾水，肾寒水上泛，水气凌心，而致心悸不安。劳宫为心包之荥穴，属火，取之可补助心阳，温化寒水，交通心肾，使水下降归于肾，心无寒水所浮，则安然不悸。

飞扬、绝骨、足临泣：飞扬在小腿后面，外踝后，昆仑直上 7 寸，承山外下方 1 寸处。绝骨在小腿外侧，当外踝尖上 3 寸，腓骨前缘。足临泣在足背外侧，当足 4 趾本节（第 4 趾关节）的后方，小趾伸肌腱的外侧凹陷处。久病体虚，或房劳过度，或遗泄频繁，伤及肾阴，水不制火，虚火妄动，上扰心神，如《素问·玄机原病式》中云："水衰火旺而扰，火之动也，故心胸躁动，谓之怔忡。"飞扬为膀胱经络穴，别走于肾，能滋肾益水，补水以克火，则虚火可降；绝骨为胆经穴位，髓之会，肾主骨生髓，可填精益髓，使肾阴充沛；足临泣为胆经之输穴，木经木穴，精血同源，肾阴虚则肝血亦不足，血虚则风易动，可泻虚亢之风阳，防止水竭风动，为治未病之举。3 穴同用，共奏滋阴清热，宁心安神之功。

神气虚

【症状】

神气虚是指精神疲惫，呼吸气短，语言无力的一种虚弱不足的症状。

本证可由热伤气阴，肺气不足，心气虚弱，脾气虚衰等所导致。

【取穴】

神气虚可取三阳络、郄门、太冲、蠡沟。

【精解】

三阳络：在前臂背侧，腕背横纹上 4 寸，尺骨与桡骨之间。三阳络为手少阳三焦经穴位，通手太阳小肠经、手阳明大肠经，故名三阳络。小肠、大肠分别与心、肺相表里，心肺同居上焦，心气虚则血脉不充，神失所养；"肺藏气，肺不足则息微少气"。取本穴可温通上焦，培补心肺之气，使"内伤不足"得以缓解。

郄门：在前臂掌侧，当曲泽与大陵的连线上，腕横纹上 5 寸。郄门为心包经郄穴，郄者隙也，经气深聚之处。心包为心之外围，心之使也，心之病皆可取之心包。随而济之，补助心气，鼓动心脉运行，供养心神，并充四肢百骸，使精神振奋，精力充沛。

太冲：在足背侧，当第 1、第 2 跖骨结合部前下凹陷处。肝主藏血，王冰注《素问》曰："肝藏血，心行之，人动则血运于诸经，人静则血归于肝脏，……肝主血海故也。""血气者，人之神"，若肝血不

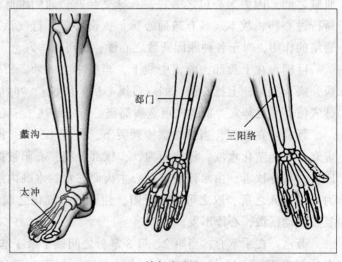

神气虚取穴

足,肝无所藏,则心血亦虚,心无所行,心神失养,而致"意恐惧,气不足"。太冲为肝之输、原穴,五脏六腑之有病,皆取其原,可补益肝血,冲养血海,使心有血运于诸经,精神乃治。

蠡沟:在小腿内侧,当足内踝尖上5寸,胫骨内侧面的中央。情志郁郁不乐,肝气不畅,肝气郁结,横逆犯于脾,而致脾运呆滞,运化无权,水谷不能化生精微,气无所生,故见神气不足。《素问》曰:"脾脉搏坚而长,其色黄,当病少气。"蠡沟为肝之络穴,气通于胆,入肝养阴,入胆和阳,取之意在围木救土,可疏肝理气,导郁散结,脾不为肝所乘,则健运渐得恢复,气血化生有源,生气壮神。

痛经

【症状】

痛经是指妇女行经期间或行经前后,出现周期性小腹或腰骶部疼痛或胀痛,甚则剧痛难忍的症状。本病以青年妇女较为多见。

本证可由肝郁气滞,寒湿凝滞,湿热郁结,胞宫血瘀,气血两虚,肝肾亏损等因素导致。

现代医学分为原发性痛经和继发性痛经两类,前者生殖器官无器质性病变,后者常见于子宫内膜异位症、急慢性盆腔器官炎症、子宫前倾或后倾等。

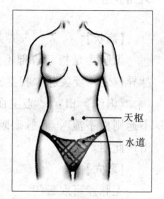

痛经取穴

【取穴】

痛经可取天枢、水道。

【精解】

天枢:在腹中部,平脐,距脐中2寸。人以脐为界,脐以上为阳,脐以下属阴,天枢位于脐旁,乃天地交会之枢纽,故名。本穴平带脉,虽不相交,但有关联,带脉内系胞宫,而《儒门事亲》曰:"冲、任、督三脉,同起而异行,一源而三歧,皆络带脉。"此三脉与女子胞密切相关。痛经或虚或实,或寒或热,皆与督、任、冲、带四脉失调有关,故刺此穴可调此四经,行气活血,化瘀止痛。

水道:在下腹部,当脐中下3寸,距前正中线2寸。水道为胃经穴位,在膀胱之侧,渗水湿而利膀胱,使湿邪有路可出,不致聚而为患,对寒湿、湿热之邪凝聚胞宫所致之"月水至则腰脊痛",刺之可利湿通经止痛。

妇人阴冷

【症状】

妇人阴冷是指女子性欲低下,影响正常性生活的症状。

本证多由寒凝胞中,肝经湿热,气血衰疲,命门火衰等原因导致。

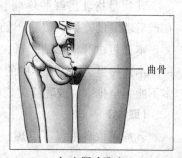

妇人阴冷取穴

【取穴】

女人阴冷可取曲骨。

【精解】

曲骨：在下腹部，当前正中线上，耻骨联合上缘的中点处。曲骨为任脉之第二穴，在横骨上，毛际陷中，乃足厥阴肝经环阴器与任脉相会之所。《诸病源候论》曰："肾主精髓，开窍于阴，今阴虚阳弱，血气不能相荣，故使阴冷也。久不已，则阴萎弱。"肾之阴阳俱虚，则"阴中干痛，恶合阴阳"。肝藏血，肝经绕阴器，肝血不足则阴中干痛，《灵枢》曰："冲脉、任脉皆起于胞中。"胞宫赖肾气所养，肾阴阳俱虚则胞宫失养，而冲为血海，血海不足，则恶合阴阳。取本穴可通任脉而行冲脉，灸则平补阴阳，使胞宫得阳气温煦，得阴血濡润。

无脉症

【症状】

无脉症是指寸口部不能触及脉搏的症状。本症需与桡动脉异位之"反关脉"相鉴别。

《内经》曰："心主血脉"，"手少阴气绝则脉不通，脉不通则血不流"，心脉瘀阻，气滞血瘀，气血衰少等原因皆可出现此症。

【取穴】

无脉症可取云门。

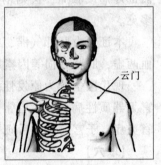

无脉症取穴

【精解】

云门：在胸外侧部，肩胛骨喙突上方，锁骨下窝凹陷处，距前正中线6寸。脉虽为心之所充，寸口却位于肺经之太渊穴处，脉会太渊。云门为肺经穴位，穴出云门，本经最高之所。肺朝百脉，助心行血，"经脉流动，必由乎气，气主于肺，故为百脉之朝会。"若肺气壅塞，气滞则血瘀，心血瘀阻，运行不畅，则"脉代不至寸口，……脉鼓不通"。取本穴可宣通肺气，行气以鼓动心血运行，以至四肢百骸。

乳痈

【症状】

乳痈是指乳房红肿疼痛，乳汁排出不畅，甚至结脓成痈的急性化脓性病症。多发生在产后哺乳的产妇，以初产妇更为多见。

本证可由肝气郁结，胃火上蒸，乳积结热，正虚邪侵等因素导致。

本证相当于现代医学中的急性化脓性乳腺炎，多因乳头发育不良，妨碍哺乳，或乳汁过多不能完全排空，或乳管欠通畅，影响排乳，致使乳汁瘀积，利于入侵细菌的繁殖而致病。

【取穴】

乳痈可取乳根、下巨虚、肓门、神封、足临泣。

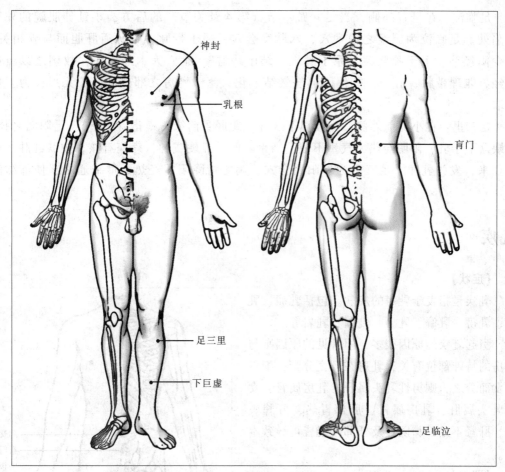

乳痈取穴

【精解】

乳根：在胸部，当乳头直下，乳房根部，当第5肋间隙，距前正中线4寸。乳根为胃经穴位，乳中直下。女子乳头属肝，乳房属胃，肝郁气滞，胃火上蒸，外邪侵袭皆可使乳汁瘀滞不通，郁而化火，热盛则肉腐，肉腐则成脓。取本穴可疏通局部气血，降胃气以泻火，使乳痈未脓者消，已脓者速溃，溃脓者收口。

下巨虚：在小腿前外侧，当犊鼻下9寸，距胫骨前缘一横指（中指）。饮食不节，或过食辛辣肥甘之品，导致胃中积热，热邪循经上壅于乳房，经络气血蕴热阻滞，结肿成痈。下巨虚为胃经穴位，刺之能清胃泻火，通经活络，又是小肠之下合穴，又可通腑泄热，使火不再生。

肓门：在腰部，当第1腰椎棘突下，旁开3寸。肓门为膀胱经穴位，卫气出入于三焦而熏于肓膜，本穴位于三焦俞旁，为三焦气机转输之门户。一曰肓乃膈也，乳房在膈上属上焦，为肝胃之分野，常受膈下之肝胃之火所扰，值哺乳期则与乳结而成痈。故取本穴可和解肝胃，使火不上蒸为患，而乳房气机通畅，故治"妇人乳余疾"。

神封：在胸部，当第4肋间隙，前正中线旁开2寸。神封为肾经穴位，穴名神封者，盖心藏神，此穴近心，乃神藏之所，封者，界也，故曰神封。本穴之治乳痈，以乳在于胸，取本穴以散胸中之毒，防火毒内陷伤及神明故也。

足临泣：在足背外侧，当足 4 趾本节（第 4 趾关节）的后方，小趾伸肌腱的外侧凹陷处。足临泣为胆经之输木穴，八脉交会穴，通于带脉，带脉通肝胆而与乳相关。足少阳经筋"上于腋前廉，系于膺乳，结于缺盆"，本穴为木经木穴，故刺之以疏通胆经，兼理带脉、肝经，能使因郁怒气结，化火壅于乳房之邪热消散于无形，为上病下取。

足三里：在小腿前外侧，当犊鼻下 3 寸，距胫骨前缘一横指（中指）。足阳明之脉，自缺盆下于乳，阳明经热，气壅不散，结聚乳间，或硬或肿，疼痛有核，皮肤红肿，寒热往来，发为乳痈。足三里为胃阳明合穴，泻之清降阳明经热，散结通络，使郁结消散。

乳疾

【症状】

乳疾是指发于乳房的疾病。包括乳痈、乳发、乳痨、乳癖、乳疬、乳漏、乳岩等。

引起乳疾的原因很多，但常见的原因则与乳房的特殊部位有关，乳房在肝之分野，细以男女而分之，则男性乳头属肝，乳房属肾，女性乳头属肝，乳房属胃。肝郁胃热，肝脾失调，肝肾不足，肺阴虚及外邪侵袭皆可导致本证。

【取穴】

乳疾可取中极、石门、阴交。

【精解】

中极：在下腹部，前正中线上，当脐中下 4 寸。乳疾多与肝、脾、肾三脏功能失调有

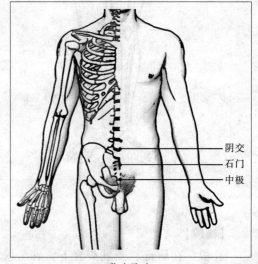

乳疾取穴

关，而此三脏之经脉为足三阴经，中极为任脉穴位，任为阴脉之海，本穴又为足三阴与任脉之会。故取本穴可通过调整任脉及足三阴经，进而调整肝、脾、肾三脏，治疗乳疾。

石门：在下腹部，前正中线上，当脐中下 2 寸。石门亦为任脉穴位，三焦之募。《中藏经》曰："三焦者，人身三元之气也，号曰中清之腑，总领五脏六腑，营卫经络，内外左右上下之气也。三焦通，则上下内外左右皆通也。"所以取本穴可通行五脏六腑之气，泻其有余，补其不足，使乳疾向愈。

阴交：在下腹部，前正中线上，当脐中下 1 寸。阴交为任脉、足少阴、冲脉之会。冲为血海，任为主滋养，肾为先天之本，故取本穴可行气活血，调理冲任，使气畅血活，治疗乳疾。

阴缩

【症状】

阴缩是指由于阴寒凝滞、湿邪伤筋或阴血不足以阳气受损等。原因，致使宗筋拘急引起阴茎、睾丸和阴囊内缩的症状。

本证总为阴证、寒证，可由伤寒直中，阴寒内盛及亡阳虚脱等引起。

【取穴】

阴缩可取大赫、大敦。

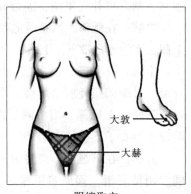

阴缩取穴

【精解】

大赫：在下腹部，当脐中下4寸，前正中线旁开0.5寸。大赫为肾经穴位，足少阴、冲脉之会。肾主藏精，开窍于前后二阴，肾阳虚衰，阴寒内盛，寒性收引，则阴上缩。冲为十二经脉之海，与前阴关系密切，寒邪直中，冲脉气滞血凝，经筋拘挛收引，亦可致阴缩。取本穴既可温肾以驱内寒，舒缓拘急，又能暖阳以化血海之凝，使阴器得气血之养。

大敦：在足大趾末节外侧，距趾甲角0.1寸。肝之经脉"过阴器，抵少腹"，而"前阴者，宗筋之所聚"，肝主宗筋，《灵枢》中说足厥阴之筋"伤于寒则阴缩入"。大敦为肝经井穴，犹木之根也，刺之可疏泄肝木，运输藏于肝之血以养筋，并能"淫气于筋"，驱散阴寒之气，则阴缩自缓。

赤白带下

【症状】

在正常情况下，妇女阴道内有少量白色黏液，无臭气，亦无局部刺激症状，起润滑和保护阴道表面的作用。若带下量明显增多，色、质、气味异常或伴全身、局部症状者，为赤白带下。

本证可由脾气虚弱，肾气亏损，湿毒内蕴，阴虚内热等原因导致。

阴道炎、宫颈炎、盆腔炎等可见此证。

【取穴】

赤白带下可取上髎、次髎、中髎、下髎等。

【精解】

上髎：在骶部，当髂后上棘与后正中线之间，适对第1骶后孔处。上髎为膀胱经穴位，髎者，孔也，带下为阴液所化，受带脉所约束，脾虚或肾亏，均可致带脉约束无力，任脉不固，阴

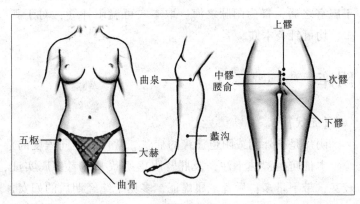

赤白带下取穴

精下滑，白带量多；湿热侵袭，久结带脉，损伤阴络，或肝经湿火下注，浸淫带脉，伤及血分，可见赤白带下。膀胱为州都之官，气化则能出焉，此穴位于骶后，近肾而正对胞宫，刺之可补气摄精，固带利湿，使带下逐渐恢复正常。

次髎：在骶部，当髂后上棘内下方，适对第2骶后孔处。次髎为膀胱经穴位，功能同上髎，亦治赤白带下。上髎、次髎、中髎、下髎两行八穴合称八髎穴，以本穴最为常用。

中髎：在骶部，当次髎下内方，适对第3骶后孔处。中髎为膀胱经穴位，为足厥阴肝经、足少阳胆经所结之会。本穴擅利肝胆湿热，治疗湿毒下注之女子赤淫时白。

下髎：在骶部，当中髎下内方，适对第4骶后孔处。下髎为膀胱经穴位，利下焦之湿毒，治女子下苍汁不禁。

大赫：在下腹部，当脐中下4寸，前正中线旁开0.5寸。肾阳不足，带脉约束功能减弱，阴精下滑，而致带下量多。大赫为肾经穴位，平膀胱募中极，足少阴、冲脉之会，肾主藏精，冲为血海，故取本穴可补肾阳气，调理冲任，固摄阴液，使带下正常。

五枢：在侧腹部，当髂前上棘的前方，横平脐下3寸处。五枢为胆经穴位，足少阳、带脉之会。少阳为枢，本穴位于带脉下3寸，正当腰际，乃一身曲折之所，为五脏之枢也，故曰五枢。带脉不约，阴精滑脱，带下量多；或有湿热乘虚下注，而见赤白带下。少阳为枢机，本穴位带脉上，故取之可约束带脉，固精止脱，兼利胆之湿热。

蠡沟：在小腿内侧，当足内踝尖上5寸，胫骨内侧面的中央。肝经湿火下注，浸淫带脉，伤及血分，而见赤白带下，稠黏而有腥臭，时夹血液，或阴部刺痒，少腹胀痛，心烦易怒，头晕胁胀等症。蠡沟为肝之络穴，别走少阳，肝之经脉绕阴器，取本穴可疏肝理气，清热利湿，使带脉不受湿热所侵，带下如常。

曲泉：在膝内侧，屈膝，当膝关节内侧端，股骨内上髁的后缘，半腱肌、半膜肌止端的前缘凹陷处。曲泉为肝经合穴，属水，有泉之名，而木曰曲直，木之水亦当名曲，本穴又位于曲折之地，故名曲泉。泻肝之水穴，清利湿热，治疗肝经湿热下注所致之赤白带下。

曲骨：在下腹部，当前正中线上，耻骨联合上缘的中点处。曲骨为任脉与肝经相会之所，任为阴脉之海，调整阴经气血，肝为藏血之脏，"冲为血海属肝"。若肝肾气虚，冲任不固，阴液失约而滑脱，白带清稀量多；湿热下注，带脉受伤，则带下赤白。取本穴既可补虚，补气养血，使阴液收摄，又能通畅下焦，清热利湿，祛邪止带。

腰俞：在骶部，当后正中线上，适对骶管裂孔。腰俞为督脉穴位，又名髓孔，正位于胞宫之后，督为阳脉之海，取本穴可温阳补气，对于脾气虚或肾气不足所致之带下量多，均可针灸本穴。

阴痒

【症状】

阴痒是指外阴或阴道瘙痒的症状。常伴有不同程度的带下。

本证可由湿热下注，及肝肾阴虚所致。前者多属实证，多见于青、中年妇女，阴痒较甚，带下量多；后者多属虚证，多见于绝经期后的妇女，阴部干涩灼热，带下量少。

【取穴】

阴痒可取鱼际、石门、中极、蠡沟、阴交。

【精解】

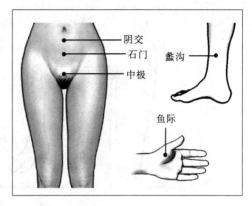

阴痒取穴

鱼际：在手拇指本节（第1掌指关节）后凹陷处，约当第1掌骨中点桡侧，赤白肉际处。鱼际为肺之荥穴，肺主宣发肃降，"肺主行水"，"肺为水之上源"。若肺失宣降，水道不通，而湿浊积于下焦，久而化为湿热，湿热下注阴中，而致阴湿痒。取本穴可宣通肺卫，肃降水湿，使湿热之邪由水道而出，为下有病而上取穴。

石门：在下腹部，前正中线上，当脐中下2寸。"三焦者，决渎之官，水道出焉"。若三焦气有所瘀滞，水道不畅，下焦不利则水乱二便，而湿浊由生，郁而化为湿热，湿热生虫，而致妇人阴中湿痒。石门为三焦之募，穴属任脉，刺之可通利三焦，三焦气治，则脉络通而水道利，起到清热利湿，杀虫止痒的作用。

中极：在下腹部，前正中线上，当脐中下4寸。中极为膀胱之募，任脉穴位，膀胱主水道，膀胱气滞则水道不畅，湿聚下焦，流入阴中而成湿热，导致阴痒而痛。胞宫无募，本穴位于胞宫之上，气通于阴中，刺之既可助膀胱气化之功，又能通畅胞宫之脉，清利湿热，使阴痒能消。

蠡沟：在小腿内侧，当足内踝尖上5寸，胫骨内侧面的中央。足厥阴肝经"循股阴，入毛中，绕阴器，抵小腹"，阴中与肝脉密切相关。若肝经湿热，下注阴中，或洗浴不洁，感染病虫，虫蚀阴中，而致阴肿而痒。蠡沟为肝之络穴，刺之可疏肝利胆，清热利湿，疏通阴部经络，起到杀虫止痒的作用。

阴交：在下腹部，前正中线上，当脐中下1寸。阴交为任脉穴位，任脉、肾经、冲脉之会，石门为三焦之下募，阴交为三焦之上募。任、冲同起于胞宫，冲为血海，任主胞胎，而肾为元阴、元阳之府，故女子胞受此三经阴血滋养。若年老体衰，或房劳多产，以致肝肾阴虚，任冲阴血亏弱，胞宫失养，阴中失润，血燥生风，而致阴干痒。取本穴行三焦之气，调理冲任，补养阴液精血，润养胞宫阴器，则虚风平息，阴痒乃止。

阴挺

【症状】

阴挺即子宫脱垂，是指子宫位置低于正常，下垂或脱出于阴道口外的症状。又称"阴菌"、"阴痔"等。

本证可由气虚下陷，肾气虚弱，气血两虚，湿热下注等原因导致胞宫经筋弛纵不收。

【取穴】

阴挺可取上髎、然谷、照海、横骨、大敦、曲泉。

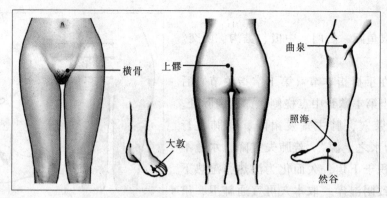

阴挺取穴

【精解】

上髎：在骶部，当髂后上棘与正中线之间，适对第 1 骶后孔处。肝之经脉绕阴器，肝主筋而维系胞宫正常位置。肝经湿热下注，浸淫肝之筋脉，筋脉失约，胞宫脱垂而阴挺出。上髎在下焦，与肝近，责之可以泄肝之湿热；又穴属膀胱，能清利下焦之湿热，湿热除而肝能主筋，筋约胞宫而不挺出。

然谷：在足内侧缘，足舟骨粗隆下方，赤白肉际处。因早婚或多产，肾气亏损，带脉失约，胞无所系，或产时处理不当，损伤胞络，无力系胞，而致阴挺。然谷为肾之荥穴，属火，取之可温阳益气，培补肾元，肾气充盛则带脉约束，胞不致下脱。

照海：在足内侧，内踝尖下方凹陷处。照海为肾经穴位，取之可补肾益气，维系胞宫；又为八脉交会穴，通阴跷脉，能升举气机，提脱止陷。

横骨：在下腹部，当脐中下 5 寸，前正中线旁开 0.5 寸。横骨为肾经穴位，位于阴上横骨中，去腹中行一寸。取之补助肾气，束带提胞。穴又正位于胞宫之侧，内当约束胞宫之筋脉，刺之能疏通局部经络，使脉络气充血盈，而筋脉得养，收束有力，而阴不下纵。

大敦：在足大趾末节外侧，距趾甲角 0.1 寸。大敦主"寒疝阴挺出"。坐卧湿地，或涉水冒雨，则寒湿之气循足厥阴肝经，凝滞于阴部，肝经气机郁滞，筋脉失纵，而致阴挺。本穴为肝经井穴，刺之疏肝理气，散寒除湿，运气血滋养筋脉，使之能托举胞宫。

曲泉：在膝内侧，屈膝，当膝关节内侧端，股骨内上髁的后缘，半腱肌、半膜肌止端的前缘凹陷处。肝为刚脏，常有余而少不足，肝脉结于阴器，主宗筋，在女子则内系胞宫。若湿热蕴结肝经，循经脉入于胞宫，浸淫筋脉，使之失于约束，而致阴挺出。曲泉为肝经合水穴，取之能清利肝经湿热，行气理筋，使筋脉收摄有力，胞不能下垂。

难产

【症状】

难产又称产难，是指胎儿娩出发生困难，为各种异常产的总称。杨子健《十产论》中伤产、催产、冻产、横产、倒产等均属难产范围。

本证多因气滞、气虚、血滞等原因所致。《赞育编》指出难产七因，即：一因安逸，二因奉养，三因淫欲，四因忧疑，五因娇怯，六因仓皇，七因虚乏。

【取穴】

难产可取昆仑、然谷。

【精解】

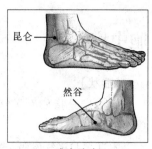

难产取穴

昆仑：在足部外踝后方，当外踝尖与跟腱之间的凹陷处。昆仑为膀胱经之经火穴。妇人产难，若因用力太早，用力太过而致膀胱之络气滞，胞宫气化受阻而影响胎儿正常娩出。膀胱经少气多血，取此穴催气养血，通经活络，加强胞宫气化功能。

然谷：在足内侧缘，足舟骨粗隆下方，赤白肉际处。"胞络者系于肾"，若肾气虚弱，胞络纵缓，无力助胎外出。然谷为肾经之荥火穴，取之可温肾益胞，引肾中之气助胎儿娩出。

胞衣不下

【症状】

胞衣不下又名"胞衣不出"、"息胞"、"胞胀不下"等，是指胎儿娩出后，胎盘迟迟不下的症状。

本证多因分娩后元气大虚，无力继续排出，败血流入胞中，作胀不下；或感邪而气血凝滞所致。

本证相当于现代医学中的胎盘滞留。

【取穴】

胞衣不下可取昆仑、气冲。

【精解】

昆仑：在足部外踝后方，当外踝尖与跟腱之间的凹陷处。《产育保庆集》曰："母生子讫，血流入衣中，衣为血所胀，故不得下，治之稍缓，胀满腹中，上冲心胸。"膀胱居于胞前，肾居于胞后，膀胱经少气多血，取膀胱经之经穴昆仑，激发膀胱经经气，运气活血祛瘀，引下焦胞宫之败血下行，而胞衣自下。

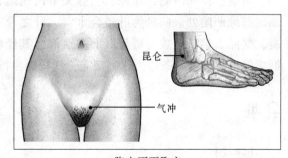

胞衣不下取穴

气冲：在腹股沟稍上方，当脐中下 5 寸，距前正中线 2 寸。气冲位于胃经股腹交界之处，乃胃经内腑支脉出腹与体表经脉交会之所，又为冲脉上行之始，冲脉为血海，任主胞胎，冲任脉皆起于胞中，故不论何因所致之胞衣不下，均可取本穴以调理胞宫气血，益血气以行瘀滞，有开渠放水、冲瘀荡滞之功，使胞衣得以排出。

胞中瘕

【症状】

胞中瘕是指妇女子宫内有块状物，并伴有胀满或疼痛的症状。

本证多与正气虚弱，气血失调有关。常因七情内伤，房事不节，经期、产后感染外邪，或素体脾胃虚弱，饮食不节，过食肥甘所致气滞血瘀，痰湿凝聚而成。

相当于现代医学中的子宫肌瘤、子宫内膜息肉、子宫囊肿、子宫肉瘤、子宫内膜癌等。

【取穴】

胞中瘕可取水道、阴陵泉、曲泉。

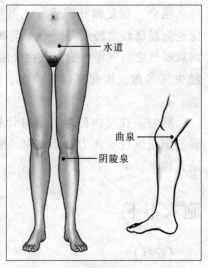

胞中瘕取穴

【精解】

水道：在下腹部，当脐中下3寸，距前正中线2寸。水道为胃经下腹部穴位，水流之通道，古有"胞门"、"子户"之称，言其与妇人胞宫关系密切。如因饮食不节，过食肥甘，伤于脾胃，而致脾胃湿浊不运，下流胞中而致之胞中瘕，可取本穴健运脾胃，利湿化浊，使痰浊清化而排出体外。

阴陵泉：在小腿内侧，当胫骨内侧踝后下方凹陷处。阴陵泉是足太阴之脉所入为合的合水穴，为治湿之要穴。脾主运化水湿，若因素体脾胃虚弱，或过食寒凉，损伤脾胃，脾运失健，聚湿生痰，痰湿下流，凝聚于胞中，阻滞气血，久而成瘕证。取本穴可健脾利湿，化瘀活络。

曲泉：在膝内侧，屈膝，当膝关节内侧端，股骨内上髁的后缘，半腱肌、半膜肌止端的前缘凹陷处。曲泉为肝经合水穴，肝之母穴。若因七情内伤，肝气郁结，气滞则血凝，气滞血瘀日久成为瘕聚。肝主血海，其经脉抵小腹，取本穴可以滋水养血和肝，使肝之气机得以生发条达，化解瘀滞，气行则血行，胞中瘕聚可消。

乳难

【症状】

乳难是指乳汁分泌不足或乳汁不下的症状。

乳汁为血所化，赖气以行，凡能影响气血生成及其运行的因素都会引起本证。常见病因有素体脾胃虚弱，产后饮食失节，产后失血过多，以致气血不足；或素性忧郁，产后七情所伤，以致肝郁气滞。

【取穴】

乳难可取气冲、中封。

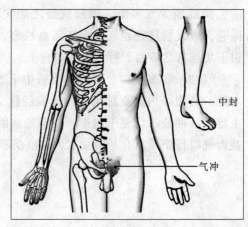

乳难取穴

【精解】

气冲：在腹股沟稍上方，当脐中下 5 寸，距前正中线 2 寸。阳明为多气多血之经，而乳房属胃，《类证治裁》曰："乳汁为气血所化，而源出于胃，实水谷精华也。"故取本穴运气血以化生乳汁，治疗气虚血少之乳难；气冲又为冲脉之始，"冲脉为十二经之海"，刺本穴又能调理诸经之气，疏通经络，化郁解滞，治疗肝郁气滞之乳汁不通。

中封：在足背侧，当足内踝前，商丘与解溪连线之间，胫骨前肌腱的内侧凹陷处。中封为肝经之经金穴，肝属木，金克木。乳头属肝，若因肝郁气滞，气机不畅所引起乳汁瘀积，取本穴以泻肝郁，理气通乳。

妒乳

【症状】

妒乳又名乳妒，是指两乳胀硬疼痛，憎寒发热的病症。

本证包括中医中的乳痈、乳发、乳疽等病，在哺乳期多因乳汁积滞不出，或感染外邪，非哺乳期多因肝郁气滞，胃热蕴蒸而成。

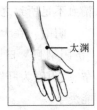

妒乳取穴

【取穴】

妒乳可取太渊。

【精解】

太渊：在腕掌侧横纹桡侧，桡动脉搏动处。肺主皮毛，太渊为肺之输、原穴，可宣发肺卫，疏风解表，治疗外感妒乳初起，使邪从表散。太渊又为脉之会，妒乳为经络阻塞，气滞血瘀，营卫不和所致，取本穴可疏通经脉，活血化瘀，使之不致蕴热腐肉为脓。

不孕

【症状】

不孕是指女子婚后，夫妇同居两年以上，有正常性生活，配偶健康而不受孕的病症。亦称"全不产"，西医称为原发性不孕；另有女子曾有孕育，又间隔两年以上未再受孕者，亦称"断绪"，西医称为继发性不孕。

女子不孕，可分为先天性生理缺陷和后天性病理变化两类，前者即"螺、纹、鼓、角、脉"等，非针药所能及。后天性病理变化可由先天禀赋不足，房劳或久病致肾虚；情志不畅致肝气郁结；素体肥胖或恣食膏粱厚味，致痰湿内生；及经期产后余血未净，感受寒邪，或房事不节致邪入胞宫，瘀血阻滞等因素，影响到肾、冲任二脉、胞脉而引起不孕。

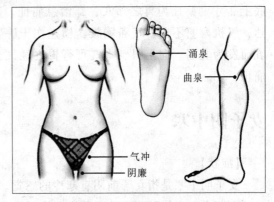

不孕取穴

【取穴】

不孕可取气冲、涌泉、曲泉、阴廉。

【精解】

气冲：在腹股沟稍上方，当脐中下 5 寸，距前正中线 2 寸。《丹溪心法》云："今妇人无子，率由血少，不足以摄精也。"气冲是足阳明经穴位，为冲脉之始，冲脉与任脉同起于胞中，冲为血海，取本穴可以多气多血之胃经气血，灌溉血海，使之充盛。并藉此以调冲任，益气血，理胞宫，使血能摄精而孕。

涌泉：在足底部，蜷足时足前部凹陷处，约当第 2、第 3 趾趾缝纹头端与足跟连线的前1/3 与后 2/3 交点上。《女科经纶》曰："妇人久无子者，冲任脉中伏热也。夫不孕由于血少，血少则热，其原必起于真阴不足，真阴不足，则阳盛而内热，内热则荣血枯，故不孕，益阴除热，则血旺易孕矣。"涌泉为肾之真阴所发之处，取之可滋阴降火，使虚火熄灭，阴水亦能化血，血液充盛，冲任调和，则易孕。

曲泉：在膝内侧，屈膝，当膝关节内侧端，股骨内上髁的后缘，半腱肌、半膜肌止端的前缘凹陷处。肝之合穴，五行属水，为肝之母穴。肝藏血，肾藏精，精血同源，因精血不足所致之不孕，虚则补其母，取本穴可补肝血，益肾精，调经促孕。

阴廉：在大腿内侧，当气冲直下 2 寸，大腿根部，耻骨结节的下方，长收肌的外缘。《济阴纲目》曰："凡妇人无子，多因七情所伤，致使血衰气盛，经水不调……不能受孕。"阴廉为肝经穴位，取之可疏肝解郁，平抑上逆之肝气，舒缓情志，使月水如常，而能受孕。

乳痛

【症状】

乳痛是指妇人两乳及胁肋不时作痛的症状。

妇人乳房属胃，乳头属肝，乳痛多因情志抑郁，急躁恚怒所致肝胃气机阻滞而引起。

乳痛相当于现代医学中的乳腺增生病。

【取穴】

乳痛可取梁丘。

【精解】

梁丘：屈膝，大腿前面，当髂前上棘与髌底外侧端的连线上，髌底上 2 寸。梁丘为胃之郄穴，郄治急痛证。因情志抑郁，肝气不得条达，气机壅塞不通，气滞胸腹，横逆伤于脾胃，而致肝胃不和，两经脉气不畅，结滞于乳而发为乳痛。向上斜刺本穴可行胃之经气，疏通经脉所行乳房部之瘀滞，郁散气通而痛止。

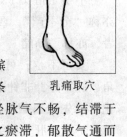

乳痛取穴

女子阴中寒

【症状】

女子阴中寒是指女子前阴有寒冷的感觉。

本证多由身体肥胖，脾肾阳虚，水湿不化，湿痰下流，或外受寒湿之邪所致。

【取穴】

女子阴中寒可取归来、水道、行间。

【精解】

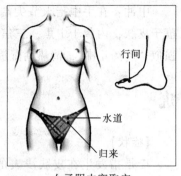

女子阴中寒取穴

归来：在下腹部，当脐中下 4 寸，距前正中线 2 寸。归来为胃经穴位，胃中所受之水谷，至此无复上逆之理，只有下行之势，如人之自远来归也，故名。本穴位于小腹，灸之可温运脾胃，暖宫散寒，化痰除湿，使阴冷自消。

水道：在下腹部，当脐中下 3 寸，距前正中线 2 寸。为胃经穴，位于膀胱之侧，乃小肠渗水下入膀胱之道也。若因素体脾肾阳虚，水湿下注或感受寒湿之邪，而引起妇人小腹胀满，阴中寒冷，宜取本穴以散寒解凝，行小便，利湿浊。

行间：在足背侧，当第 1、第 2 趾间，趾蹼缘的后方赤白肉际处。行间为肝经荥火穴，肝属木，肾属水，水木相生。肝之经脉绕阴器，若因素体肾阳不足，气化不利，水湿下注阴器所致妇人阴中寒冷，宜取行间补肝火，散寒湿。

浸淫（湿疹）

【症状】

浸淫中医又称"浸淫疮"、"湿疮"等，初起形如粟米，瘙痒不止，搔破后流黄水，蔓延迅速，浸淫成片，甚者身热。

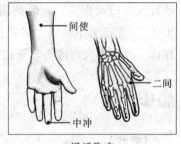

浸淫取穴

本病总由禀性不耐，风湿热之邪客于肌肤而成；或因脾胃虚弱、运化失调、加之素质、遗传因素所致；或由于食鱼、虾、蟹、牛羊肉、奶糖等，或接触花粉、灰尘、羊毛、动物羽毛；或病灶感染、肠寄生虫等过敏所致；有的与精神紧张、过度劳累、情志变化、神经损伤等有关。多由风、湿、热之邪侵袭发展而来。

浸淫相当于现代医学中的急性湿疹，由多种内外因素引起过敏反应而发生，易迁延成亚急性、慢性湿疹。

【取穴】

浸淫（湿疹）可取二间、间使、中冲。

【精解】

二间：微握拳，当手食指本节（第 2 掌指关节）前桡侧凹陷中赤白肉际处。浸淫以湿热为主，常挟有外风，风为阳邪，其性轻扬，"伤于风者，上先受之"，故初起以头面为重。二间为大肠经之荥水穴，大肠经上行至面，取之可疏风散邪，清利头面湿热，使疮不致蔓延。

间使：在前臂掌侧，腕横纹上 3 寸，掌长肌腱与桡侧腕屈肌腱之间。间使为心包经之经金穴，心包与三焦相表里，心包经之气郁，三焦亦不畅。三焦郁热，则气化不利，湿热蕴蒸，外发皮肤而为浸淫。取此穴通畅三焦气机，清热利湿，使湿热下行水道，不致外泛皮肤。

中冲：在手中指末节尖端中央。中冲为心包经之井穴，为本经之母穴。浸淫湿热外蕴于皮肤，内蒸于中焦，三焦气机不畅，可见心胸烦满，泻中冲取其"釜底抽薪"之意，强似"扬汤止沸"，清热利湿泻火。

疣

【症状】

疣是指发生在皮肤浅表的赘生物，又称"千日疮"、"枯筋箭"、"瘊子"、"疣目"等。

本证多由风热毒邪搏于肌肤而生；或由怒动肝火，肝旺血燥，筋气不荣所成。《外科正宗》曰："枯筋箭乃忧郁伤肝，肝无荣养，以致筋气外发。"

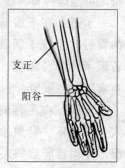

疣取穴

【取穴】

疣可取阳谷、支正。

【精解】

阳谷：在手腕尺侧，当尺骨茎突与三角骨之间的凹陷处。阳谷为小肠之经火穴，小肠为太阳经而属火，故本穴为阳气流溢之谷。风热俱为阳邪，正气虚弱则乘机袭于体表阳分，搏于肌肤，而致气血凝滞，经络不通，筋失所养，变生为疣。取本穴可通太阳经脉，疏风散寒，行气活血通络，使血能荣养筋脉，络通筋荣则疣去。

支正：在前臂背面尺侧，当阳谷与小海的连线上，腕背横纹上5寸。暴怒伤肝，引动肝火，肝火炎炎，火旺灼阴，阴血燥亏，不能养筋，筋气不荣，《灵枢》曰："虚则生疣。"支正为小肠经之络穴，别走少阴，心主血，肝藏血，肝又生心，肝血不足则心血亦虚。故取本穴可通心经而助心主血，间接亦滋养肝血，运血荣筋，补虚祛疣。

瘾疹

【症状】

瘾疹是指以皮肤风团时隐时现，常堆累成块、融连成片，瘙痒难忍为特点的病症。多骤然发生，或迅速消退而不留任何痕迹。《外科大成》曰："瘾疹者，生小粒靥于皮肤之中，憎寒发热，遍身瘙痒。"

本证总由禀赋不耐，可由风邪侵袭，胃肠湿热，血热生风，冲任不调，气血两虚等引起。《素问》曰："少阴有余，病皮痹瘾疹。"

本证相当于现代医学中的荨麻疹，是一种过敏性疾病。

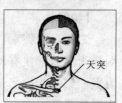

瘾疹取穴

【取穴】

瘾疹可取天突。

【精解】

天突：在颈部，当前正中线上胸骨上窝中央。血行脉中，润肌腠而充皮肤，若五志化火，火郁血脉，血热沸腾，热极生风，席卷而出，冲荡皮肤，风团骤起，热冲皮起则

"瘾疹头痛"。天突为任脉穴位，任为阴脉之海，本穴天突在胸之最上，位居阳位，刺之能越阴中之热，凉血清热，使皮肤平静如常。

痱子

【症状】

痱子是指皮肤上出现的小红丘疹或水疱。常于炎夏暑热之际，或高温作业下发生。本证多见于小儿或肥胖成人，好发于肘窝、颈项、躯干、腹股沟、妇女乳房或小儿头面等多汗部位。

本证可由湿热郁肤或暑湿蕴蒸而致。

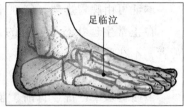

痱子取穴

【取穴】

痱子可取足临泣。

【精解】

足临泣：在足背外侧，当足4趾本节（第4趾关节）的后方，小趾伸肌腱的外侧凹陷处。暑为阳邪，旺于长夏，暑湿之袭人，在表玄府不通，腠理闭塞，汗郁皮毛之间，形成痱子；在里伤及脾脏，脘腹痞满，不思饮食，四肢倦怠，大便溏泄。足临泣为胆经之输木穴，为本经本穴。肝主疏泄，木约土气，而使脾运化正常。太阳主开，阳明主合，少阳主枢机，故取本穴可调畅肝胆以利枢机，在脏运脾除湿，在表疏利膀胱太阳，消散暑邪，从而腠理通，玄府开，卫行营和，痱疾自解。

肌肉瞤动

【症状】

肌肉瞤动是指身体肌肉不由自主地跳动，经久不息的症状。

本证可由精神紧张或阳气虚弱，气血衰少，水气内动等原因所引起。

【取穴】

肌肉瞤动可取束骨、章门。

【精解】

束骨：在足外侧，足小趾本节（第5跖趾关节）的后方，赤白肉际处。太阳表证过汗，表证虽解，但阳随汗脱，经云：阳气者，精则养神，柔则养筋，今阳虚失养，筋肉无主，则肌肉瞤动。束骨为膀胱之输穴，膀胱属水，与肾为表里之经，故取本穴可滋阴益水，生精柔筋，筋肉得精血润养，则无瞤动之证。

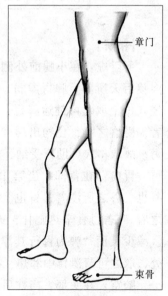

肌肉瞤动取穴

章门：在侧腹部，当第11肋游离端的下方。肝藏血，主筋脉；脾散精，主肌肉。若肝血不足，血不养筋，则筋惕惕而动；脾不散精，精不化血，则肌肉懈怠不用。章门为肝经穴位，取之可疏肝理气，藏血柔筋；又为脾之募穴，更能运化精微，散精而化生气血。血生有源，血藏有节，则筋肉动静随意。

消瘦

【症状】

消瘦是指肌肉瘦削，体重过轻，甚则骨瘦如柴而言。又称"大肉消脱"、"脱形"、"羸瘦"等。

本证可由脾胃虚弱，气血不足，肺阴虚衰，胃热炽盛，肝火亢盛，虫积等导致。

在正常生理状态下，有的人形体较瘦，但精神饱满，面色红润，舌脉如常，身无所苦者，不在此范围。

【取穴】

消瘦可取下巨虚、胃俞、脑空，太冲，章门。

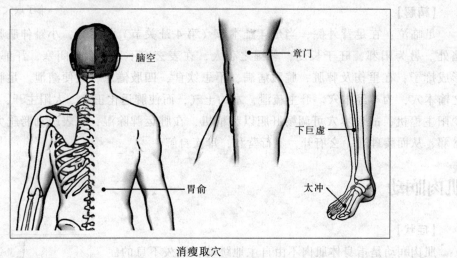

消瘦取穴

【精解】

下巨虚：在小腿前外侧，当犊鼻下9寸，距胫骨前缘一横指（中指）。脾主肌肉，肌肉赖后天所养。脾胃虚弱，后天之本不足，肌肉失于濡养，而致肌肉瘦削。下巨虚为胃经穴位，取之可健运脾胃，输精微以养肌肉；又为小肠之下合穴，《素问》曰："小肠者，受盛之官，化物出焉。"小肠主泌别清浊，清者归于脾，散精于肌肉，则肌肉壮硕有力。故取本穴可助胃受纳，理小肠升清，运脾散精，荣养肌肉，使脱卸之肉得以恢复。

胃俞：在背部，当第12胸椎棘突下，旁开1.5寸。《灵枢》曰："人之所受气者，谷也。谷之所注者，胃也。胃者，水谷之海也。"《类经》又说："胃司受纳，故为五谷之府。"若过食辛热肥甘，或热邪入里，胃热炽盛，消耗水谷，灼伤津液，人从水谷中受气减少，而"脾为胃行其津液"之能亦减，故"食多身体羸瘦"。胃俞为胃腑经气转输之处，取之可清泄胃中邪热，热泄则津存，水谷不为火消，其精微输脾以养肌肉。

脑空：在头部，当枕后凸隆的上缘外侧，头正中线旁开2.25寸，平脑户。精神抑郁，闷闷不乐，肝气郁滞不舒，气结横逆犯于脾胃，脾胃健运失职，痰湿内生，痰与气交结，扰于神明，痰聚中焦，则精微不化，故发为"癫疾大瘦"。脑空为胆经穴位，足少阳、阳维之会，取之可疏泄肝胆之郁滞，化痰散结，气畅痰清则神志恢复，土不被木侮则能养肌肉。

太冲：在足背侧，当第1、第2跖骨结合部前下凹陷处。急躁易怒，或忧郁不解，气郁化火，营阴暗耗，肌肉不为营血所养，身体羸瘦。太冲为肝经之输、原穴，刺之可疏肝理气，清亢盛之肝火；又能调动肝所藏之血，入营养肌。

章门：在侧腹部，当第11肋游离端的下方。《素问》曰："脏真濡于脾，脾藏肌肉之气也。"《脾胃论》曰："脾胃俱旺，则能食而肥；脾胃俱虚，则不能食而瘦。"若脾运不常，营养匮乏，则肌肉瘦削。章门为脾之募穴，取之可行脾助运，营养肌肉；又为肝经穴位，亦能疏肝理气，"土得木而达"，脾运正常，肌肉有所主则强健有力。

瘙痒

【症状】

瘙痒是指皮肤发痒而欲抓搔的感觉，而皮肤上无损害的一种症状。如《外科证治全书》所形容的："遍身瘙痒，并无疮疥，搔之不止。"又称"风瘙痒"、"痒风"、"皮肤瘙痒"等。

本证可由血热、血虚、风盛、风寒等引起。

【取穴】

瘙痒可取鸠尾、会阴。

【精解】

鸠尾：在上腹部，前正中线上，当胸剑结合部下1寸。年老体衰，气血两虚，或气血素虚之人，血不养肤，血虚风燥，而致皮肤瘙痒，如虫行于上，干燥脱屑，如糠似秕，抓痕遍布。《诸病源候论》曰："夫人虚，风邪中于荣卫，溢于皮肤之间，与虚热并，故游弈遍体，壮若虫行也。"鸠尾为任脉之络穴，任为阴脉之海，血属阴，而

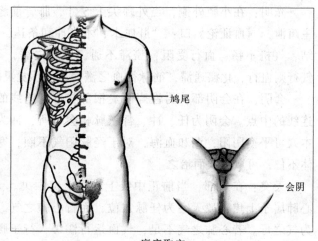

瘙痒取穴

任与血海亦相通，故取之可滋阴养血，润燥息风，使肤得血养，瘙痒不生。

会阴：在会阴部，男性当阴囊根部与肛门连线的中点，女性当大阴唇后联合与肛门连线的中点。会阴为任脉起始穴位，穴在两阴之间，又为冲、任、督相会之所，故名会阴。本穴阴多阳少，故可治血虚瘙痒。又因穴位于下极，会通督、冲，可泄血中邪热，对于血热生风，风热蕴结皮肤所致之瘙痒，亦能取本穴而治之。

身体不仁

【症状】

身体不仁是指身体一定范围内出现感觉减退或丧失的症状。或称"顽木"、"顽痹"、"麻痹"、"麻木"等。

本证可由风湿侵袭、痰湿阻滞、气血虚弱、瘀血内停等原因，导致血虚络空而诱发。《内经》云："营卫虚则不仁。"《金匮要略》亦曰："邪在于络，肌肤不仁。"

【取穴】

身体不仁可取屋翳、光明、会阴、天突。

【精解】

屋翳：在胸部，当第 2 肋间隙，距前正中线 4 寸。屋翳为胃经穴位，穴与任之紫宫相平。《素问》曰：

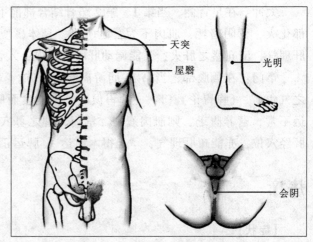

身体不仁取穴

"荣气虚则不仁，卫气虚则不用，荣卫俱虚则不仁且不用。"荣即营也，营卫俱出于脾胃所运化之精气，若脾胃虚弱，不能运化水谷精微，营卫之气亦不充沛，而肌肤筋肉失其濡养，久则不仁。取本穴可健运脾胃，资助中焦，则营血化生有源，濡养形体而知觉如常。

光明：在小腿外侧，当外踝尖上 5 寸，腓骨前缘。光明为胆之络穴，通于肝经。肝主疏泄，《血证论》曰："肝属木，木气冲和条达，不致遏郁，则血脉得畅。"若肝气郁结，气机不畅，血行受阻，瘀滞不通，经脉失濡，而致身体不仁。取本穴可疏导气机，气行则血行，化瘀通滞，筋脉得血之滋润，而感觉灵敏。

会阴：在会阴部，男性当阴囊根部与肛门连线的中点，女性当大阴唇后联合与肛门连线的中点。会阴为任、冲、督三脉相会之所，冲为血海，任、督为阴阳经脉之海，故本穴可平衡阴阳，调和血海，对于经脉阳气不煦，寒邪凝滞，血涩不行，瘀血阻络之身体不仁，可取本穴而治之。

天突：在颈部，当前正中线上胸骨上窝中央。天突位于胸之最上，胸为上焦之府，心肺居于上焦，故天突为任脉穴位，而行心肺之气。肺主气，气为血之帅；心主血，血为气之母。若心肺之气不足，气血运行濡缓，行于腰胯、两股等常受挤压之处，易于受阻，而致身肉不仁。且夜卧之时，阳入于阴，气血运行缓慢，故入夜为甚。取本穴鼓动心肺之气，行气血，充脉络，化瘀滞，使知觉正常。

皮肤热

【症状】

皮肤热是指皮肤发热的感觉。

皮肤热之病机无外两端，一因身有实热，泛于皮肤；一因阴虚阳亢，阴虚于内，虚阳现于外。《中藏经》曰："皮热而燥者，阴不足……皮热而热者，阳盛也。"

若仅局部皮肤热，并兼痛或痒，须防止疮痈的发生。《灵枢》曰："其痈在外者，则痈外而痛浮，痈上皮热。"

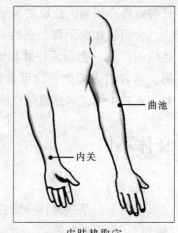

皮肤热取穴

【取穴】

皮肤热可取曲池、内关。

【精解】

曲池：屈肘成直角，在肘横纹外侧纹头与肱骨外上髁连线中点。曲池主"渴饮辄汗出，不饮则皮干热"。邪热在表不解，入里壅于阳明经，邪炽阳明，气分大热，伤阴大渴，渴饮热蒸，阳加于阴而为汗。若渴而不饮，津液不得补充，营阴不足，热蕴于皮肤，则皮肤干热。曲池为手阳明大肠之合穴，取之泄阳明经热，热泄则津液可存，阳隐阴中而不外越，则皮肤热感消退。

内关：在前臂掌侧，当曲泽与大陵的连线上，腕横纹上 2 寸，掌长肌腱与桡侧腕屈肌腱之间。心主血，其华在面，若心情焦虑而心火骤生，火炎于面，而致面赤皮热。内关为心包之络穴，心包络于心，故取之可泻上炎之心火。又为八脉交会穴，通阴维脉，阴维维络诸阴，可济阴以抑火。而心包络为阴血之母，所通之三焦为阳气之父，本穴属心包而络三焦，取之统领全身之气血，行阴和阳，阴平阳秘则诸症可除。

骨酸

【症状】

骨酸是指周身筋骨酸软无力的症状。

肾主骨生髓，一般认为本证多为虚证，可由肾气虚或肾阴虚导致，亦有因寒邪直中，附着于骨而致者。

【取穴】

骨酸可取脑户、飞扬、绝骨、足临泣。

【精解】

脑户：在头部，后发际正中直上 2.5 寸，风府上 1.5 寸，枕外隆凸的上缘凹陷处。肾主骨而生髓，《素问》曰："脏真下于肾，肾藏骨髓之气。"髓充则骨健，轻劲多力，行动灵敏。"诸髓者皆属于脑"，脑为髓之海，若肾之气阴不足，髓海空虚，冷涩不充于骨，则骨失髓养，而见骨酸无力，精力不济的症状。脑户为督脉穴位，足太阳、督脉之会，本穴入通于脑，为脑之门户。督脉主一身之阳，取之能激发督脉中阳气以温煦髓海，阳化生阴，髓海足，骨髓充，则骨骼强健，精力充沛。

飞扬、绝骨、足临泣：飞扬在小腿后面，外踝后，昆仑直上 7 寸，承山外下方 1 寸处。绝骨在小腿外侧，当外踝尖上 3 寸，腓骨前缘。足临泣在足背外侧，当足 4 趾本节（第 4 趾关节）的后方，小趾伸肌腱的外侧凹陷处。主"胫酸"，为小腿部之骨酸。胫在下为肾之分野，为髓之所充，"髓海有余，则轻劲多力，自过其度；髓海不足，则脑转耳鸣，胫酸眩冒，目无所见，懈怠安卧"。飞扬为膀胱经络穴，别走于肾，能补肾壮骨，填精益髓；绝骨为胆经穴位，髓会绝骨，可充髓以补髓海之不足；足临泣在足背外侧，当足 4 趾

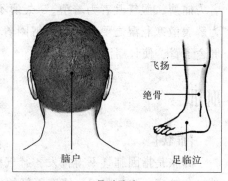

骨酸取穴

本节（第 4 趾关节）的后方，小趾伸肌腱的外侧凹陷处，为胆之输穴，木经木穴，精不足则阴液少，易致血虚风动，取之治未病，防止水竭风动。三穴合功，治疗精虚髓少，虚风欲动之胫酸。

骨痛

【症状】

骨痛是指躯体深部骨骼疼痛，而体表无明显改变的症状。
本证可由寒湿侵袭，精虚髓少，气滞血瘀等导致。外伤引起之骨折疼痛不在此范围。

【取穴】

骨痛可取中府、紫宫、玉堂、玉枕。

【精解】

中府：在胸外侧部，云门下 1 寸，平第 1 肋间隙处，距前正中线 6 寸。肾藏精，精生髓，髓养骨，肾气不足，则精虚髓少，骨失所养，空虚而痛。肾属水，肺属金，金能生水，故可补肺而生精。中府虽为十二经脉穴位之始，但其气属脏，为肺之募穴，

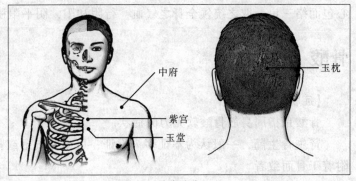

骨痛取穴

故穴出云门。取此穴起到虚则补肾之母的作用，生水化精，壮骨充骼，骨髓充则不痛。

紫宫：在胸部，当前正中线上，平第 2 肋间。紫宫为任脉穴位，紫微之宫，紫微为君之星，心正在内，此穴为宫，故名。跌仆损伤，或心气不足，气血运行不畅，渐至脉络不通，气滞血瘀，不通为痹，发为"痹痛骨痛"，痛如锥刺而不移。取此穴可通君主之官，补助心气，通畅血脉，行气活血，瘀滞除脉络通，则骨痛乃消。

玉堂：在胸部，当前正中线上，平第 3 肋间。玉堂为任脉穴位，玉堂者，心之堂也，心在内，而此为其堂也。功能与紫宫相同，能治骨痛。

玉枕：在后头部，当后发际正中直上 2.5 寸，旁开 1.3 寸平枕外隆凸上缘的凹陷处。《济生方》曰："皆因体虚，腠理空疏，受风寒湿气而成痹也。"《素问》曰："寒气胜者为痛痹，湿气胜者为着痹。"久痹不解，可累及于肾，而为骨痛。玉枕为膀胱经穴位，为解表散寒利湿之要穴，能疏解附着于骨的寒湿之邪；膀胱又与肾相表里，刺之又可防邪舍于肾，使骨痛消减。

肺胀

【症状】

肺胀是指因肺气不得宣发，肺气壅滞，气逆不畅，胸膺胀满不能敛降而致喘息气促、咳嗽、咳痰，胸部胀闷，堵塞不舒的一种症候，或兼唇甲发绀、心悸水肿。

本证可由各种肺系疾患久治不愈，或其他脏腑疾病影响于肺而导致。

【取穴】

肺胀可取少商、中府。

【精解】

少商：在手拇指末节桡侧，距指甲角 0.1 寸。"肺为娇脏，寒热皆所不宜。太寒则邪气凝而不出；太热则火烁金而动血；太润则生痰饮；太燥则耗精液；太泄则汗出而阳虚；太湿则气闭而邪结。"凡此种种邪壅于肺，久而不

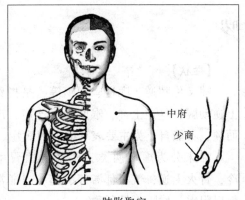

肺胀取穴

除，皆可致肺气郁闭胸中，不能宣发肌表，气逆而上，以致"肺胀上气"。少商为肺之井穴，井穴主泻实除满，取之可宣发肺气，散邪开郁；虚性肺病，可配肺俞、太渊等穴，补虚祛邪。

中府：在胸外侧部，云门下 1 寸，平第 1 肋间隙处，距前正中线 6 寸。屡感风寒，不得疏解，寒入肺脏，聚液生痰，"肺为贮痰之器"，内贮痰饮。复感风寒，邪入于肺引动伏痰，痰随气升，气因痰阻，互相搏击，阻塞气道，以致倚息不得卧，咳喘痰多，"肩息肺胀"。中府为肺之募穴，刺之可宣发肺气，肃降肺中湿浊，使之归于水道，下输膀胱。本穴又通足太阴，"脾为生痰之源"，刺之又能健脾理气，利湿化痰，邪散痰消，如此则"治节出焉"。

掌中热

【症状】

掌中即掌心，俗称手心。掌中热是指自觉手心发热，而实际温度不高的症状。掌中发热常见于五心烦热之中，属阴虚内热的一种表现。但由于五脏所主偏重之不同，五脏俱亏，阴虚较甚者表现为五心烦热；"脾主四肢"，脾阴不足者以四肢手足心热为主；腰以下为肾所主，肾阴不足者以足心热为主；手三阴经循于掌中，所以心肺阴虚者则表现为手掌心热为主。所以，掌中热为心、肺两经病。

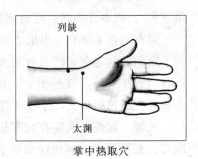

掌中热取穴

【取穴】

掌中热可取列缺、太渊。

【精解】

列缺：在前臂桡侧缘，桡骨茎突上方，腕横纹上 1.5 寸，当肱桡肌与拇长展肌腱之间。肺经络穴，肺经由此别出入手阳明经，又为八脉交会穴之一，通任脉。本穴从阴入阳，其性阴气多而阳气少。故刺列缺能滋阴而和阳，治疗阴虚肺热之手心热。

太渊：在腕掌侧横纹桡侧，桡动脉搏动处。肺经原穴、输穴，又为八会穴之脉会。本穴五行属土，为肺经之母穴，能培土而生金，肺本脏不足，气阴两虚，虚则补其母。故取太渊补之，以脾肺同治，适于肺本脏虚引起的手心热。

哕

【症状】

哕又称哕逆、呃逆、干呕等，是指胃气上逆动膈，气逆上冲，喉间呃呃连声，声短而频，不能自止为主要表现的一种病症。

临床分为虚实两类，实证常因胃中寒冷，胃火上逆，气机郁滞等引起；虚证常由脾胃阳虚，胃阴不足所致。

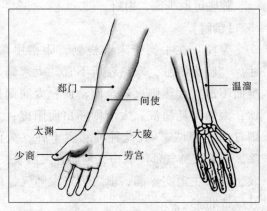

哕取穴

【取穴】

哕可取太渊、少商、郄门、劳宫、大陵、间使、温溜。

【精解】

太渊：在腕掌侧横纹桡侧，桡动脉搏动处。太渊为肺之原穴、输穴，五行属土，八会穴之一，脉会太渊。中阳不足则胃寒，脾胃双虚则气弱，胃寒气弱，复感风寒，内外合邪，中焦失和，胃气上逆，动膈而呃逆。刺太渊宣肺祛寒，补气和中，为标本同治之法。

少商：在手拇指末节桡侧，距指甲角0.1寸。少商为肺经之井穴，"井主心下满"，言其擅降气逆。本穴五行属木，木气通肝，肝主调节气机，木克土，木能祛土实。所以刺少商，能宣肺清咽，疏肝利膈，和胃降逆，治疗肺胃气逆，气机失和之呃逆。

郄门：在前臂掌侧，当曲泽与大陵的连线上，腕横纹上5寸。郄门为厥阴心包之郄穴。中焦蕴热，脾胃失和，胃气上逆动膈则哕。心包经与三焦经相表里，心包经脉"历络三焦"，取本穴泻之，能通调三焦，清泄中焦热邪。

劳宫：在手掌心，当第2、第3掌骨之间偏于第3掌骨，握拳屈指的中指尖处。劳宫为手厥阴心包之荥穴，五行属火，"荥主身热"。劳心过甚，君火入胃，胃内燥热，腑气不行，胃失和降，气逆于上，动膈而出于喉间，发生呃逆。泻三焦火经之火穴劳宫，清心和胃，通腑利膈，治疗心胃有热，气逆动膈之哕。

大陵、间使：大陵在腕掌横纹的中点处，当掌长肌腱与桡侧腕屈肌腱之间，为心包原穴，五行属土。间使在前臂掌侧，当曲泽与大陵的连线上，腕横纹上3寸，掌长肌腱与桡侧腕屈肌腱之间，为心包经穴，五行属金，前者治土虚，后者治阴虚，用于中焦气滞，或中焦气燥，属表里经取穴法。

温溜：屈肘，在前臂背面桡侧，当阳溪与曲池连线上，腕横纹上5寸处。大肠与胃同为阳明，其腑相通，胃属土，大肠属金，土生金，泻大肠金，能祛胃土之实。温溜为大肠之郄穴，可以治疗因胃火上逆引起的急性呃逆。

口噤

【症状】

口噤是指牙关紧闭，口合不开的症状。因其以牙齿紧咬难开为主要表现，故又称"牙关紧急"。

口噤一证，内伤、外感均可引起，常与项强抽搐，神昏不语等症同时出现，属中医急症范畴，总的病机为风毒上攻或经脉失养，三阳经络失于柔顺所致。临症之时，口噤当与"唇紧"、"撮口"等区别。"唇紧"又名"口紧"、"口唇紧缩"，是指口唇肌肉紧急，难于开合，而不能进食之症，与"口噤"之以牙关紧闭为主不同；"撮口"专指小儿由胎中受热及洗浴当风而表现为"口撮如囊口"，吮乳不得，并伴有舌强唇青，面色黄赤等症。其症治均不同于口噤。

【取穴】

口噤可取列缺、足三里、内庭、商丘、昆仑、然谷等。

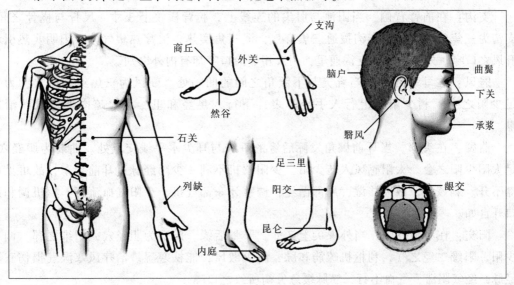

口噤取穴

【精解】

列缺：在前臂桡侧缘，桡骨茎突上方，腕横纹上1.5寸，当肱桡肌与拇长展肌腱之间。列缺为手太阴肺经之络穴，又为八脉交会穴，通任脉。"头项寻列缺"。针列缺调肺理气，解表散风，治疗外感风寒湿邪，侵入三阳经络，太阳发痉引起的筋急口噤。

足三里：在小腿前外侧，当犊鼻下3寸，距胫骨前缘一横指（中指）。足三里为为足阳明胃经之下合穴，能和胃降逆，理气运脾。痰气上逆，闭塞面部阳明胃经经络则神昏、口噤，取三里行泻法，开郁降逆豁痰，则口噤自除。

内庭：足背第2、第3趾间的缝纹端。内庭为胃经荥穴，擅清胃热。泻刺之治疗痰热上壅之口噤。

商丘：在足内踝前下方凹陷中，当舟骨结节与内踝尖连线的中点处。商丘为脾经之经穴。脾主口，脾气虚阴血不足，或因热邪耗伤阴津，或汗下伤阴，或杂病失血，产后导致阴虚血少，阴血不能上承，筋脉失养而发口噤。取此穴可益脾补血，上承润养口部筋脉。

昆仑：在足部外踝后方，当外踝尖与跟腱之间的凹陷处。昆仑为膀胱经之经穴，头有病而足取之，刺昆仑疏调膀胱经经俞，解表上散头面之风，治疗太阳病痉所致之项强口噤。

然谷：在足内侧缘，足舟骨粗隆下方，赤白肉际处。然谷为肾经之荥穴，五行属火，本穴又名龙渊、龙泉。顾名思义本穴含水，如龙行雨露，可见此一穴之中，有阴阳二气，能清肾中虚火而滋阴，治疗热病伤阴或津血受损所致之经脉失养，虚风内动口噤。

石关：在上腹部，当脐中上 3 寸，前正中线旁开 0.5 寸。石关为肾经穴，为冲脉、足少阴之会。冲为血海，肾为诸阴之根，穴居于脐上建里穴近旁，所以刺石关能养血、滋阴、助元气，治疗阴血亏耗，经脉失养之口噤。

外关：在前臂背侧，当阳池与肘尖的连线上，腕背横纹上 2 寸，尺骨与桡骨之间。外关为三焦经穴，通阳维，"阳维为病苦寒热"，刺外关激发阳维经气，维系诸阳经脉，治疗三阳感邪，气机失调，筋脉拘急之口噤。

支沟：在前臂背侧，当阳池与肘尖的连线上，腕背横纹上 3 寸，尺骨与桡骨之间。支沟为三焦经火穴，刺支沟擅通三焦府气，泄三焦实热，治疗热壅气分，阳明实热引动肝风之口噤。外关解表，支沟通里，两穴相邻治口噤却有内外之别。

翳风：在耳垂后方，当乳突与下颌角之间的凹陷处。翳风为三焦经耳后穴，为手足少阳之会，利少阳枢上行入手经解表，下行入足经和里，刺之疏内外之风而治口噤。

曲鬓：在头部，当耳前鬓角发际后缘的垂线与耳尖水平线交点处。曲鬓为胆经穴，足太阳少阳之会。太阳感风入转少阳，少阳枢机不利，少阳经脉过耳前牙车，故可见口噤不开。刺该穴，散风祛湿，局部循经，调整牙车部气机，少阳气血流行，枢机调和则口开自如。

阳交：在小腿外侧，当外踝尖上 7 寸，腓骨后缘。阳交为胆经穴，阳维之郄。调和少阳、阳维二经之气，利枢机疏筋和脉，解表散风，能祛寒湿。治疗风寒湿气损伤三阳经脉，经气阻滞，气血不行，筋脉缓急失衡所致之口噤。

承浆：在面部，当颏唇沟的正中凹陷处。承浆为足阳明、任脉之会，居于下唇之下，开口取之，能疏通口周经脉，活血通络，调畅口唇气机，属局部取穴，适于各种类型之口噤。

脑户：在头后部，后发际正中直上 2.5 寸，风府上 1.5 寸，枕外隆凸的上缘凹陷处。脑户为督脉、足太阳之会，脑气汇集出入之所。刺之通阳解表，治疗太阳感风，三阳经脉失衡以及髓海不足，肝风上盛之口噤。

龈交：在上唇内，唇系带与上齿龈的相接处。《针灸甲乙经》言其治疗"口不可开引鼻中"，此为阳明血瘀，督脉气滞之病。刺龈交泻血行气通阳，使阳气入阴，阴气行阳，任督贯通，故可使口开自如。

下关：在面部耳前方，当颧弓与下颌切迹所形成的凹陷中，闭口取穴。下关为胃经穴，刺之能通经活血，治疗阳明气滞，血瘀牙车，气机阻滞之口不开。

噫 (嗳气)

【症状】

噫又称嗳气，是胃中之浊气上逆，经食道由口排出为主要表现的一种脾胃病症。

引起噫的原因，一是脾胃受损，聚湿生痰，或素体脾胃亏虚，运化无力，清气不升，浊气不降而气逆于上。二是情志不和，恼怒忧思，郁伤于肝，肝气横逆犯胃，胃气不得顺降，上逆而为嗳气。三是肺失清降，失其清肃下行之性，中焦谷气随肺气之上逆而为嗳气。而以脾胃主运化功能失调，中焦水谷不能消化，以致宿积之浊气上逆，引起嗳气最常见。

【取穴】

噫可取太渊、足三里、解溪、劳宫、期门、蠡沟、陷谷。

【精解】

太渊：在腕掌侧横纹桡侧，桡动脉搏动处。太渊为肺经的原穴、输穴，"脉会太渊"，五行属土。噫，是由于脾气滞而不舒。肺统一身之气，太渊为肺之土穴，刺之能培土生金，健脾通滞，舒郁和胃而治噫气。

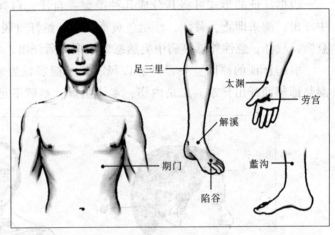

噫取穴

足三里：在小腿前外侧，当犊鼻下 3 寸，距胫骨前缘一横指(中指)。足三里是胃经要穴，胃之下合穴，五行属土。"合治六腑"补足三里能健脾，泻足三里能降逆通阳，故取之治脾胃运化功能不调，胃失和降之噫。

解溪：在足背与小腿交界处的横纹中央凹陷处，当蹞长伸肌腱与趾长伸肌腱之间。解溪为胃经的经穴，胃经的经别、经脉由膝而下行，至解溪统入于足蹞上，五行属火，胃之内外有邪，火气上逆皆宜泻此穴。本穴所治之噫为胃之本经有热之病。

劳宫：心在手掌心，当第 2、第 3 掌骨之间偏于第 3 掌骨，握拳屈指的中指尖处。劳宫为心包经的荣穴，是经气流经的部位，属火。情志郁思，心劳火动，心神不宁，则五脏不安，久而郁伤于肝，肝气横逆犯胃，胃气不得顺降而"噫不止"。故取此穴清君相之火，宁心安神，治精神抑郁之噫。

期门：在胸部，当乳头直下，第 6 肋间隙，前正中线旁开 4 寸。期门是肝经的募穴，脏腑之气结聚的部位，肝经贯膈交阳明经，与足太阴脾经、阴维相会于期门，阴维自足少阴筑宾穴发脉，循股内廉上行入腹，既会足太阴、厥阴、少阴、阳明于府舍，又会太阴、厥阴于期门，所以期门是气血出入之门户，刺肝募疏肝行气，调畅气机。治肝气横逆犯胃之噫。

蠡沟：在小腿内侧，当足内踝尖上 5 寸，胫骨内侧面的中央。蠡沟为肝经的络穴，别走少阳，本穴阴中含阳，泻之，可以疏肝降逆，故取蠡沟，散肝火郁气。治肝气横逆，胆气上冲，胃气不降之噫。

陷谷：在足背，当第2、第3跖骨结合部前方凹陷处。陷谷为胃经的输穴，五行属木，气通于肝，胃经经外循行线，发于头面，内循于胃络脾。"肝升则脾升，胆降则胃降"。取陷谷调肝利胆，升脾之清气，降胃之浊气，以运化谷气，治谷气不陷之腹满喜噫。

汗证

【症状】

汗证之名首见于明代虞传《医学正传》。是指人体阴阳失调、营卫不和所致腠理开阖失常、津液外泄，以全身或局部非正常出汗为主要症状的一类病症。

根据汗证的形式可将其分成几种类型：自汗，白昼时时汗出，动则尤甚；盗汗，睡中汗出，醒来即止；黄汗，汗出色黄而染衣；绝汗（脱汗），大汗淋漓，如珠如油，肢冷息微；战汗，急性外感热病中突然恶寒战栗而后汗出。

引起汗证的原因：一是外感以风、热、湿邪较为常见，可致营卫不和或里热炽盛，湿热郁蒸而汗出异常。二是内伤，素体阴虚，禀赋不足，年老病后，七情失调，失治误

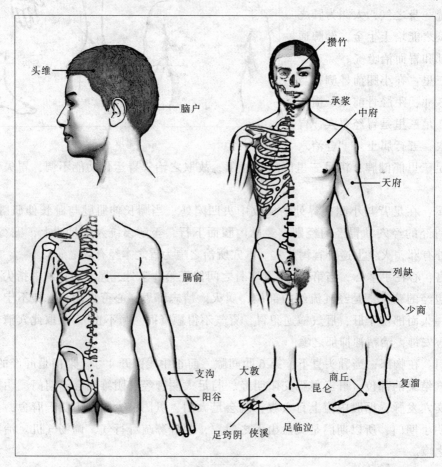

汗证取穴

治等，均可致脏腑、阴阳、气血失调而汗出过多。中医认为汗证的病机是阴阳失调，以致腠理开阖失常、津液外泄，引起汗出。汗液是五液之一，津液代谢的产物，汗为心液。因心血由津液所化，汗由津液所泄，故大汗不但散热过多而耗气，也会伤及津液而损于心血。

【取穴】

汗证可取中府、列缺、少商、头维、商丘等。

【精解】

中府：在胸外侧部，云门下 1 寸，平第 1 肋间隙处，距前正中线 6 寸。中府为肺的募穴，本经聚气之府，是手、足太阴二经相会之处。肺主气，主宣发卫气于肌表，脾为后天之本，气血生化之源。所以，中府补肺以固卫，补脾以和营，治疗肺气不足，卫表不固之自汗。

列缺：在前臂桡侧缘，桡骨茎突上方，腕横纹上 1.5 寸，当肱桡肌与拇长展肌腱之间。列缺是肺经的络穴，八脉交会穴之一，通于任脉，有联络表里两经的作用。肺主气，主宣发卫气于肌表。汗出，是因气虚卫外不固所致，故取列缺配肺俞补肺气，肺与大肠相表里，列缺与大肠经相通，配合谷及气会膻中以益气，而达补气固表止汗之功。

少商：在手拇指末节桡侧，距指甲角 0.1 寸。少商是肺经的井穴，属木。刺井穴少商，泻肺经虚火治疗手心多汗。

头维：在头侧部，当额角入发际 0.5 寸，头正中线旁 4.5 寸。头维是胃经穴，是足少阳胆经与胃经相会之处。此穴乃胃经上行头之侧最高处。阳明经为多气多血之经，补之益气血，泻之清阳明热邪，治疗阳明邪热蕴蒸之大汗，头汗。

商丘：在足内踝前下方凹陷中，当舟骨结节与内踝尖连线的中点处。商丘是脾经的经穴，五行属金，土能生金，为脾经的子穴。胃肠实热则肠中鸣，实者泻其子，故泻脾经子穴商丘运脾化湿治疗足心多汗。

阳谷：在手腕尺侧，当尺骨茎突与三角骨之间的凹陷处。阳谷是小肠经的经穴，五行属火，小肠经属火，阳谷为火经火穴，故治本经阳热火盛之症。"泄风汗出至腰"为上焦热盛而成，故泻阳谷，治风热伤于三阳，上焦热盛之玄府开泄之症。

攒竹：在面部，当眉头陷中，眶上孔或眶上切迹处。攒竹是膀胱经之穴，刺本穴入太阳调卫，入阳明和营，治疗太阳感风，营卫不和之汗出。

膈俞：在背部，当第 7 胸椎棘突下，旁开 1.5 寸。膈俞是膀胱经穴，八会穴之一，血之会穴，治风先治血，血行风自灭，大风伤阳，阳不护阴则汗出。取膈俞补血，气血旺盛，故能治"大风汗出"。

昆仑：在足部外踝后方，当外踝尖与跟腱之间的凹陷处。昆仑是膀胱经的经穴，治足太阳经循行所过之病症。"头多汗"是由于风热伤阳，两阳相加，火蒸汗出。泻太阳经火穴，太阳经气流行，而汗自敛。上病下取，泻昆仑。

复溜：在小腿内侧，太溪直上 2 寸，跟腱的前方。复溜是肾经的经穴，属金，与肺相应，为肾经母穴。肾乃气之根，上连于肺。汗不止，是肺气虚，肾虚火动而致肺热，故久而肺气阴亏耗。刺肾经复溜折相火，补肺金既可固阴抑阳，又可益肺而敛汗，与合谷配伍治肺气不固，营卫不和之自汗、肾虚盗汗。

支沟：在前臂背侧，当阳池与肘尖的连线上，腕背横纹上 3 寸，尺骨与桡骨之间。

支沟是三焦经的经穴，属火，为火经火穴，宜泻支沟，清泻三焦经，主三焦湿热蕴蒸汗出。

足临泣：在足背外侧，当足4趾本节（第4趾关节）的后方，小趾伸肌腱的外侧凹陷处。足临泣是胆经的输穴，属木，为胆经的本穴，八脉交会之一，与带脉相通，刺之疏肝利胆，调畅气机。因其五行属木，所以能助火。治疗汗出伤阳，火气不足之"汗出而清"之症。

大敦：在足大趾末节外侧，距趾甲角0.1寸。大敦是肝经的井穴，属木。肝主藏血，肝郁气滞则藏血异常，久则营卫不和，腠理开阖功能发生障碍，引起津液外泻即汗出。所以，取肝经之本穴大效。

承浆：在面部，当颏唇沟的正中凹陷处。承浆为任脉所止的穴位，是胃经、大肠经、督、任四脉相会之所。能和阳而滋阴，可承口中之津液，而敛体内之津液，故治津液不摄、盗汗外泄之症。

脑户：在头部，后发际正中直上2.5寸，风府上1.5寸，枕外隆凸的上缘凹陷处。脑户为督脉的穴位，位于枕外粗隆上缘，为督脉入脑之门，脑气出入之所，太阳之脉由本穴透出下行，是督脉与膀胱经之会穴，按摩此穴，可使心目清爽，宣发布散阳气于周身。治疗恶寒肢冷汗出之症。

天府：在臂内侧面，肱二头肌桡侧缘，腋前纹头下3寸处。天府为肺经穴位，接于云门，能通宣肺气。"天府治中"，补此穴可收敛耗散之气，治风伤气虚，气不摄津之症。汗出，为气不守中之象，所以取天府，宣肺祛风，使气集中收敛。

足窍阴、侠溪：足窍阴在第4趾末节外侧，距趾甲角0.1寸。侠溪在足背外侧，当第4、第5趾间，趾蹼缘后方赤白肉际处。二穴为少阳胆经之井、荥穴，刺之能调和少阳，利枢机。治疗枢机不利，营卫不和之多汗之症。

酒精中毒

【症状】

酒精中毒即醉酒。是因饮酒过多而出现的一系列症状，如面赤、头痛、恶心、呕吐、胡言乱语、步履蹒跚，甚至狂躁不宁或不省人事。

过量饮酒会对人体造成很大的损害，尤其影响肝肾的功能，严重者可致死亡，故应严禁酗酒。

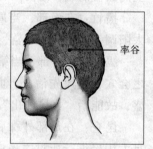

率谷

酒精中毒取穴

【取穴】

酒精中毒可取率谷。

【精解】

率谷：在头部，当耳尖直上入发际1.5寸，角孙直上方。率谷为胆经穴位，足少阳、太阳交会穴。酒为火，气归心、肝、肺、胃等经，入于胃而其性上炎，循胃经蒸腾于头面，散入诸阳经，诸阳皆炽则头眩而步蹒跚；入肝，则肝胆气盛，横逆犯脾胃则恶心、呕吐。本穴可散少阳经火，胆火下降，火不犯胃，则胃气得降；又通足太阳经，太阳为巨阳，主一身之阳，故可泄诸阳热盛，解除清窍为阳蒸火焚之苦。

指南篇

腧穴名称的意义

《千金翼方》说："凡诸孔穴名不徒设，皆有深意"。关于腧穴名称含义的解释在古代文献中早有记载，如《素问·骨空论》在解释之谚语之名时说："谚语在背下侠脊旁三寸所，厌之令病者呼谚语，谚语应手"。《黄帝内经太素》也有穴位名称解释的记载，如通里："里，居也，此穴乃是手少阴脉气别通，为络居处，故曰通里也。"又内关："手心主至此太阴少阴之内，起于别络内通心包，入于少阳，故曰内关。"近代以刘冠军教授为代表的针灸名家对穴位名称则做了更加详细全面的解释，并出版了专门解释穴位名称的专著。古今临床实践也证明穴位的名称并非徒设，理解和掌握穴名的深刻含义，对腧穴的使用具有重要意义。

穴名除了代表穴位自身解剖学的自然属性之外，更主要的是代表着生理学、病理学、解剖学及治疗学的特点和含义，这一点是至关重要的，也是现代医学对号入座的穴位命名方法所无法比拟的。

(1) 与神志功能有关的如神庭、神堂、神门、神封、意舍、魄户、魂门、志室、神聪、神阙、神藏等。

(2) 与血有关的如血海。

(3) 与气有关的如气户、气门、气海、气冲、气穴、气舍等。

(4) 与脏腑器官功能有关的如五脏六腑背俞穴、脑空、胸乡、天溪、髀关、地仓、颊车、胃仓、脑户等。

(5) 与治疗作用相关命名的最多也最有意义。如与治疗风证有关的有风门、风池、风府、风市、翳风；

治疗眼病的有光明、日月、上星、睛明、承光、阳白、目窗；

治疗泪出的有承泣、头临泣、足临泣；

治疗头痛的有头维、天柱、脑户、脑空；

治疗耳疾的有耳门、听宫、天牖、天窗；

治疗鼻病的有迎香、通天；

治疗消化系疾病的有不容、承满、梁门、梁丘、陷谷、漏谷、通谷、食窦、足通谷；

治疗乳少的有天池、天溪、乳根；

治疗腿病的有髀关、膝关、行间、飞扬、承山、环跳；

治疗小便不利的有水道、解溪、复溜、水泉、水分；

治疗面肿的有水沟；

治疗阳痿的有长强、大赫、大巨、筋缩；

治疗腰痛的有悬枢、腰阳关、腰俞；

治疗月经不调的有交信、归来、血海；

治疗流涎的有承浆、廉泉；

治疗呕吐的有不容；

治疗呃逆的有膈俞、膈关；

治疗腹痛的有腹哀、府舍；

治疗便秘、泄泻的有腹结；

治疗消化不良的有建里、胃仓、地仓；

治疗肩痛的有肩贞、肩井、肩髃、肩髎等。

用穴之时，往往知其名，则知其用，在辨证基础之上，应用穴名配穴法能增加选穴配方的目的性。

自然标志取穴法

除了骨度分寸和手指同身寸取穴法外，临床还有一种非常重要的取穴方法，那就是自然标志取穴方法。所谓自然标志，是指身体上可以明确辨认的解剖结构，利用这些结构来确认某些穴位。此一方法，实用快捷，而且还可以作为其他两法的取穴基础。因此，应该引起所有从事针灸临床医生的重视。

身体上可以借鉴的自然取穴标志有很多，这里仅介绍其中较为重要的，如两乳（男性）之间相当于第4肋间的高度，取膻中，继而任脉胸部的穴位都可以参照膻中选穴；

乳头相当于第4肋间，而以乳头为参考的穴位如屋翳、乳根、天池、天溪等。

又如胸剑联合、脐，胸剑联合与脐之间取中脘，继而上腹的大部分穴位都可以以中脘来定位；

脐为神阙穴的取穴标志，耻骨联合上缘是曲骨的取穴标志；

脐不但可以作为其左右上下腹部穴位的取穴依据，而且对一些身体比较肥胖、后背腰椎棘突不太容易寻找的人，还可以以脐来确定第2腰椎，用来寻找命门、肾俞、脊中等穴位；

后背的第1胸椎与第7颈椎间取大椎，继以大椎为参照又可选取很多的穴位，如肩井、定喘、崇骨、百劳等；

两肩胛冈中央部连线相当于第2胸椎棘突下，上可以取陶道，下可取身柱，是肩背部的重要选穴标志；端坐姿时肩胛下角的连线相当于第7胸椎，用于确定至阳、膈俞等重要穴位；

第4腰椎棘突，主要是靠两侧髂骨最高点连线来确定，第4腰椎棘突下为腰阳关的位置，并可以作为上下左右穴位的定位标准。

此外两耳之间取百会；两眉之间取印堂；两肩胛内上角之间连线取身柱、肺俞；眉头陷中选攒竹；屈膝膝盖下外取犊鼻；肘窝肱二头肌腱内、外取曲泽、尺泽；膝窝横纹中取委中；腓骨小头取阳陵泉；尺骨鹰嘴取天井；胸骨上窝取天突；耳轮与乳突之间取翳风；乳突取完骨；内、外踝后取太溪、昆仑；颈动脉搏动处取人迎等。

针刺手法练习

熟练的针刺手法是减少疼痛、提高疗效的保证。在正式从事针刺治疗工作之前，必须要经过一个练针的过程。

练针之法有三，一是手指力量的训练，这是一种单纯捻转力量的训练方法。具体是用火柴杆或牙签，每日一遇闲暇，如走在路上，坐在车上或看电视、电影等，则以手之拇、食、中三指搓捻火柴或牙签，经过一定时间的练习，则手指力混厚、持久，有此基础则运针之时提、插、捻、转方能进退自如；二是进针速度和力量的练习，方法是选择一张普通16开的稿纸，然后竖叠三折，压平，练针时以左手持纸一端，然后以右手持针先在离手指2厘米处刺针，连刺3处，然后再在远离手指3厘米处，再刺3处，依次针刺，一直刺到纸的另一端，当练到能顺利地刺穿纸的另一端时其指力已经练到精熟的程度，经过这一练习后，则无进针困难之虑；三是自身试针，在经过以上指力练习以后，还应该在自己身上按照要求消毒后试针，只有通过自身的试针，才能体会出进针、运针、出针等手法与针感的关系，才能知道什么样的针感是治疗要求的针感。

用针之要在于调气，调气的方法主要是手法，手法的优劣关键看练针，希望有志于针灸的同道，千万不要忽略针法的练习。

怎样确定"真穴"

临床经常会遇到一个问题，是穴位存在着真、伪之区别。什么是真穴和伪穴呢？所谓真穴，就是指有治疗作用而且疗效较强的经穴；而伪假穴则是指没有治疗效果的穴位。医生取穴方法的正确与否，是真伪穴出现的主要原因，因此，正确的判定方法和手段是能否取得真穴的关键。

针灸临床把判定穴位位置的方法，称为"揣穴"。常用的揣穴方法是用左手指在穴位的附近以指端进行揣、按、循、摸来感觉确定穴位位置。为什么要"揣穴"呢？因为，生理病理等各种原因，都可以导致穴位位置的移动，按书中规定的尺寸来确定穴位的位置，很容易出现伪穴，所以揣穴历来备受临床各家的重视。如《难经·七十八难》说："知为针者信其左，不知为针者信其右，当刺之时，必先以左手压按所针之处。"即是其例。

寻找真穴首先是需要医生在规定穴区内的循按揣摸，在穴位的左右上下，寻找出最敏感的压痛等部位，一般的微小偏移都可以被发现。如无敏感点出现，则可在原来规定的部位进行按压或以拇食二指指捣，真穴可在指压、指捣的过程中出现，这是因为指尖的阴阳之气能诱导真穴的气血集聚。

有些穴位并不在表面的位置之上，而是在一些组织器官之后，必须经过医生的分拨推按以及患者采取一定的体位和运动时才能出现。如内关取穴，一是可以用左手拇指尖按压其穴，以指尖分开两边肌腱，患者出现酸、麻感时即是真穴，另一是让患者握拳，微微屈腕，当腕上两筋间出现凹陷，最深处即是真穴。而阳溪穴取穴，则令患者拇指伸直上跷，在腕上两筋间出现凹陷的最深处即是穴位，身体上的许多穴位，特别是关节附近的穴位都必须结合一定的肢体关节运动，同时加上指压才能寻找到真穴。

简单总结一下，要寻找真穴，必须是医患密切配合，非关节部位循按揣摸找感觉，关节部位应用转摇屈伸动作寻凹陷，一旦熟练就可以准确地判定真穴了。

"八廓"诊法 （观眼视病）

"八廓"之称，首见于《秘传眼科龙木论》，是中医眼科在外眼白睛划分的8个部位。历代命名繁多，一般多用自然界8种物质现象或八卦名称命名。即天（乾）廓、地（坤）

廓、风（巽）廓、雷（震）廓、泽（兑）廓、山（艮）廓、火（离）廓、水（坎）廓。之所以称之为廓，系取其有如城廓护卫"命门"眼睛之意。至于八廓的位置，内应脏腑以及临床意义等，历来说法各家不一。本节从针灸临症实用的角度出发，以明傅仁宇《审视瑶函》的"八廓"理论为基础简介八廓诊法。

1. 八廓脏腑归属　《审视瑶函》云："夫八廓应乎八卦，脉络纬体于脑，贯通脏腑，以达血气，往来滋养于目廓者，如城廓之谓，各有门路往来。"指出八廓并非有名无实，其间的经脉上通下达，与全身脏腑气血有密切的关系。八廓的具体划分首先要通过瞳孔引一水平线，然后再通过瞳孔和水平线成45°、90°、135°引3条直线，这样4条线即将眼球和目眶分成8个相等的区域。而以瞳孔为中点又有8条线，鼻侧的水平线为起点，作为第1线，依次为等2、3、4、5、6、7、8线。八廓的每一廓是以每条线为中心的45°范围内。具体以第6线为乾廓，络通大肠、肺，肺与大肠相为表里，上连清纯，下输糟粕，为传导之官，又称传送廓；第7线为坎廓，络通膀胱、肾，肾与膀胱相表里，主水之化源，以输津液，所以又称津液之廓；第8线为艮廓，络通三焦（上焦），命门与三焦相为脏腑，会合诸阴，分输百脉，又称会阴廓；第1线为震廓，络通胆，肝与胆相表里，主清净，不受秽浊，故又称为清净廓；第2线为巽廓，络通中焦、心胞，心胞与中焦相为脏腑，胞络营血以滋养中焦，分气以化生，故又称为养化廓；第3线为离廓，络通小肠与心，心与小肠相表里，为诸阴受盛之胞，故又称为胞阳廓；第4线为坤廓，络通于胃、脾，脾与胃相表里，土纳水谷以养生，故又称为水谷廓；第5线为兑廓，络通下焦与肾，肾与下焦相为脏腑，主阴经化生之源，故又称为关泉廓。

左目为阳，"阳道顺行"，故廓之经络脏腑的排列按顺时针；而右目为阴，"阴道逆行"，故廓之经络脏腑的排列按逆时针。临床运用之时简记，二大皆为震，二小皆为兑，上为离，下为坎，则能辨明阴阳顺逆。

常用歌括为：乾肺大肠传送廓，坎肾膀胱津液场；命门上焦会阴艮，胆肝清净震之方；肝络中焦巽养化，小肠离火心胞阳；肾络下焦关泉兑，坤脾水谷胃为强。合冲生克分虚实，对症投医病始康。

2. 诊查方法　主要是观察气轮，白睛上的经络形态。具体如《审视瑶函》之"盖验廓之病，与轮不同……惟以轮上血脉丝络为凭，或粗细连断，或乱直赤紫，起于何部，侵犯何部，以辨何脏何腑受病"。也就是说临床上主要是观察白睛上的脉络的起止、形态、颜色。以此来判断气血虚实，正邪盛衰以及脏腑自病传经，经络生克逆顺等。

3. 八廓主病

外感病分经络：白睛赤脉从上而下者，为太阳病，赤脉从下而上者为阳明病，赤脉从外走内者为少阳病，赤脉从内走外者为少阴病。

内伤病则分脏腑：乾廓出现赤脉为肺与大肠；坎廓赤脉为肾与膀胱；艮廓赤脉为命门上焦；震廓赤脉为肝、胆；巽廓赤脉为肝与中焦；离廓赤脉为心与小肠；坤廓赤脉为胃、脾；兑廓赤脉为肾与下焦。眶侧为腑，瞳侧为脏。根为本病，末为传病。根据梢末的指向，确定传变，根据粗细确定虚实；根据颜色判断浅深，易治者断，难治者连。本法临症仅作为参考，并不是处方用穴的主要依据，选穴施针用药还应该四诊合参、脉症并据。

指压诊法

在方便快捷而且重要的诊断方法当中，应首推指压诊法。如《灵枢·刺节真邪篇》、《灵枢·官能篇》在强调这一方法时说："用针者，必先察其经络之实虚，切而循之，按而弹之，视其应动者，乃后取之而下之。""察其所痛，左右上下，知其寒温，何经所在。"由于这一方法切于实用，所以在针灸临床上尤其受到重视。

1. 指压方法　穴位具有反映病情和接受治疗信息的双重特性，而指压诊断主要是利用穴位反映病情这一特性，以手指来判断穴位局部出现的异常情况，来作为诊断疾病的依据。穴位的异常反应多种多样，如压痛、过敏、肿胀、硬结、凉、热、隆起、凹下、变色、瘀点、脱屑、丘疹等。而其中最为重要的则是压痛和皮下的硬结，这是指压所要发现的指征。硬结有圆点状、纺锤状、条索状等不同，大小不定。多数硬结伴有压痛，也有些硬结非但无压痛，而且出现按压快感。一般压痛明显者多为急性病，而伴有快感的多为慢性病。还有一种就是感觉迟钝，指压穴位时患者既不痛也没有舒适感，这种情况病情多为虚证。指压之时，不要突然用力，开始可用手食指轻轻触摸，力量不要过大，这样常能很快地发现皮下的硬结和皮肤过敏。如果皮下没有硬结，则改为拇指按压，压力一定要均匀一致，切不可暴发用力，以在相同相近的压力下穴位出现疼痛等感觉为诊断标准。

2. 压诊与疾病

有关穴位压诊判断疾病的方法，详见表1。

表1　身体各部位压诊判断疾病表

穴位	指压时阳性表现	判断疾病
天柱、完骨	硬结或压痛	血压高、偏头痛，鼻、眼、咽喉及甲状腺疾病
百会	压痛、鼓起感	血压高
百会	软而下陷	睡眠不足、神经衰弱、脑萎缩及脑软化等症时
囟会、上星	压痛	副鼻窦炎
迎香	压痛	鼻窦炎
左侧正营或通天	压痛	偏头痛、癫痫
神道或至阳，百会	压痛	神经衰弱或脑兴奋
神道	压痛	心脏疾患、身心极度疲劳、神经衰弱
灵台	压痛	喘咳、支气管炎和肺门部肿瘤
至阳	压痛	胃酸过多、胃炎
俞府	压痛	肺结核、气管炎、哮喘、扁桃腺炎、咽喉炎、甲状腺病
神藏	压痛	高血压伴有大动脉以及心脏神经官能症、心动过速
中府	压痛	哮喘
膻中	压痛	抑郁症，情绪变动剧烈、冠心病、心绞痛等
左侧乳根	压痛	心脏疾病

穴位	指压时阳性表现	判断疾病
中脘	压痛	胃病，实证压痛明显，虚证多为钝痛
不容	压痛	胃炎、胃酸过多、胆石症或幽门部溃疡
梁门	压痛	胆石症（右侧）、糖尿病（左侧）
水分	压痛	胃下垂或肠疾患、肾脏病
	肿胀	腹膜炎
肓俞	压痛	肾病、糖尿病、急性肠炎
左侧肓俞	压痛	神经官能症
气海、阴交	表层压痛	肠疾患，神经衰弱
	深层压痛	子宫疾病
大巨	压痛	肠疾患、子宫疾患
腹结	右侧压痛	慢性阑尾炎或移动盲肠
	左侧压痛	便秘
大赫	压痛	膀胱尿道疾患，子宫肌瘤，卵巢囊肿，前列腺肥大
大杼和脊椎之间	压痛	扁桃腺炎、肠炎
天宗	右侧压痛	肝脏疾患
	左侧压痛	心脏疾患
至阳、膈俞	压痛	胃酸过多、食道狭窄
胃仓	压痛	胃痉挛
脾俞、胃俞、膈俞	压痛	胃溃疡
次髎	压痛	坐骨神经痛
中髎、次髎、阳关	压痛	痔疾
郄门、少海	压痛	心脏疾病、冠心病
少海	压痛	耳鸣、鼻窦炎
孔最	压痛	痔疾
外丘、阳交	压痛	胸膜炎
足三里、地机	压痛	胃肠疾患
足三里	压痛	阑尾炎
阳陵泉	压痛	胆囊炎、胆石症
足临泣	压痛	胆石症

谈临症之时经、穴各自的重要性

"经"是指经络。人体有正经 12 条，奇经 8 条，并有 15 条大的络脉和无数的小络脉。"穴"是指经穴。全身共有 361 个经穴，而这 300 多个穴位，仅集中于 14 条经脉之上，即 12 正经和任脉、督脉之上。其他的 8 条奇经和 15 条络脉及无数的小络脉之上都是没有穴位的。由此可见，没有没有经的穴，但却有没有穴的经。

从数量上讲，经显著地多于穴，穴位仅存在部分经脉之上。经穴应属于经络组织的一部分，但并不完全属于经络。因为穴位是占有从表皮至骨表面的柱状空间，它向内深入经筋，向外而达皮部，又是一个在经络上独立的膨大组织，它并不是单一的经脉组织。从生理功能上，经络是人体的重要结构，它具有联络组织器官，沟通躯体内外，运行气血，传送信息的重要作用。而穴位的基体功能则是接受信息和反应信息并通过经络传递给内脏。

在生理和病理过程中经络和穴位具有同等的重要性，在一定意义上讲，经络的作用更重要一些。从经验的角度，所有从事过临床的人都会有这样的体会，要想选准一个穴位，科学地讲是很难的，多数人选取穴位都是靠目测粗略地估计。一个具体的穴位的确定，不同医生的定位存在着很大差距。因此说，穴位的位置在某种意义上是相对的，并不能精确地定位。而十四正经的循行路线都非常清楚，特别是躯干四肢的循行分布，施术者的划分区别基本能达到统一，至少要比穴位确定出现偏差小得多。从这一点上说，取穴难于取经。

经穴与经络相连，在经络选定的基础上才能选穴。所以说，选经要比选穴重要得多，经络选错了，就不能正确地取穴。另外，古人认为经脉受邪之后，会出现"阳缓而阴急"、"阴缓而阳急"，经脉发生纵缓和拘挛的现象，经脉的拘挛和纵缓，会使连于经脉上的穴位发生移位，导致穴位的位置移动。由此可见，按文献记载的取穴，会发生"按图索骥"的错误，导致取穴不准。

以上的生理、病理因素造成经穴选择上的难度，难怪古人有"宁失其穴，勿失其经"之说。对于初学者，这句话是何等重要。只要你能准确地掌握经络的循行，虽然不能像老医生那样精熟取穴，也能虽不中亦不远，取得相当的疗效。穴位会因经脉的伸长或缩短而移动，这一点同样也提示有经验的医生，经络的循行衡定具有的重要实际意义。当然，没有人能否认准确取穴的重要意义，但也不否认有些医生穴虽取得非常之准，却不能准确地描绘经络循行这一客观事实。临症之时应提倡经、穴并重，如能准确选穴，又能准确选经则更好。如果穴位选取上有难度，我们还是提倡古人的"宁失其穴，勿失之经"。

谈经穴的移动问题

对经穴移动的认识，最先由日本的一代针灸大师泽田健先生明确提出的。他认为穴位不但能反应病情，而且由于疾病病机的不断变化，也会导致反应病情的穴位的位置发生移动。一直以来，这一穴位移动病机说的观点始终占据解释穴位移动现象的主流，至今未见其他的解释方法。实际上，泽田氏提出的经穴移动观点，仅是停留在临床观察上，在其《针灸真髓》一书中并未做深入的阐述，他的观点完全是在《内经》的"欲知其处，以手按之"及后世医家"揣穴"思想的提示之下的直观总结，并没有真正地从理论上解决这一问题。在我国虽然没有人正式提出这说法，但大多数的针灸学家，都提倡取穴应以揣穴为要，所谓"揣"，是指以手摸索寻按之意，如我国现代著名针灸家郑魁山在其所著的《针灸集锦》中就提出了揣穴"七法"，以寻找真穴，说明我国针灸家不但认识了这一问题，而且总结出临症之时的解决办法。

从临床上看，经穴移动至少与3种因素有关，第一是生理性的体位变动，会导致经穴的位置移动，这一点在肢体上的一些穴位表现得尤为明显，如环跳、居髎、养老等穴位；第二是感受邪气的性质不同，会影响到穴位的位置，如感受寒邪，则受邪气伤害的部位会因寒而收缩、拘挛，这样会牵引连接这段经络的穴位向感邪方向移动；当感受热邪，则被邪气损伤的经络会因热而弛缓、伸长，这样也会导致连接这段经脉的穴，向健侧位移。总之，经脉受病，因风、寒、湿、热、燥、火之不同，虚实之差异，都可能影响到经脉的长度的变化，由此而引起连接经脉的穴位位置的变化和移动；第三种情况，就是病机变化。泽田的观点认为，按正常定位取穴，往往不能寻到真穴，根据病情的不同，穴位可在一定的范围内平行或深浅层次上移动。不仅如此，因患者身体解剖和体质的差异，也会导致穴位位置的轻微变动。另外新病或疾病在进展期，穴位位置多偏向经脉的循行方向移动；而疾病向愈或在恢复期时，穴位又会恢复到原来的位置。

以上是谈引起穴位移动的因素，但笔者想强调的是另外的一些移动问题。一是阿是穴的移动，我们都有这样的经验，阿是穴的出现，最具偶然性，毫无规律可循，同样的病，随时间地点的不同，其阿是穴都是不同的，有时此伏彼起。我常常把此处痛止，彼处又痛的风邪为患的现象称阿是抑制现象，即剧烈的疼痛抑制轻微的疼痛，实际上这也是一种经穴的移动，这一点在临床上非常多见。还有一种现象就是主穴调换问题，比如胃痛，急性期患者会在梁丘穴有压痛，而慢性胃病时则足三里压痛明显。在经络辨证明确之后，不能主穴一用到底，应该注意到主病穴的变化情况。在治疗过程中，随时观察病机变化引起的主病穴的变化，这种情况，既能发生在同一条经脉上，也可发生在异经之上，必须善于捕捉，才能做到有的放矢，以更好地体现辨证论治的原则。

针刺时的体位选择

患者接受针灸需要有一个正确的体位，是坐，是卧，还是立，此举直接影响取穴、施针和治疗的效果等。患者的体位不当，则医生穴位选择就不准，不但能降低针刺的效果，还常常会导致晕针、弯针、滞针等针刺异常情况的发生。如病重体弱的人，采用坐位，易使患者感到疲劳而晕针；如果让患者取一个非生理性的体位，由于患者不能坚持较长时间而移动体位，就会发生弯针、滞针等。因此根据处方选取的腧穴及患者的具体病情，选择适当的生理体位，既有利于腧穴的定位，又便于针灸的施术操作和较长时间的留针。总的原则就是舒适，不易疲劳，利于取穴。

临床常用的体位很多，但主要的有以下几种：

1. 仰卧位　这一体位用得最多，适宜于取头、面、胸、腹和上、下肢的大部分腧穴。特殊情况，可取头低足高位，适于初诊、精神紧张或年老体弱患者的上下肢、胸腹部施针；也可取头高足低位，则适于面部用针较多者，以减少针孔出血。

2. 侧卧位　适于取身体侧面的少阳经腧穴，上下肢部分腧穴，对于个别患者，如咳喘痰多的患者留针、运针，以及半身不遂的患者痰多，也应选择这一体位。

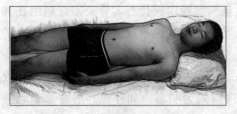
仰卧位

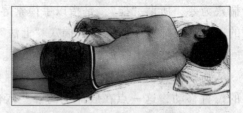
侧卧位

3. 俯卧位　适于头、项、背、脊、腰、骶和下肢后侧的部分穴位。如果必须采取两种体位，若是仰卧和俯卧同时需要的情况，最先采用俯卧位，不留针或少留针，后用仰卧久留针。

4. 俯伏坐位　适于后头、项、背部的取穴。

5. 仰靠坐位　适于前胸、头、颜面、颈前等部位取穴。

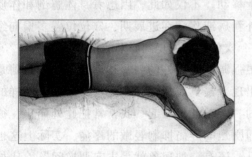
俯卧位

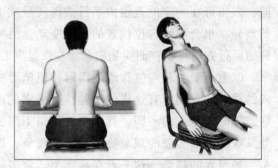
俯伏坐位、仰靠坐位

此外，尚有正坐位，如针刺面瘫时采用的体位；站立位，如刺急性腰扭伤时，需腰部活动所采用的体位；肘膝位，如针长强时所采用的体位。总之，根据患者情况和穴位的分布应灵活掌握。

临症用针之法

临症时除了选择恰当的针灸处方外，掌握正确的用针方法，是取得佳绩、提高疗效的关键。临症可用 16 个字概括其用针之法，即"下针贵按，进针宜慢，运针在合，出针闭散"。

1. 下针贵按　下针之前，先用押手按压穴道周围的皮肤。遵《标幽赋》"左手重而多按"之说，按穴之意有二：一是按中寓寻，由于人体在解剖上存在差异，其经穴位置绝非按骨度分布而丝毫不差，加之疾病受邪之不同而穴位有经脉上的大小及位置出现变化，因此应用左手拇指在穴区内上下、左右寻按以寻找真穴；二为重按开穴，《内经》云"以不病，调病人"，医者之手由长期锻炼，其指端阳气凝重，按于穴位之上以运气，则能力透肌肤、驱邪气而开穴道，此即《标幽赋》之所谓"欲令气散"之意也。

2. 进针宜慢　针既已入皮下，则宜慢慢进针，分天、地、人三层寻找经气，切不可一针刺入地部而影响效果。人有肥瘦之不同，气有沉浮之差异，邪气之伤人或由表入里，或由里达表，缘病情之不同表现出深浅层次之别，有刺入天部与经气逢者，有刺入人部与经气逢者，用针者须慢慢用心寻找，过深过浅都会降低疗效。此所谓"进针宜慢"之意。

3. 运针在合　找到经气之后，一是要求医者自身的手与心合，气与意合，全神贯注地将气集中于刺手，运针施法，意属针与穴，随时注意针下经气的动向及患者的反应，即古人所云"手如握虎"、"慎守勿失"、"属意病者"之意；二是要求病者与医者"标本相合"，以病者为本、医者为标，病者与医者配合操作，病者全神贯注，应在得气的基础之上以意导气引气，使气达病所，同时以意守之，从而形成医者运气于穴，病者受气于病所，使医者之气与病者之气一脉相通，合于患处，以驱邪治病。

4. 出针闭散　闭，是指闭穴按压；散，是指出针后不按，开大针孔。一般远端循经的穴位常在出针后闭穴按压，借以补气催气；局部穴位出针后不按压针孔，使邪气随针泻而出，若见点滴出血则效果更好。

如何把握得气感出现的深度

获得气感是针刺的关键，而且是个非常复杂的过程。针灸的效果如何，是以能不能得气、得气的快慢、得气的大小等作为衡量的标准。临床上影响得气感的因素有很多，如个人的体质、年龄、性别、季节、地域以及针灸施术的技巧等。其中除了针灸技术外，其他的都是自然形成的，是次要的。在针灸技术之中，与得气有直接关系的则是针刺的深、浅问题。

穴位的深度是一个变量，没有统一标准。有的穴位非常浅，仅在皮下，有的穴位则很深，能达 10~12 厘米。即使是相同的一个穴，在不同的人身上的深度也是不尽相同的。表浅的穴位如十二井穴，头部的阳白、攒竹、神庭等，如果直刺，穴位深度仅在皮下，一般并不追求得气，有感觉就好，所谓以知为度。而对于那些位于四肢、躯干等处的穴位，数厘米深浅不等，这些穴位针刺时要求获得针感。但并不是所有的穴位针刺就有针感，针感伏在一定的深度，寻找并不那么容易，这需要一定经验的积累。

穴是一个立体的结构，穴位浮在体表是一个面，而不是一个小点，在这个小的范围内，虽然都是穴位，但对针灸的感受还是有差别的。从穴位的表面到深层，虽然从浅层至最底层很大的区间都属于穴位的范畴，但并不是每个深度的每一层次都会出现气感，古人已经明言之"气有沉浮"。

那么，如何把握得气的深浅呢？首先应遵循的还是中医的基本法则，即分阴阳，辨虚实。所谓分阴阳，就是分阴经和阳经。一般阳经气浮，宜浅刺，针感的获得多在浅层；阴经气沉，宜深刺，针感多在深层。虚证气在内，宜深刺；实证气在表宜浅刺；外感病气在浅层，内伤病气在深层，在病情性质分明的前提下，再施针灸，就容易寻找得气了。其次就是缓针慢刺，切不可一插到底，这也是掌握得气深度的关键，我的经验就是要"一进三寻"。气感仅在一点，稍纵即逝，慢慢推针，边进边寻，才能抓住气感。有些人认为，针刺越深越好，其实不然，就全身最深的穴位环跳来讲，可能谁都有体会，并不一定非针 3 寸才能出现得气感，有时 1 寸、1.5 寸也能出现气感。所以说，得气的深浅，并不是由穴位本身所决定的，而是与患者的病机变化有直接关系。病机的变化导致穴位的气或升或沉，因而决定着得气的深与浅。

针刺"气至病所"便捷四法

《内经》首先提出"气至而有效"、"气至乃休"之说。到了金元时代的针灸家窦氏和明初针灸家徐氏则使"气至"之说更加形象而具体化。如窦氏在《标幽赋》中说："先详多少之宜，次察应至之气。轻滑慢而来未来，沉涩紧而已至。……气速至而效速，气迟至而不治……。"徐氏在窦氏《针经指南》基础之上总结归纳出诸多具体的催气至病所之法。如左手之"循、摄"法，右手的"青龙摆尾"、"白虎摇头"、"苍龟探穴"、"赤凤迎源"等多种方法。"气至而有效"和"催气至病所"之说以及方法一直被古今的针灸家所重视，但古人所倡之法，临用之时较难掌握。因此，以下介绍4种常用的"气至病所"的便捷方法。

1. 计息法　常说的针感除酸、麻、胀、痛、寒、热等外，还有一种就是隐性的针感。也就是说虽然没有引起患者主观的感觉，但在医生的针下可以出现沉紧滞涩感，或能见到针的周围出现轻微的肌肉跳动，此时则表示气已至。但这样的针感很难诱导向病所传导，此时，要想实现气至之目的，则采用计息法。具体是以一呼一吸为一息，按照《灵枢·五十营》中"呼吸定息，气行六寸"的理论为依据，先估测所针之穴到达病所的尺寸（同身寸），然后令其计息，这样每次行针运用手法的时间应以气从穴位达到病所需要的息数来计算。此法方便迅捷，临症容易掌握。

2. 指压针根法　这种方法是根据《金针赋》运气法之"按之在前，使气在后，按之在后，使气在前"的理论发展而来的。它适用在出现针感后针感不向病变部位传导而是向相反的方向传导，或是向双向传导而传向病所的针感较弱等情况。具体是在针根后1寸许以左手拇指按压，边运针边按，或不运针而单独按压针后，此时包括刺针穴位同时出现酸胀，甚至出现针感会自动指向病所。压针根法，针借指力，指借针气，循经向前，这是比较实用的运气至病所的方法之一。

3. 通经接气法　这是循经远端取穴，欲使气至病所的方法。经气运行线路长，而且要通过一些经气难以通过的解剖部位，如关节等。具体先在病变远端循经取一个穴位，运针催气，气向前行，但气行一段复止，则在气止之所再刺一针，气复行向前，但气行复止，则再在气停止之处刺针，直到气至病所为止。此时从第一针依次行弹针、捻针等手法，可使针感源源不断地涌向病所。

4. 针后循灸法　此法适用于针感较弱或方向感不强以及一些寒性疾病。借艾灸的温经通络、行气活血之力，使针感运达病所，具体是先进针寻找针感，针感出现后停针不动，然后以艾条从针处穴位循经温和施灸至病所，也可边运针边从穴位向病所循经施灸，则针感随灸热，灸热与针感相伴至病所，这是四法中效果最好的方法之一。

以上四法用之临症方便易行，其"气至病所"效果快捷，是达"气至而有效"，其效"若风之吹云"的最为理想的方法。

关于进针角度

教科书中记载的进针角度有 3 种：90°、45°、15°，即直刺、斜刺和平刺。这 3 种进针的角度，只能代表大多数情况，但不能代表全部。在实际的针刺操作过程中，还有超出 3 种角度之外的情况。

如头针的进针角度要求是 30°角，而美容去眼袋和除皱所要求的进针角度小于 10°，甚至沿皮刺。还有一些特殊的情况，成角比较复杂的情况下才能获得理想的针感，如针第 2 腰椎华佗夹脊穴的进针角度，只有向内、向下倾斜 15°左右才能获得针感。

我们常说的进针角度，一般是指针和皮肤间所成的角度，直刺不是针与整体相垂直，而是与着针点的皮肤相垂直，这一点很重要。因为临床上见到许多初学者的所谓直刺实际上是成角刺，是小于 90°的一种斜刺。在实际针刺的过程中，介于 90°~45°之间的进针角度很多，这是由于所针刺穴位的不同解剖特点所决定的，如针刺一些督脉穴位，直刺往往刺不进去，斜刺也不行，必须针尖向上倾斜 15°左右进针，才能顺利刺入。

有些穴位的进针，不仅要考虑与皮肤成角，而且要考虑与病变部位的成角问题，如针刺带状疱疹，既可以顺着疱疹的走行平刺，也可以与疱疹走行垂直平刺。也有的个别穴位需两种进针角度结合在一起使用，如天突穴，常先直刺后斜刺。经验证明，除直刺本身外，其他有角度的进针，都应该是混合进针，先直刺后斜刺或平刺，直刺透皮后再改为其他的进针角度，这样能减少进针透皮过程的疼痛程度。

深刺浅留辨

针刺的深、浅在刺灸学上是一对没有固定含义的概念。深刺与浅刺之间不是绝对的而是相对的，深、浅本身也是相对的，因为在具体的每个人身上，深与浅都有不同的含义和内容。比如深、浅在成人、小儿、老人、胖人、瘦人的身上是不同的。而此处所讲的深浅则具有特定的内容和意义。"浅"是指皮下，而"深"则是指获得气感的深度而言。在针灸临症中，正确地区别深浅，特别是对于一些特定穴位的运针，如能谙熟浅深之宜，的确具有实际意义。

深刺浅留是指刺入皮肤后于肌层深处寻找刺感，得气后则将针提至皮下浅处留针，在留针过程中，如此反复数次。此法并不是用在所有的穴位上，而是一些具有特定解剖位置的穴位。全身有下关、耳门、听宫、听会及背俞穴。前 4 穴是因为解剖位置特殊不允许深刺后留针，如果下关等 4 穴深刺后留针，则会影响患者张口说话；而背俞穴，如果在得气的深度留针，多是接近危险的深度，常常因移动变换体位导致针体移动而刺入身体的深部内脏。所以，在临症之时，对于以上两类穴位，笔者常采用深刺浅留的针刺方法。

几种防止针刺出血的方法

针刺出血是常见的临床现象，它是由于针刺时刺破局部的血管所引起的。出血微少则影响不大，如果出血较多，或是在针孔局部造成血肿或皮下瘀斑等情况，不但会使局部发生疼痛，活动受限，还会因为发生在暴露部位，而有碍患者的体表美观，这样会影响患者继续治疗的情绪，降低临床效果。笔者临床体会，针刺前除须仔细检查针具，严格遵守相应俞穴操作规定之外，还有以下几种防止出血的方法。

1. 针孔压迫法　为了防止出针后出血，最简便的办法是出针后立即以消毒棉球压迫针孔 1 分钟左右。个别部位如面部、头部的穴位以及体质较弱的患者，应相对增加压迫时间。如果在出针后配合指压点穴，不但可以防止出血，又能增加针刺效果。

2. 控制留针时间法　针刺入穴位后，因血管神经的反射作用，穴位周围充血潮红，留针的时间越长这种现象越明显，相应地出血的机会也增多。有些穴位特别是面部及眼周的穴位以及眼针穴，留针时间不能过长，一般应控制在 5 分钟以内，这样可以减少出血。

3. 缓慢停顿出针法　《针灸大成》云："出针不猛出，必须作三四次，徐转出之，则无血。若猛出，必见血也。"临床体会认为，缓出针确能防止或减少出血，而且出针过程中，应做多次停顿，特别是提针至皮肤时，停顿的时间要稍长一些，然后出针。

4. 遮盖针孔法　此法是以左手拇指推动被刺穴位周围一侧的皮肤，使穴位皮肤向前移动出现皱纹，然后针刺。出针后，皮肤自动回到原来位置，皮上和皮下针孔错位而将皮下针孔遮盖住。当然这是在准确掌握针尖深度的前提下进行。这种方法可以防止少量出血。

除此之外，针刺时根据不同穴位，选择正确体位，如针刺头面腧穴时最好取坐位，对于穴位动静脉解剖等情况，也应予以注意。

防止晕针的对策

晕针是针灸临床最常见的一种异常现象，其可在针刺之前发生，即所谓见针晕；可出现针刺之时，即见针倒；可出现在针刺过程中；也可出现在出针之后。晕针的表现有轻重之别。轻者表现为头晕、恶心、面白，平卧即愈。重者表现恶心、头晕，随即晕厥，面色苍白，汗出，脉细而微，血压下降，更为严重的可危及生命。当然，也有的晕针发生后，能增强针刺的疗效，但大多数情况下，医生是不愿看到晕针发生的，为了避免晕针，除谨遵古训外，还需不断地积累经验，现介绍几种防止晕针的对策。

1. 望神切脉　古有"脉恶不可下针"，这话在针刺临床上非常重要，如不切脉而盲目下针，常可导致晕针。临床如见脉虚、脉细而弱、脉数、结代脉、脉芤、脉极弦，都不可贸然下针。而形衰色败，神色不佳者，也不可按常法下针。

2. 咳而下针　移情易性：古人"有咳而下针"之说。此法在临床非常奏效。特别是那些畏针如虎的患者，见到医生取针，则面色苍白，神色紧张，全身肌肉绷紧，甚者医生以押手将触及其肌肤则大呼言痛，此时如硬性施针则易发晕针。另外，对那些貌似强大，身壮如牛的男士，口虽大言不惧，内心却早已畏缩恐惧，针一入穴立即倒地。对于这样的情况，入针之前，多与患者谈笑，尽量使患者心释惧怯放松泰然，再用左拇指切按穴位，问其疼痛与否，并对其说："针并未刺。"然后令患者干咳一声，在患者咳嗽瞬间，将针刺入体内。

3. 浅刺少针　对于初诊和身体较弱的患者，针刺配方应少而精，先宜浅刺，在患者适应之后，再增加针刺的深度和数量。

4. 不留针（缩短留针时间）　初诊患者，体虚、年老、小儿，应遵循《内经》"中病即止"、"得气即止"的原则运针施术，在患者出现酸、麻、胀、痛的得气感或医者出现手下感之后，则立即出针，这样可减少晕针的发生。

5. 尽量卧而下针　对于首诊的患者，不论是什么病，都应尽量采取平卧的体位进针。

6. 不可操之过急　这包括患者和医者两方面。患者刚入诊室，应先候诊 15 分钟左右，不能进屋就扎。医生更应稳重，不能心急草率地操针治疗，心浮气躁为用针之大忌。

7. 详细问诊　问诊对针刺尤为重要，一是通过问诊，增加医患的交流，增加患者对医生的信任，能缓解紧张情绪，更主要的是了解患者，是否接受过针刺治疗，对针灸的认识程度如何，然后再决定留针与否，针刺的深浅，刺激量及所用体位等情况。

如何确定最佳的留针时间

留针的问题最早见于《内经》，当时以"呼"计算。到《针灸甲乙经》时，几乎规定了所有穴位的留针时间，其中长短不一，短的留针仅"一呼"；长的留针"10 呼"，如下髎，有的甚则多达"20 呼"，如环跳等；一般的留针都在"6~7 呼"。《针灸甲乙经》时留针时间规定是很精确的，因为古人多以"息"来计算时间，就是一呼一吸作为计算时间的标准，而"一呼"仅是"一息"的一半时间，"呼"、"吸"的计时方法仅在计算脉搏跳动时使用过。留"一呼"的时间是很短了，就是留"20 呼"相当于"10 息"的时间，以现在的时间计算仅有几十秒，这比现在临床的留针标准时间，要短得多。

现在临床一般都是以 15~20 分钟作为大多数穴位的留针标准的。也有实验资料报告说，留针 30 分钟效果最好。当然，不论书本上怎么规定，每个医生有每个医生的习惯，根据病情的不同留针时间也不能做硬性的规定，临床上必须灵活掌握。

为了给穴位留针一个统一的标准，人们发明了定时钟，铃响就是起针的信号。每当看到被铃响驱使而去为患者起针的医生，我心里都有些怅然。其实将针刺入患者体内就再也不去过问患者，单等铃响这一结束治疗的信号去起针，这是一个不好的习惯。正确的针刺治疗习惯是在留针过程中，反复接近患者，在留针过程中应"行针"数次，这也是提高疗效的最好手段。那么留针的标准是什么呢？正确讲留针时间的长短，不是由时间来决定，而应以患者身体上的反应为基准。即以针孔周围潮红充血出现为最佳留针的标准时间。一般当针孔周围出现 1 厘米^{2}左右的潮红现象，有些患者会有温热感时，则应出针，留针至此，则为恰到好处，此时气血已充满了整个孔穴。

针刺时最主要的是寻找得气，古人的认识和现代研究都证明得气是取得疗效的关键。换句话说就是让机体感觉到针的介入，并做出相应的反应。古人对于这一针刺并被感知有过说法，即"以知为度"，"神归之"。针刺调气，疏经脉，治疗信息沿着经脉进入到心，心感知之后，神则沿着经脉回到针刺的部位，这一过程就是机体对针刺的接受并做出反应的过程。针刺的穴位和手法正确，就能使机体迅速做出反应。神的反应是以血为物质基础的。所以说"神归之"的同时，血亦归之，血气旺盛的表现就是穴区的潮红，穴位内充满了气、血、神，是整个穴位充分兴奋的表现，也是针刺作用于穴位的最终目的。

如何判断针所刺到的组织

进针后对针感性质的了解非常重要，特别是使用较粗的毫针时，忽视了不同性质针感的出现，不但会给患者造成不必要的痛苦，有时也能引起一定的伤害。对此古人强调说"以知为度"，过则伤人正气。

针感的出现是多样的，它与针尖所接触组织结构种类的不同有一定的关系。一般刺中神经干，多引起麻感、放电感；刺激到肌肉、肌腱、骨膜多引起酸胀；而刺激到血管多数引起疼痛感。尤其是刺中神经和血管时患者出现的感觉，应该引起医生的注意。这也是我们强调的主要目的。

鉴于临床上医生追求针感的心理，往往会忽视和忘记针感出现与组织间的关系，在热衷于针感的驱动下而造成不必要的组织损伤。例如针大椎患者出现四肢放电感时，应出针而不应继续进针，否则会造成神经损伤的严重事故；针内关时，如果麻胀明显，应停止运针而不应继续提插捻转；如果病患在进针后感到非常疼痛，常提示刺中血管或接触到血管壁了，不应继续运针，而应改变进针角度和方向，切记出针时应延长压迫时间。

经气发于四末辨

《灵枢·九针十二原》说："五藏五腧，五五二十五腧；六府六腧，六六三十六腧。经脉十二，络脉十五，凡二十七气，以上下。所出为井，所溜为荥，所注为腧，所行为经，所入为合，二十七气所行，皆在五腧也。"又说："荥输治外经，合治内府。"《内经》提出了井、荥、输、经、合五输之说，并对五输所表示的生理意义做了说明，如经脉之气由肢端发出浅而微故名"井"；脉气流行，由初出之微小渐至盛大，而以荥、输、经为名；脉气由浅入深内行于肌肤深处，名曰合。其气由小到大，由肢端流向躯干，《内经》这种五腧脉气流行的理论至《难经》而日臻完善。但是这一脉气流行的方式，与《灵枢·营气》篇的出于手太阴，依次注于手阳明，注于足阳明，注于足太阴，注于手少阴，注于手太阳，注于足太阳，注于足少阴，注于手厥阴，注于手少阳，注于足少阳，注于足厥阴，复注于手太阴的经脉流注顺序相矛盾，其间的差异始终无法解释清，"阴阳相贯，如环无端"和脉气向心性流动之说至今无法相容。

要真正阐明两者中存在着共性这一问题，必须首先明确以下几个问题。一是中医解剖学上的阴阳经间的连接是通过络脉来实现的，也就是说阴经与阳经的接合部是经脉的最细部分，所以说，阳经的气血不可能一下子流入阴经，阴经的气血也不能一下子流入阳经，经脉中的气血在经脉间的传导是缓慢的，是以渗透的方式进行的；二是每条经脉中流动的气血的性质是不同的，它具有本经脉自身的特性，如阴、阳、脏、腑等不同，否认这种差异的存在就是违反中医原理；三是应明确"孤阴不生，孤阳不长"、"阴阳互生转化"的规律，经脉中的气血仍然遵循这一规律。

沿经脉运行的所谓营气和卫气，不论是行于脉中还是行于脉外，都是代表机体特定功能的气，人之所以是一个有机的整体，是靠经脉中运行不息的营卫之气来维系的，它体现了十二经脉共性的特征，也是生命现象的最重要标志。如《灵枢·营卫生会》说："人受气于谷，谷入于胃，以传与肺，五藏六腑皆以受气，其清者为营，浊者为卫，营在脉中，卫在脉外，营周不休，五十而复大会。阴阳相贯，如环无端。"

除了这种循环的气外，在经脉中还存在着另一种气，即从四肢末端向本经脏腑流动的气，这种气对本经脏腑的气机具有重要的调节作用，对本经腑脏具有营养化生作用。这就是《内经》中所说的五腧中的脉气。其产生的原因和直接动力是流动循环中的脉气，可以认为五腧穴中向心流注的脉气，是阴阳经气相互渗透的结果，是阴阳之气"冲和"的结果。

当阳经经气向相应的阴经流注的同时，一股由阴阳二气会合产生的冲和之气分别向两端扩散，足部经脉顺经流动的即向阴经方向的气由于与大循环的营卫气方向相同，所以气的量较大而流畅，而向阳经渗入的气由于与营卫流行相反，所以气的量较小而不顺畅，反之亦然。由此可见，在四肢末端产生一种由阴阳经气相会合后而化生的物质——"冲和气"脉气，体现阴极而生阳、阳极生阴的道理，这种"冲和气"和经脉循环气的方向无关，都是向心的、向本经脏腑的，而且具有从肢端不断增强增大的变化趋势，其可能有太极化八卦的增长规律。《内经》的五腧比喻是对肢端中"冲和气"量由小到大的形象描述。

循环之中的气是营气、卫气，从肢端的气是阴阳化生的冲和气，是对脏腑功能最重要的调节、营养、维系的气，这是五腧穴治疗作用广泛而重要的机制之一。

读"脊间心后"而感

《通玄指要赋》是窦默临症经验的集成结晶，引用多有效验，所以备受针灸人士所推崇。余学医30年，从事针灸教育及临床也有30载之余，《通玄指要赋》不知过目几次，但其中体会较深能用之于临床者不多。

前数日与友人相聚，因素喜杯中之物，所以多贪几杯，于第二日晨起而患右肩胛内缘与脊柱间顽痛，几经治疗不瘥，甚至达日夜不安之境地，此正当"脊间心后"之部位，曾按压神封、灵墟（肾经）及渊腋、辄筋，症虽有缓和，但放手则前症复作。

遂偶翻书，当见到"脊间心后者，针中渚而立瘥"一句，顿有感悟，此语所言正中我疾，以手按中渚，数日之苦一时畅然若失。其若神若奇，没有亲身体验实难相信。中渚乃三焦经穴，与"脊间心后"并无联系，后屡试屡效，其效之理，一时难于理解。

中渚为三焦少阳之俞，《经》言"俞主体重节痛"，明代《循经考穴编》言其主"三焦虚"。三焦经与阳维脉气相贯通，阳维主表。"脊间心后"属太阳膀胱经所布，又为心肺背俞穴所在的部位，具体说是上焦心肺之气输注的地方。饮酒而醉加之呕吐，中焦之气受伤，又有酒湿之热中阻，中气难于运转，清阳不升，浊邪不降，精气不能上滋心肺而为上焦虚，酒气挟湿循经上行则络阻，故成"脊间心后"疼痛之症。手少阳三焦经其气主枢机，其性属火，其间有水，其间有元气，所以三焦为水火之府，化生之源，而中渚为三焦之俞穴，五行属木，三焦虚为火虚，以脏腑化分，为心虚，虚则补其母，治疗中渚则能疗上焦心肺之虚，同时能疏调中焦以降酒湿之浊。这即所谓中渚治疗"脊间心后"疼痛的道理，古人选穴施针道理之深由此可见一斑。

太极针法与临床

1. 太极与人体经络的关系

太极是指时间的无限及空间的无极。太极的物质基础是阴阳二气。负阴而抱阳，阳中有阴，阴中有阳，阴阳互根互制，构成了最能体现阴阳对立统一关系的太极图像。明代张景岳《类经图翼》说："……阴阳便是太极，……太极分开，只是两个阴阳，阴气流行则为阳，阳气凝聚则为阴。"太极分则为阴阳，阴阳合则为太极。太极不仅强调阴阳的对立关系，更重要的是体现了事物发展的动力关系。自然界万事万物的生成变化就是阴阳在不同层次上的分分合合而产生的。凡是阴阳气相会之所，就有太极化生的成分，太极是阴阳演化的过程，是充满生命玄机之处。

古人认为：太极只是天地万物之理，万物各具一太极。生命的发生过程即是由阴阳相合的太极过程。而机体的生长发育，则是由太极分为阴阳的运动过程。因为生命产生于父精母血，精卵合而为一，应属生命之初的太极状态。这颗包含了阴阳男女两种信息的太极团，不断地以几何基数分裂，即八卦阴阳的演化方式，最后构成一个阴阳合一的人。

人是一个活的太极，在这一太极体内，存在着众多阴阳对立统一的太极结构，以及无时无刻不发生着阴阳相合和太极化分的变化。体内太极、阴阳间的变化与现代医学中的化分和化合过程极为相似，化合相当于阴阳两种物质相合产生生命物质和能量的过程，而化分则是太极分解为阴阳，变化为新的物质并释放出能量的过程，而且这种新的阴阳再次在更高层次上结合，又形成了新的太极。人体生命的变化过程，是完全可以用太极阴阳循环往复来加以概括的。在人体存在很多太极部位，它们是阴阳之气相互演化的场所，并以此参与生命活动的调解。如任脉、督脉以及四肢指（趾）之端。

如以人体上下分阴阳，则上为阳下为阴；以人体前后分阴阳，则前为阴后为阳；以人体左右分阴阳，则左为阳右为阴。这当中以身体左右分阴阳的依据最为充分。因为脉始于一，即起于同一脏腑，然后分出两支经脉，一左一右分布于肢体两侧，符合太极化阴阳的过程。所以说，左右半身以经脉为依据划分是真正意义上的阴阳关系。而处于两半身之间的任脉、督脉，就是真正意义上的太极部位。经络学和气功学已经赋予了二脉在生理上的重要作用。它们是左右两条同名经脉经过无数次分支形成细小络脉的会合之处，是体现同名经脉局部化合和左右半身经气总体会合的部位。中医理论认为两脉之中运行着维系生命的真气。气功修炼小周天能强身祛病，以及任、督二脉经穴治疗作用之所以广泛，就在于此。

四肢末端也是阴阳经脉的交会之处，所以，同样是重要的太极部位。如：手太阴与手阳明交会于食指商阳，手少阴与手太阳交会于小指尖，手少阳与手厥阴交会于无名指关冲，足太阴、足阳明交会于足大趾隐白，足厥阴、足少阳交会于足大趾上大敦，足太阳、足少阴交会于足小趾至阴。这些部位阴阳之气合化变生太极，太极运动产生真气，这符合《内经》"阳气发于四末"之说。

2. 太极针法

用穴：太极针法选穴是以督脉和膀胱经背俞穴为主，配合四肢六穴。

（1）督脉、背俞穴：督脉穴居于中，象征着阴阳合化的太极，背俞穴位于左右两侧，象征着太极分阴阳。左俞主阳，右俞主阴。五行衍源于阴阳，阴阳合抱于太极，古人认为五行各具一太极，五脏六腑配五行，督脉和背俞穴的关系，恰恰反映了五行与太极间的密切关系（表2）。

表2　督脉、背俞穴对应太极表

穴位	脏腑太极
身柱、肺俞	肺太极
四椎下、厥阴俞	心包太极
神道、心俞	心太极
筋缩、肝俞	肝太极
中枢、胆俞	胆太极
脊中、脾俞	脾太极
十二椎下、胃俞	胃太极
悬枢、三焦俞	三焦太极
命门、肾俞	肾太极
阳关、大肠俞	大肠太极
第1骶椎下、小肠俞	小肠太极
第2骶椎下、膀胱俞	膀胱太极
百会（手足三阳、督脉、肝经）	上太极
神阙（诸气会集之所，为生命信息发动之处）	中太极
会阴（任、督、冲三脉交汇之处）	下太极
膻中（足太阴、足少阴、手太阳、手少阳、手厥阴，任脉）	上焦太极
中脘（足阳明，手太阳、手少阳，任脉）	中焦太极
关元（手太阳，任脉，足三阴）	下焦太极

（2）四肢穴：商阳（手阳明、太阴合化）；关冲（手少阳、厥阴合化）；少泽（手太阳、少阴合化）；隐白（足阳明、太阴合化）；大敦（足少阳、厥阴合化）；至阴（足太阳、少阴合化）。

刺灸方法：

督脉穴：左转取气于表为行阳；右转取气于里为行阴；不盛不虚取气于中，左右转。

阴虚则督脉穴针右转，深取气，补右俞而泻左俞；阳虚则督脉穴针左转，浅取气，补左俞而泻右俞；阳盛则督脉穴浅刺，应其气在上为泻，并泻左俞；阴盛督脉穴深刺，应其气在下为泻，并泻右俞。脏腑气虚则只灸督脉穴及背俞；脏腑气实则只针督脉穴及背俞。

四肢六穴同刺，虚则悬针，不盛不虚则皮下留针，实则泻血，以运十二经气血。

3. 临床应用

(1) 复视治验例

金某，男，61岁，教授。1997年7月23日就诊。

主诉：复视伴口眼㖞斜3月余。患者形体高大壮实，多食，素有头晕。3个月前患中风，治愈后遗留复视、目昏、面瘫、自汗乏力，诊其舌淡唇暗，六脉虚弦。曾经某医院诊断为中枢型面瘫，右眼外直肌麻痹。经用针灸治疗效果不显。查体：左侧眼裂变小，闭眼力差，外展受限，露齿，口角左牵。分析：肝风上扰，髓海受损，损则精散，精散则视歧；肝风上扰，目窍血虚，虚则视物不清；舌淡为血虚；自汗乏力为气弱；脉弦主肝，脉虚为不足。辨证属肝风上扰，脑气不宁。

治疗：上太极平补平泻，肝太极泻，肾太极补，四肢太极泻血。治疗15次，复视痊愈，面瘫好转，患者能读书任教。

(2) 失眠治验例

高某，男，43岁，上校军官。1998年1月2日就诊。

主诉：失眠、心悸6个月。半年前因工作繁忙，应酬过多，而渐至失眠，每日早晨三四点钟必醒，醒后不能重新入睡，心悸，下半身盗汗，乏力。西医诊为窦性心律不齐，经中西医治疗无效。查体：患者体态适中，神清，舌淡，脉左寸细滑两尺尤弱。分析：尺弱，下半身盗汗，为肾虚；左寸细，心悸，失眠，为心之阴血不足；滑为虚火。辨证属心肾不交。

治疗：取心太极，左泻右补，肾太极左右双补，四肢太极悬针浮刺，治疗10次痊愈。

(3) 胃肠神经官能症治验例

白某，女，46岁，干部。1997年12月15日就诊。

主诉：腹胀腹痛反复发作，发则嗳气频频，2年余。曾于西医检查胃肠、肝胆、胰等皆无异常，超声波提示子宫肌瘤。诊为胃肠神经官能症、子宫肌瘤。屡治罔效。患者表现形体消瘦，神郁不乐，脘腹喜热、喜按，四肢欠温。分析：神郁不乐，脉弦为肝郁；腹胀痛嗳气为胃气失和，腹喜热、喜按，四肢不温为肝木克脾，脾气亏虚。辨证属肝郁脾虚、胃气失和。

治疗：取肝太极泻左，脾太极补法，胃太极左浅右深，四肢太极皮下留针。治疗5次嗳气消除，治疗10次患者胃部症状消失，精神愉快。

"通经接气"辨

"通经接气"一语，是由明代徐风最先提出的。此法是气至病所的一种重要手段之一。接气通经法一般是先在远端循经取一穴，催气前行，如气行停止不前，则在气止之处再针刺一针，运用手法鼓动气机向前运行，如果气行一段又止，则如法再刺再运针，直至气至病所。此虽与何若愚所倡接气通经之不同，但确是实用的"接气通经"之法，除此法外，尚有大接经法和表里接经及左右接经、上下接经数种。

大接经法是指刺十二井穴，因十二井穴是阴阳经气相互衔接，阴极生阳，阳极生阴之所，刺十二井有畅十二经气血，沟通气血交接，改善全身气血运行，振奋全身气机的巨大功效，用之得法可起死回生。具体有从阳引阴依次为至阴、涌泉、中冲、关冲、足窍阴、大敦、少商、商阳、厉兑、隐白、少冲、少泽，此法适于阴病在阳；从阴引阳的穴位依次是少商、商阳、隐白、少冲、少泽、至阴、涌泉、中冲、关冲、厉兑、足窍阴、大敦，适于阳病在阴。

表里接经法是刺原络穴的方法，一旦表里两经失于协调，脏腑气机不和，由表里脏腑相互感应则会引发疾病，此时刺病经原穴，后刺表里经之络穴，调动两经气机起而抗邪。经气由里出表，由表入里，一阴一阳循环往复，构成一个相对独立的系统，刺原络穴有调畅这个小循环系统气血的作用，使脏腑功能协商不紊。

左右接经法是指刺本经起止穴的一种方法，手足同名经脉左右各有两条，两经在本脏腑内会合为一体，即所谓"一源而二岐"，由于邪气偏中，而致病气在一侧经中而有左右虚实之差异，所谓经络失衡、阴阳失调。当此之时，泻实补虚或以依次在起止穴行补泻手法，可达经气调平阴阳左右若一。

上下接经法是指刺同名经（阳经）头面的起止穴，使阳经经气上下一体，是治疗肢体疾病之法，如手腕痛刺解溪（丘墟），继刺迎香、四白（瞳子髎、丝竹空），反之亦如此。

何若愚的接气通经之法，是根据经脉的长度和呼吸定息气行3寸的说法，按各经经穴的行针时间需达到一定的呼吸次数，从而使全身经气通畅的方法。如手三阳经长5尺，行针9息，过经4寸；手三阴经长3.5尺，行针7息，过经7寸；足三阳经8尺，行针14息，过经4寸；足三阴经6.5尺，行针12息，过经7寸。重者倍之，息数相同。何氏认为此法可治疗愈而复作的偏枯之患，如在《金针赋》中称此法有"驱运气血，顷刻周流，上下通接，可使寒者暖而热者凉，痛者止而胀者消"的作用。它是根据《灵枢·脉度篇》中经脉长度和《灵枢·五十营篇》的"呼吸定息，气行六寸"之说所创立的。

谈针刺的"引导"作用

"引导"的含义与气功的"导引"有所不同。导引是古代流传下来的一种健身方法，是以肢体运动、呼吸运动和自我按摩相结合共同达到行气活血、养筋壮骨、祛劳除烦、延年祛病的治疗方法。唐代释慧琳《一切经音义》中这样说道："凡人自摩自捏，伸缩手足，除劳去烦，名为导引。"而此处"引导"则是指针刺的一种作用，是针刺和药物疗法配合使用时所发挥的一种引导药物有效成分顺利到达靶器官的一种效应。

古代有这样的说法，知针知药，善于针药并举方为良医。这种认识不无道理，因为实践已经证实了针药并举的治疗作用，明显地高于单纯针或单纯的药物治疗。这是从临床中得到的真知灼见。

针和药的治疗理论基础是统一的，但它们发挥作用的方式并不完全相同。针刺主要是"调"，"调气"；药物主要是"补"，"补偏救弊"。针刺的"调气"，激发经气，改善循环，加快或减慢经脉气血的循行，同时通过经脉的信息传递作用，直接影响相连接的脏腑组织器官，以此来发挥治疗作用。换句话说针刺是促进和激发了机体的自我修复功能，并未向机体输送任何外加的物质；药物的"补偏"是通过药物中所含的治疗成分，如补充气血阴阳，或供给有健脾化痰、活血化瘀、清热解毒等治疗作用的外来物质，是给机体增加机体内缺少或没有的物质。我们不妨把药物治疗称为"外来治疗"，而针灸则是一种在外界激发下的一种"自我治疗"。

现代研究已经证实，针刺调整具有非常强的目的性，如针刺人中能使脑血管扩张，针刺足三里能明显地改善胃的功能状态，针刺阳陵泉能松弛胆管等。这与古代的经脉所通主治所及的经脉与脏腑相通的认识十分相似。因此可以利用这一目标性非常强的调整作用，弥补药物目的性不十分强这一弱点。使药效发挥到最大、最佳的程度，因此，可以把这一作用称为针刺的"引导"作用。

药物经过脾胃吸收，进入体内的循环之中，通过气血的运送才能到达治疗部位，为增加其目的性，古人发明了引经药，但这也并不能肯定药物的治疗作用得到了充分的发挥，因为它在未到达之前，已经部分的失效或被机体清除。药物能迅速有效地发挥治疗作用，由三方面因素所决定，一是药物本身的性质，如目的性是不是强，也就是中医所说的对症程度如何；二是机体对药物的代谢强度和速度，再好的药物一入口就失效也是无用的；三是患病部位对药物的吸收量和敏感程度，患病部位的药物浓度高，并对药物敏感，则药效就高。而针刺的介入，正是对后两种因素施加影响，特别是对后一种因素施加良性影响作用，从而提高药物的治疗作用。

针刺的引导作用，能疏通患病组织器官的经络，改善气血运行，加快药物流向靶器官的速度，同时，也增加了患病处的相对药物浓度；另外，由于针刺补泻信息的传递，使器官组织的兴奋性得到改善，达到最佳的功能状态，从而增加了它对药物的敏感程度。所以如果在临床中，不抱有偏见，能够正确地对待针灸和药物各自的长处，加以利用，针药并举以取得最好的疗效。同时，遂举一小例，如膝关节痛，吃药后针刺治疗，明显地比不吃药就在关节处针刺、留针至热的疗效来得快，这是因为针刺过程中将药物有效成分引导致病变部位的缘故。

刺络亦补虚

金元时代医家多以刺络放血而见长，如刘完素河间派的代表提出"刺十指间出血"八关大刺泄热之法；张从正泻络重多；李东垣则倡"泻其经络之壅者"；而朱丹溪则认为"针法浑是泻而无补"等，皆是秉承《素问·针解篇》及《灵枢·九针十二元》"菀陈除之"放血祛邪的思想，并在临床有了新的突破。实际上泻络不仅能祛实，亦能补虚扶正。

首先应该阐明的是"泻络"所放之血，并非正常之血，而是无用之瘀血，是致病之邪气。络中之瘀未泻之前，虽然停留在体内经脉之中，但是已经不能发挥"血主濡之"（《难经·二十之难》）的生理功能。血运行于经脉之中能生津、生气、生精、载气，具有重要的营养和滋润作用，而且瘀血产生后不但失去了滋养作用，还会对机体构成危害。瘀血的形成和存在会影响到经脉的流通，经脉流通障碍就会产生气血相对不足的部位。可以说瘀血是产生血虚气弱的一个重要原因。故古人提出了"祛瘀生新"、"瘀血不去，则新血不生"之说。

刺络能够补虚，泻络补虚有二：一是"泻络放血"可以治疗血虚，泻络之法即祛瘀之法，祛可生新。如消渴之人，今之糖尿病人，内热夺津，营血不足，血虚不能濡养四肢。《内经》云："足受血而能步，掌受血而能握，指受血而能摄。"又说："营气虚则不仁。"故而出现肢体末梢感觉异常，所谓的末梢神经炎，形成血虚生风之象，并有瘀血，所谓血虚血瘀之症。此症刺十二井或十宣出血有效；另外久瘀痿证之人亦可在痿痹之肢体处放血，这在金元四家李东垣的医案中也可以见到，如在足三里、气冲穴点刺出血治痿，若不愈可再于上廉穴点刺出血。现在临床面瘫及肢体痿废常在一定部位刺血例子随处可见。二是泻络放血可补气回阳，中风中脏腑的五脏之气绝于外者的闭证，泻十二井穴出血，使阴阳经交换，如此阳气生阴，阴气生阳。此非祛实，意在补虚。中药有"补阳还五汤"，张景岳倡中风定刺十二井，现在临床亦刺十二井以治偏瘫，所以说刺十二井即针灸的"补阳还五"之法。妇人产后血晕，此为气随血脱，纯虚之症，清人傅山则刺眉心出血治之，有道是：有形之血不能速生，无形之气所当急固。刺眉心出血能开督脉之阳，有回阳救逆之功。现在临床所见晕厥，患者昏迷肢冷，如在人中刺之吟叫大痛，并微出其血为妙。

总之泻络非单祛实，亦能补虚，祛实泻血其量应多，以血变而止为度。补虚刺络切记宜少，如珠即可。如刺肝风内动抽搐刺颞息、瘈脉等（肝阴不足）。

疼痛病机及针刺镇痛机制

1. 疼痛病机　中医学的疼痛病机应该包括：不通则痛、不荣则痛、神志异常3个方面。

明确提出"不通则痛"理论的医家是金元时期李东垣，而作为实证疼痛的发病机制，其理论萌芽出于《内经》。如《素问·举痛论》曰："寒气入经则稽迟，泣而不行，客于脉外则血少，客于脉中气不通，故卒然而痛。"又如，《灵枢·痈疽》曰："寒邪客于经络之中，则血泣，血泣则脉不通。"等等。金元以后，多数医家比较一致地认同李氏之说，从而奠定了"不通则痛"在临床上的主导地位。

"不荣则痛"是对虚证疼痛病机的总概括。它是指在各种致病因素作用下，导致气血阴阳不足、脏腑经脉等失于温养濡润所致的疼痛而言。追溯源流，其理论亦源于《内经》。如《素问·脏气法时论》曰："肾病者，虚则胸中痛。"《素问·举痛论》亦曰："阴气竭，阳气未入，故卒然而痛。"《灵枢·阴阳二十五人》则曰："血气皆少，则喜转筋，踵下痛。"等。明清时的医家对虚证疼痛的认识较为深刻。如张景岳曾曰："凡人之气血，犹源泉也，盛则流畅，少则壅滞。故气血不虚则不滞，虚则无有不滞者。"并在《质疑录》中进一步阐述："肝血不足为筋挛……为目眩，为头痛，为胁痛，为少腹痛，为疝痛诸证，凡此皆肝血不荣也。"张聿青则更加明确指出："人之一身，必赖气血营养、惟营血不足，斯络隧空虚，而诸痛俱作。"（《张聿青医案》）

"不通则痛"和"不荣则痛"都属气血运行的异常状态。而只有当气血运行的异常被神感知才能形成所谓的疼痛。

《素问·至真要大论》曰："诸痛痒疮、皆属于心。"《素问·举痛论》曰："痛则神归之，归之则热，热则痛解。"提出疼痛的产生与缓解和心、神相联系的观点。中医学认为，心、头、脑皆主神明，三者在参与调节人的思维感觉方面，概念是统一的。诸如，《素问·灵兰秘典论》曰："心者，君方之官，神明也焉。"唐代孙思邈的"头者，人之元首，人神所注"。明代李时珍之"脑为元神之府"等等。所以，现代才有脑为神之主，心为神之用，心脑协商共主神明的看法（《脑病的中医论治》）。心主血，脑为髓海，血和髓是神产生的物质基础。血液的异常不但能导致（精）髓的变化，而且能直接影响神的功能。另外，由于经脉与心、脑的密切联系，全身各部位气血运行状态，随时都能反映到心和脑，并受到心、脑、神的调节和控制。因此，可以认为，疼痛是心、脑、神志活动的一种表现，是神志感受及气血运行异常的一种反应。

血、气、神在生理状态下，是辨证统一的。血为气之母，血对气有运载化生作用；气为血之帅，气能推动血液循环运行；神发自于心、脑，缘经脉运行全身，对气血的循环予以监视、调节和控制。三者相辅相成，是机体健康的保证。在疼痛病机中，一方面有"不通"或"不荣"的气血运行异常；另一方面则包括心、脑、神的变化及神循经脉回返到病变部位的反应，《内经》称之为"神归之"。

轻度的心、脑、神志的反应，对人是有益的。因为，它能调整神、气、血三者的关系，调动机体内的能量储备——血液、精髓，以补充正气，有抑制疼痛的作用。如果疼痛剧烈或持久，心、脑、神志反应强烈，甚至造成心、脑器官的功能失常，此时的神志不但不能调节改善气血循环，反而会使气血紊乱，加重病情。因此，可以认为，神志变化是疼痛病机中，最主要的内容之一。

2. 针刺镇痛机制　疼痛发生的根本原因是气血运行异常和神对这一异常的感知。所以，治疗疼痛的关键在于纠正和改善气血运行的异常以及治神。《内经》曰："用针之要，在于知调气"，"凡刺之真必本于神"。针刺能镇痛麻醉，正是因为它具有调气和治神这两种功能。

针刺调气，即调和气血。针刺通过泻法，排除病变局部经脉中的瘀滞气血，改善循环，恢复全身经脉中的气血平衡。针刺补法能激发穴位的经气，导引气血流向虚少部位，改善组织的营养。换而言之，就是针刺调气能改善气血运行异常，以祛除疼痛发生的基本条件。

机体存在着一个：由气血异常（"不通"和（或）"不荣"——经脉之神感之——经脉内传——心、脑、神变化——循经外传——气血运行改变的疼痛反应模式。针刺治神，是通过穴位和经脉向体内传递信息，调整心、脑功能，抑制疼痛引起的心、脑、神志变化。另外，针刺引起神的变化，在向内传递过程中，也可以和疼痛引起的神志变化相互作用，也有抑制疼痛的作用。

实际上，调气和治神在针刺镇痛过程中是不可分的。调气即是治神。因为一旦气血调和，神也就失去感知疼痛的条件，元神自然清静宁和。治神亦是调气，针刺对心、脑、神的作用，包括神功能改善和能源启动两个方面。由于动用了血液、髓液等精微物质的储备，改善了循环气血的质和量，所以能够增强抗痛能力。

总之，针刺镇痛功效的发挥，不仅取决于针法本身，更取决于针刺部位经络腧穴所具有的生理特性，以及针刺所引起体内气血阴阳和神志变化。因此，要想使针刺镇痛获效，首先是准确辨证，把握时机，恰当选穴和运用手法，才能真正达到调气、治神、止痛的治疗之目的。

三种常用的特殊针法

(一) 对应针法

对应取穴疗法是以经络学说为指导，选用与发病部位有对应关系的穴位来治疗疾病的一种方法。它是由传统表里配穴、前后配穴、上下配穴、左右配穴等疗法发展而来的。此外人体左右、前后、上下及身体同一水平线上的部位存在着某种治疗上的特殊性，从而总结出了对应针法，本法操作简单，容易掌握。

1. 选穴方法

(1) 上下肢逆向对应选穴：将下肢与上肢呈相反方向对置，即肩与踝，肘与膝，腕与髋之间有一种横的经络对应关系（表3）。如肩部有病，可取踝部的同名经或表里经的穴位；反之，踝部有病，也可取肩部的同名经或表里经的穴位。余依此类推。

(2) 上肢—躯干顺向对应选穴：患者直立垂手，将上肢与躯干呈同一方向对置，即肘与脐（腰），上臂与胸（背）上腹，前臂与下腹（腰骶）之间有一种横的对应关系（表4）。如下腹（腰骶）部有病，可取前臂的同名经或表里经的穴位；反之，前臂有病，也可取下腹（腰骶）部的同名经或表里经的穴位。其中任脉对心包经，督脉对三焦经。余依此类推。

(3) 下肢—躯干逆向对应选穴：将下肢与躯干呈相反方向对置，即膝与脐（腰），踝与颈项，足与头面之间有一种横的对应关系（表5）。如头面有病，可取足部的同名经或表里经的穴位；反之，足部有病，也可取头面的同名经或表里经的穴位。余依此类推。

(4) 肘膝对置—躯干对应选穴：将肘膝对置，与躯干贴身，即手与头面，腕与颈项，前臂与胸（背）上腹，小腿与下腹（腰骶）之间有一种横的对应关系（表6）。如下腹（腰骶）部有病，可取小腿部同名经或表里经的穴位；反之，小腿部有病，也可取下腹（腰骶）部的同名经或表里经的穴位。余依此类推。

(5) 左右对应选穴：除任、督两脉在正中线外，十二经左右对称分布，其同名经自上而下，两两等高对应。左侧病痛可取右侧等高点，右侧病痛也可取左侧等高点。

表3　上下肢逆向反应表

上肢	下肢
肩	踝（足）
上臂	小腿
肘	膝
前臂	大（腿）
腕（手）	髋

表4　上肢—躯干顺向对应表

上肢	躯干
上臂	胸（背）上腹
肘	脐（腰）
前臂	下腹（腰骶）
腕（手）	盆腔（二阴）

表5　下肢—躯干逆向对应表

下肢	躯干
足	头面
踝	颈项
小腿	胸（背）上腹
膝	脐（腰）
大腿	下腹（腰骶）

表6　肘膝对置—躯干对应表

	手	头面
前臂	腕	颈项
	前臂	胸（背）上腹
	肘	脐（腰）
小腿	膝	
	小腿	下腹（腰骶）
	踝（足）	盆腔（二阴）

（6）交叉对应选穴：这是上述几种对应法的综合应用。以"上下肢逆向对应法"为例，如肩部有病，可取同侧踝部对应穴，也可取对侧踝部对应穴，也可两侧同取。

2. 操作方法　在运用对应取穴疗法时，一般先用按压、循撮等方法寻找压痛点、敏感点或皮下结节等阳性反应点，然后辨别其属何经，再考虑选用哪一种对应法来治疗，也可选几种对应法相互配合应用。如肩痛患者，压痛点在肩，可针刺解溪穴，均属阳明经，为上下肢逆向对应法。若压痛点不在穴位处，可找对应压痛点，或就按经、按部用针刺之。至于具体的操作，与一般的体针疗法相同。

3. 适应证　对应针法作为一种治疗方法，可广泛运用于临床各种疼痛疾病，如头痛、肩痛、腕关节扭伤、网球肘、膝关节炎、腹痛、咽喉肿痛、目赤肿痛等。

（二）挟脊针疗法

挟脊针疗法是针刺"夹脊"穴以治疗全身疾病的一种方法。《针灸孔穴及其疗法便览》提到："佗脊，奇穴。治神经衰弱、肺结核、支气管炎、虚弱羸瘦。"

由于"夹脊"穴与督脉、膀胱经相邻，故同时兼备督脉穴与背俞穴的功用，既可治疗局部疾患，又可治疗督脉病及脏腑的各种疾患，具有较广的适应范围。

1. 夹脊穴定位和主治

（1）颈夹脊：分别位于第5、第6、第7颈椎棘突下旁开0.5寸处，每侧3个穴，双侧共6个穴位。主治颈部、上肢疾患，如颈部及肩关节扭伤性疼痛、肩关节周围炎、上肢麻痹、瘫痪、疼痛等症。

（2）胸夹脊：胸夹脊穴1~12分别位于第1~12胸椎棘突下旁开0.5寸处。每侧12个，双侧共24个穴位。胸夹脊1~3主治上肢疾患及胸部疾患，如气喘、咳嗽、胸痛等。胸夹脊4~6主治胸部疾患。胸夹脊7~8主治胸部及上腹部疾患，如胸闷、呃逆、泛酸等。胸夹脊9~12主治中下腹疾患，如肝区痛、胁肋痛、胃痛、呕吐、胆绞痛、胆道蛔虫等症。

（3）腰夹脊：腰夹脊穴1~5分别位于第1~5腰椎棘突下旁开0.5寸处，每侧5个，双侧共10个穴位。腰1、胸11、胸12主治腹部疾患，如腹痛、腹胀、肠粘连、阑尾炎、肠炎、痢疾等及大腿根部痛；腰2~5主治腹部及下肢疾患，如下肢疼痛、腿软无力、瘫痪、腰痛等。

（4）骶夹脊：骶夹脊位于第1骶椎棘突（假棘突）下旁开0.5寸。骶椎脊椎诸穴主治生殖泌尿系统疾患，如阳痿、遗精、遗尿、脱肛、子宫脱垂、痛经、经闭、月经不调、下肢麻痹、瘫痪等症。

2. 操作方法　患者俯卧位，常规消毒，采用1.5寸长30号毫针，针尖向脊椎方向斜刺1寸左右，也可向下沿皮透刺，一针多穴。可行捻转手法，留针30分钟左右。

3. 适应证　挟脊针疗法具有较广泛的适应范围，较常用于颈、胸、腰椎病变、咳嗽、心悸、胃痛、胆囊炎、腹泻、肋间神经痛、坐骨神经痛、遗尿、遗精、痛经等。

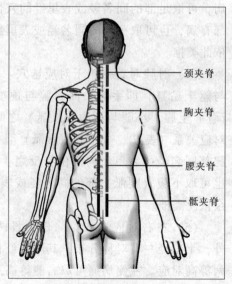

颈夹脊
胸夹脊
腰夹脊
骶夹脊

夹脊穴定位与主治

（三）人迎针法

人迎为足阳明胃经穴，为古人脉诊的部位之一，《针灸甲乙经》认为此处能候"五脏之气"以察五脏之虚实。人迎穴的部位大体相当于颈动脉窦的部分，与自主神经密切相关。日本学者代田文志和细野史郎博士提倡人迎刺法，并命名为洞刺法，人迎刺法的创立是中西医结合的一个典范，其疗效显著，方法简便，是值得掌握的特殊方法之一。

1. 取穴　在颈前，大动脉应手处，挟喉结。从喉结上缘引一水平线，当胸锁乳突肌前缘，距喉结 1.5 寸（约 2.5 厘米），动脉搏动最强处取穴。

2. 操作　首先让患者仰卧，除去枕头，下腭上举，选择 1 寸左右 28~30 号针，局部消毒后垂直刺入，缓缓进针，当针尖达到颈动脉窦的部位时，放开针柄，如果动脉随针柄一起搏动，其深度最合适，针尖抵达颈动脉窦的深度为 0.5~1.5 厘米，胖人深，瘦人、动脉硬化之人浅，具体应灵活掌握。留针时间一般 5~10 秒，高血压最佳留针 30 秒，哮喘发作时采用徐入速出的方式，长期留针反而不好，刺法以直刺不提插捻转或做最微小的提插捻转。

3. 操作上的注意事项

（1）必须仰卧位，坐位容易出现脑贫血；

（2）必须徐徐进针，快速进针刺激过强，颈动脉窦反射过度会引起脑贫血，昏迷或诱发头痛；

（3）不要针刺过深，针尖触及动脉壁即可，一般针刺深度不要超过 1.5 厘米。

（4）避免刺伤静脉，刺伤静脉引起皮下出血，出血过度引起压力感受器兴奋，导致血压下降，呼吸困难，缓脉，甚至有导致昏迷的危险。

4. 临床应用　据《针灸大成》等记载，人迎穴能治疗呃逆、霍乱、胸中满、喘呼不得息、咽喉肿痛、瘰疬、食不下、阳逆头痛、耳鸣等。作为人迎刺法，临床常用于高血压、哮喘、同侧的疼痛症、心律失常、妊娠中毒等。

谈谈穴位的"近治"和"远治"作用

在读书和临床上经常听到或看到穴位有近治和远治之说。所谓近治作用是指所有的穴位都有治疗穴位附近或周围组织器官疾病的功能；而远治作用，则是指每一个穴位都能治疗本经远离此穴的组织、器官的疾病。前者的经脉限制并不严格，后者则有较严格的经脉限制。穴位如何发挥近治作用和远治作用呢？其实是一个和临床密切关联的问题。

1. 近治作用机制　近治作用具有较强的针对性，它是在病变器官组织的局部选穴，换句话说，是直接作用于病变部位。因此会产生以下功效，一是泻除局部积聚的邪气，可以通过针孔排泄，也可以利用针力或灸热使凝结的邪气消散；二是气血神的复归作用，通过针灸之气对"神"的刺激，引起机体对针灸的感知，回归之神调整脉络使其条达，气血周流以恢复局部的营养，局部虚损的状态就会得到改善。前者是先祛邪使气血流行，脉络通畅；后者则是先调神气使脉络条达血气流行。总之，近治作用主要是调整局部经络，特别是调整络脉机能，从而使局部气血充盛，恢复健康时的生理状态。

2. 远治作用机制　远治作用，一般是在循经取穴的前提下实现的，它的原则"经脉所通，主治所及"。不在疾病部位取穴，而是在远离病所的部位循经取穴。这是所有穴位的共同特性，但与近治作用相比，理解比较困难，能够熟练运用的人，必须是对经络腧穴理论理解较深的人。远治作用主要是靠激发经气，推动气血流向病变部位，如果是邪气实者，当气血流到病所则可加强局部的正气功能，抗邪同时有利于邪祛后的康复，实质就是一种"扶正祛邪"过程。若是正气虚者，气血来复则能益气血而补虚。更重要的是远治作用不但会对病变部位的气血发挥调整作用，同时也能作用于本经脏腑，调整气机，调整一条经脉甚至全身的功能，是治本的体现。

远治和近治是穴位的两个最基本功能，既可以单独利用，也可以同时结合在一起运用，临床上一般提倡同时运用，由此形成的配穴法，称远近配穴法。

谈针灸配方的三原则

在临床上仅凭一个穴位治病的例子并不少见，简称为单方。但是，大多数场合是要通过不同穴位之间的相互组合，共同实现某种治疗作用。这由腧穴间相互配合而形成的穴群，就是针灸处方。针灸处方与疗效有密切的关系。针灸处方，不是穴位间的随意搭配，而是根据中医基本理论，在辨证论治原则指导下，结合腧穴的功能、特性，进行选穴处方，而且好的针灸处方像药物的配伍一样，腧穴在整个处方中也有君臣佐使等的主次之异，理法方穴使穴群组织得非常严谨。针灸处方选穴是在经络学说的指导下，根据病症，以循经取穴为基本方法，一般的针灸书籍将取穴基本方法则归纳为 3 点，即近部取穴、远部取穴、随证取穴。实际上这只是取穴的规律，并不代表针灸处方穴位的配伍原则。穴位配伍原则应该是指导和规定穴位组合，并使整个处方疗效能得到最大的发挥。从这个角度来说，穴位配伍原则应包括以下内容。

1. 相须原则 所谓相须是指处方中的所有穴位的特性，功能及治疗作用应相同或基本相同，穴位组合在一起能达到协同增效的目的。因为，在一组处方中，所选的穴位不可能都是同一经脉的穴位，经脉脏腑的五行属性不同，导致穴位本身属性的差异，如肝经属木，所以肝经的所有穴位属性也属木；肺经属金，所以肺经的穴位也具有金性等。就是同一经脉的穴位，也有阴阳气血多少及五行属性的差异，如五输穴，阳经五输穴井、荥、输、经、合五穴分别属金、水、木、火、土；阴经的五输穴井、荥、输、经、合五穴则分别属木、火、土、金、水。原则上在同一处方之中，尽量避免具有五行相克关系的穴位出现，以减少穴位间的克制作用，增加协同作用。相须性是穴位组合的第一原则，只有遵循这一原则才能最大限度地发挥每一穴位的功能和治疗作用，使整个处方完美和谐。在相须的前提下，君臣佐使关系分明，主穴对主症；臣穴协同增强主穴的治疗效用；佐穴治疗次症；而使穴的作用则着重在引经，如心血不足，可取血会膈俞补血，取心俞疏调心经血脉，将所补之血引导向心经，此时的心俞就发挥了引经的使穴作用。完整针灸处方的穴位，有主有次，各司其职，又密不可分，共同从病机根本上实现对疾病的调整治疗作用。

2. 少而精的原则 明代李梴《医学入门》说："百病一针为率，多则四针，满身针者可恶。"明确提出了少而精的配穴思想。并在书中分列了"治病要穴"和"治病奇穴"两个章节，简明扼要，重点突出，具有较强的实用性。和李氏相同，古代大部医家临症施针都崇尚精简，将选穴限制在最小的数目内，如《百症赋》、《玉龙歌》等古籍所记载的"经方"之中，几乎无超出三穴者。经验告诉我们有些疾病遍身扎二三十针却久治不愈，而当认清病所，辨明虚实之后，仅扎三两针即可迅速治愈。又如，针刺麻醉的取穴，由最初五六十个穴位逐渐减少至一两个穴位，且镇痛效果比过去更加理想。正如《针灸大成》所说："故不得其要，虽取穴之多，亦无以济人；尚得其要，则虽会通之简，亦足以成功。"

穴位除具有共性外，还具有各自的特性。前者是相互配伍在一起的基础，后者则有可能会形成对配伍的排斥力，盲目地穴位罗列不但不能增加疗效，反而会降低主穴位的功效。如肺经的中府和少商，虽然两者同为肺经穴，都能提高肺功能，如果是治疗肺虚咳喘两者就不应配伍在一起，因为少商偏于泻实，在处方中少商会削弱中府补肺利气的功效。这样的例子很多，穴位间作用能相互抑制抵消的认识已经被临床和实验所证实。

少而精取穴还包含着尽量减少患者痛苦的意义在内。因为针刺本身是对机体施加的伤害性刺激，有人曾指出"针刺就是以小痛，治大痛"的说法，也不无道理。少扎一穴就能减少患者一点恐惧心理，力求最大限度减轻患者不必要的痛苦。所以，在临床实践中，为了减少患者痛苦，提高医疗效果，应采用"少而精"的取穴原则。

3. 随症加减的原则　常言"有成法而无成方"。针灸处方和药物处方一样，不应该一成不变。因为病虽相同，但时间、地点、人以及气候等不同，其针灸治疗处方应该是不相同的；病相同，但病初和病久及向愈，其治疗的用方也应该是不同。针灸处方应根据病机和症状的变化而随时进行调整。如治疗高血压，选曲池、少海、风池、太冲。患者失眠加百会、三阴交、神门；患者头痛加太阳、百会放血；患者目赤心烦口苦，去太冲加行间。随症加减的原则，是在辨证处方的基础上，根据病情的变化要求增加或减少取穴的数，避免一方到底，一成不变，固定取穴模式。同时注意选用或配合不同的施治方法和措施，做到"知常达变"，从而达到"各得其所宜"的治疗初衷。

以上三原则，在临床具体运用时是密不可分的，一个理想的针灸处方是以"相须"为基础，以"少而精"为规范，并要随病情的变化而适时调整变化。它不但能体现每一个穴位的功效，而且能充分体现穴位配伍所产生的优势。这也是针灸配方所要达到的最终目的。

配穴九法

针灸选穴处方　在特定的处方原则规定下，还需要结合运用许多的配穴方法，才能完成。历代针灸古籍中记载的配穴方法有很多。现就临床常用的方法简介如下。

1. 循经配穴法　是以脏腑经络学说为指导，根据疾病的症候表现，在其所属或相关的经脉上选取适当的穴位组成处方。

循经配穴的原理依据是"经脉所通，主治所及"。其形式有本经配穴和异经配穴两种。

本经配穴即是病在某经就选取某经的经穴，具体则又包括局部配穴、远隔配穴、对称配穴3种方法。局部配穴是在离患部较近的本经上取穴，如上齿痛取巨髎穴和下关穴治疗；肝经气滞的胁痛取章门、期门治疗。远隔配穴是在本经离病较远的经脉上取穴，如肺气不宣咳嗽取列缺、经渠治疗；胆火上逆的偏头痛取阳辅、足临泣治疗。对称配穴法可以包括在以上两法之中，如胃经气滞引起的鼻塞流涕，局部循经取两侧迎香；胃肠火盛引起的满口牙痛，牙龈红肿远隔循经取两侧的合谷、内庭治疗，即是对称取穴。而真正的对称配穴是在本经病所相对的位置上取穴。根据情况有的仅取相对位置上的本经穴位治疗，形成"巨刺"之势；有的则是先刺健侧后治患侧，则与"偶刺"相似。如属于阳明大肠经的肩痛，取健侧肩髃穴或先刺健侧肩髃穴后刺患侧肩髃治疗；腕关节或踝关节挫伤，可在痛点相同经脉的健侧相对处取穴等。

异经配穴是指在与病经有关的经脉上取穴，一般是在表里经、同名经及交会的经脉上选穴。如膀胱虚而不约的遗尿取相表里经肾经的太溪穴治疗；任脉血热的崩漏取相交经脉肝经的大敦穴治疗；属大肠经经脉气滞血瘀的肩痛取下肢同名经胃经的条口治疗；督脉病的颈项疼痛取交会经小肠经的后溪治疗等。

循经配穴法是临床上应用最普遍的配穴方法，尤常用于肢体浅表疾患，它往往是构成一个针灸处方的中心骨架部分，是实现辨证论治的主体。

2. 五行配穴法　也可称为子母配穴法或五输配穴法。是在辨明疾病的脏腑经络及疾病性质之后，于相应经脉上选取五输穴组成处方的方法。

五行配穴法的原理依据是五行生克，"实则泻其子，虚则补其母。"因此，必须熟悉五行生克理论及脏腑经络腧穴与五行间的关系。

五行即指金、水、木、火、土五种物质。

五行的母子关系：生我者为母，我生者为子。其相生顺序是木生火、火生土、土生金、金生水、水生木。相克顺序是火克金、金克木、木克土、土克水、水克火。

脏腑经络表里与五行的关系：肺与大肠相表里属金；肾与膀胱相表里属水；肝与胆相表里属木；心与小肠相表里属火；心包与三焦相表里属火；脾与胃相表里属土。

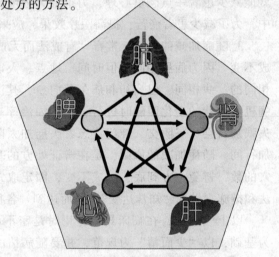

五行生克图

利用五行生克理论在相应的五输穴上施针，则能达到补虚泻实治疗脏腑疾病的作用，如肺经虚证，因为肺经属金，金之母是土、土生金，所以取肺经的土穴太渊（原、俞穴），这是本经取穴，如果用大肠经的土穴曲池（合穴）和胃经的土穴足三里（合穴）等属土的穴也可，这是异经取穴（表7，表8）。

表7　五输穴属性表

五输穴 ＼ 五行 经脉	（阴）井 木 （阳）井 金	（阴）荥 火 （阳）荥 水	（阴）俞 土 （阳）俞 木	（阴）原 土 （阳）原 木	（阴）经 金 （阳）经 火	（阴）合 水 （阳）合 土
手太阴肺经	少商	鱼际	太渊	太渊	经渠	尺泽
手厥阴心包经	中冲	劳宫	大陵	大陵	间使	曲泽
手少阴心经	少冲	少府	神门	神门	灵道	少海
足太阴脾经	隐白	大都	太白	太白	商丘	阴陵泉

五输穴　　　　五行 经脉	（阴） 井　木 （阳） 井　金	（阴） 荥　火 （阳） 荥　水	（阴） 俞　土 （阳） 俞　木	（阴） 原　土 （阳） 原　木	（阴） 经　金 （阳） 经　火	（阴） 合　水 （阳） 合　土
足厥阴肝经	大敦	行间	太冲	太冲	中封	曲泉
足少阴肾经	涌泉	然谷	太溪	太溪	复溜	阴谷
手阳明大肠经	商阳	二间	三间	合谷	阳溪	曲池
手少阳三焦经	关冲	液门	中渚	阳池	支沟	天井
手太阳小肠经	少泽	前谷	后溪	腕骨	阳谷	小海
足阳明胃经	厉兑	内庭	陷谷	冲阳	解溪	足三里
足少阳胆经	足窍阴	侠溪	足临泣	丘墟	阳辅	阳陵泉
足太阳膀胱经	至阴	足通谷	束骨	京骨	昆仑	委中

表8　子母补泻取穴表

经别	虚实	本经取穴	异经取穴	经别	虚实	本经取穴	异经取穴
手太阴肺经	虚	太渊	太白	手少阴心经	虚	少冲	大敦
	实	尺泽	阴谷		实	神门	太白
手厥阴心包经	虚	中冲	大敦	手阳明大肠经	虚	曲池	足三里
	实	大陵	太白		实	二间	通谷
手太阳小肠经	虚	后溪	足临泣	手少阳三焦经	虚	中渚	足临泣
	实	小海	足三里		实	天井	足三里
足太阴脾经	虚	大都	少府	足少阴肾经	虚	复溜	经渠
	实	商丘	经渠		实	涌泉	大敦
足厥阴肝经	虚	曲泉	阴谷	足阳明胃经	虚	解溪	阳谷
	实	行间	少府		实	厉兑	商阳
足太阳膀胱经	虚	至阴	商阳	足少阳胆经	虚	侠溪	通谷
	实	束骨	临泣		实	阳辅	阳谷

3. 经方配穴　这里的经方是指历代医家在针灸临床中的配穴经验总结，它们多是以歌赋的形式保留至今，经过临床和实验研究验证，大多是行之有效的针灸处方，现将针灸歌赋中记载的常见处方摘辑如下，以供临床参考。

（1）头痛

头风头痛：风池（《胜玉歌》），申脉、金门（《标幽赋》）；头痛难忍：丝竹空（《通玄指要赋》）；头风：上星、神庭（《玉龙赋》），囟会、玉枕（《百症赋》）；偏头痛：悬颅、颔厌（《百症赋》），列缺（《马丹阳天星十二穴歌》）；头痛：强间、丰隆（《百症赋》）；头痛眩晕：百会（《胜玉歌》）；头风眼痛：上星（《胜玉歌》）；巅顶痛眼不开：涌泉（《肘后歌》）；头痛面肿：合谷（《马丹阳天星十二穴歌》）；目痛头痛：攒竹、头维（《玉龙赋》）；

牙痛头痛：二间、足三里（《长桑君天星秘诀歌》）；偏正头痛：列缺、太渊（《席弘赋》），头痛不止：丝竹空、风池（《卧岩凌得效应穴针法赋》）。

注：（第二次出现的歌赋名，均以该歌赋名的第一个字代替，如（《百症赋》），简称（《百》）。

（2）目病

眼痒眼痛：光明、地五会（《标》）；眼痛：清冷渊（《胜》），合谷（《通》），睛明、合谷（《卧》）；目痛头痛：攒竹、头维（《玉》）；目痛血翳：太阳（《玉》）；头风眼痛：上星（《胜》）；瞖目：肝俞、命门（《标》）；目昏不见：二间（《通》），二间、太阳（《卧》）；目昏血溢：肝俞（《玉》）；目中漠漠：攒竹、三间（《百》）；目视䀮䀮：养老、天柱（《百》）；雀目：睛明、行间（《百》）；脑昏目赤：攒竹（《通》）；目热而红：内迎香（《玉》）；目昏血溢：肝俞（《玉》）；目内红肿：丝竹空、攒竹（《胜》）；眵䁾冷泪：头临泣（《通》）；眼烂冷泪：大、小骨空（《玉》）；泪出：足临泣、头维（《百》）；目眴动：颧髎、大迎（《百》）。

（3）耳聋、耳鸣、耳闭

耳聋：听会、阳池（《标》），听会、翳风（《卧》）；耳聋腮肿：听会（《玉》）；耳聋气闭：听会、翳风（《百》）；耳内蝉鸣：听会（《百》）；耳聋：听会、迎香（《席》）；伤寒耳聋：听会、金门（《席》）；肾虚耳鸣：足三里、地五会（《席》）；耳闭：听会（《通》）；耳聋气闭：听会、翳风（《百》）。

（4）眩晕

血晕：阴交、三阴交、阳池（《标》）；头晕目眩：风池（《通》），风池、合谷（《卧》）；目眩：支正、飞扬（《百》），承山（《席》）。

（5）鼻病

鼻塞无闻：迎香（《通》），迎香、上星（《卧》）；鼻内无闻：通天（《百》）；鼻痔：龈交（《百》）；鼻渊：上星（《玉》）；鼻衄：天府、合谷（《百》），合谷（《马》）。

（6）牙痛

牙痛：二间、太溪（《卧》），太溪（《通》），二间（《玉》），承浆（《百》），内庭（《马》），耳门、丝竹空（《百》）；牙痛咽痛：二间、阳溪（《席》）；牙痛头痛：二间、足三里（《长》）；龋齿：合谷（《马》）；牙腮痛紧：大迎（《胜》）。

（7）口部疾病

口臭：大陵、人中（《玉》）；心热口臭：大陵（《胜》）；舌干口燥：复溜（《百》）；口喝：地仓、颊车（《玉》）（《百》）；唇喝：太冲（《百》）；狐惑伤寒满口疮：地仓（《肘》）。

（8）咽喉、舌病

咽痛：太冲（《标》），内庭（《马》）；咽喉急痛：百会、太冲、照海、阴交（《席》）；喉中闭塞：照海（《标》），曲池（《马》）；舌下肿痛：廉泉、中冲（《百》）。

（9）面肿、面痒

面肿虚浮：水沟、前顶（《百》）；头痛面肿：合谷（《马》）；面肿：合谷、内庭（《长》）；面上虫行：迎香（《百》）。

（10）项强、项痛

头项强：承浆（《通》）；项强恶风：束骨、天柱（《百》）；项强伤寒：温溜、期门（《百》）；伤寒项强反张目直视：列缺（《肘》）；风伤项急：风府、承浆（《卧》），风府（《通》）；头项强：后溪、承浆（《卧》）；头项痛：后溪（《通》）。

（11）胸部疾病

心胸胀：太冲（《标》）；胸满血膨：期门（《通》），中脘、期门（《卧》）；胸胁支满：章门（《百》）；胸满噎塞：中府、意舍（《百》）；胸满项强：神藏、璇玑（《百》）；胸膈痞满：阴陵泉、承山（《长》）；胸满腹痛：内关（《标》）；胁肋疼痛：支沟（《标》），阳陵泉（《通》），气户、华盖（《百》）；胁痛：期门（《肘》）；胁痛、腿痛：后溪（《肘》）；胁肋痛：阳陵泉、支沟（《卧》）；9种心痛：上脘、中脘（《玉》）；膈痛饮蓄：膻中、巨阙（《百》）；心痛脾痛：上脘（《胜》）；脾心痛急：公孙（《胜》）；心满痛：阴陵泉、承山（《席》）；妇人心痛：心俞（《席》），心胸痛：大陵、中脘（《卧》）；翻胃心痛：章门、劳宫（《卧》），劳宫（《通》）；心闷：劳宫、大陵（《玉》）；胸中苦闷：建里、内关（《百》）。

（12）中风偏瘫

中风偏瘫：环跳（《标》）；卒暴中风：囟会、百会（《玉》）；半身不遂：阳陵泉、曲池（《百》）；中风吐沫：人中、颊车（《胜》）；偏风手不收：曲池（《马》）；足缓不能收：悬钟、条口、冲阳（《长》）。

（13）上肢疼痛

臂痛：肩井、曲池（《标》），肩井（《玉》）；两臂难任：肩井（《通》）；肘痛筋紧：尺泽（《通》）；手腕难移：腕骨（《玉》）；肘挛痛：尺泽、曲池（《玉》）；臂痛背痛：手三里（《胜》）；两手酸痛难持物：肩髃、曲池、合谷（《胜》）；肘中痛：曲池（《马》）；手痛麻木：曲池、合谷（《席》）；肘痛：尺泽、太渊（《席》）；肘痛挛急：尺泽、合谷（《卧》）；两臂疼痛：肩井、中渚（《卧》）；两肘拘挛：曲池（《通》）；肘臂筋急：尺泽（《玉》）；肩背痛：手三里（《通》）；两肩风湿：肩髃（《玉》）；肩背诸疾：中渚（《肘》）；肩背风劳：肾俞、三间（《席》）；平连肩脊痛：合谷、太冲（《席》）；肩脊痛：五枢、背缝（《玉》）；心痛手颤：少海、阴市（《席》）。

（14）胃痛

脾冷胃痛：公孙（《标》）；胃翻心痛：劳宫（《通》），章门、劳宫（《卧》）；心疼脾痛：上脘（《胜》）；霍乱心痛吐痰涎：巨阙（《胜》）；胃冷：下脘（《胜》）；胃中寒：足三里（《马》）。

（15）癫

心内呆痴：大钟（《标》），神门、太冲（《卧》）；心性呆痴：神门（《通》）；癫疾：身柱、本神（《百》）；癫：人中、十三鬼穴（《席》）。

（16）咳嗽

体热劳嗽：魄户（《标》）；咳嗽寒痰：列缺（《通》），列缺、太渊（《卧》）；气嗽痰哮：乳根、俞府（《玉》）；咳嗽风痰：太渊、列缺（《玉》）；痰嗽：丰隆、肺俞（《玉》）；胃寒之嗽：风门（《玉》）；咳引背痛：身柱（《玉》）；咳嗽连声：肺俞、天突（《百》）；冷嗽：补合谷、泻三阴交（《席》）；嗽：肺俞、风门（《行》）；小儿百日咳：天突、筋缩（《胜》）。

（17）虚损

虚损：天枢（《标》）；虚劳：膏肓（《玉》）；赢瘦亏损：足三里（《马》）；五劳赢瘦：足三里、膏肓（《卧》）；劳：膏肓、百劳（《行》）。

（18）喘

虚喘：足三里（《席》）；暴喘满冲心：昆仑（《马》）；哮喘：丰隆（《肘》）；赢喘促：璇玑、气海（《玉》）；喘嗽：天突、膻中（《玉》）。

（19）潮热、盗汗

盗汗、小儿骨蒸：阴郄（《标》）；盗汗：阴郄、后溪（《百》）；狂言盗汗：间使（《肘》）。

（20）小便不利

水道不通：阴陵泉、至阴（《卧》），阴陵泉（《通》）；五淋：气海、足三里（《席》）；小便失禁：关元（《席》）；五淋久积：肓俞、横骨（《百》）；小便赤涩：兑端、小海（《百》）。

（21）呕吐

伤寒呕吐：风府、上脘（《席》）。

（22）泄泻

脐腹痛泻：阴谷、行间（《卧》）；肠鸣泄泻：天枢（《胜》）。

（23）腹痛

连脐腹痛：阴谷（《通》）；肚痛：大陵、外关、支沟（《玉》）；小肠连脐痛：阴陵泉、涌泉（《长》）。

（24）黄疸

黄疸：至阳、涌泉；至阳、腕骨（《卧》），后溪、劳宫（《百》），至阳（《玉》）；目黄：阳纲、胆俞（《百》）；脾虚黄疸：腕骨、中脘（《玉》）。

（25）腰、脊痛

脊膂强痛：人中（《通》）；腰痛：肾俞（《通》）；腰脚疼痛：委中（《通》）；腰背痛闪：人中、委中（《玉》）；腰肾虚乏：心俞、肾俞（《玉》）；肾虚腰痛尿频：命门、肾俞（《胜》）；腰背挛急：曲池（《肘》）；腰膝强痛：交信（《肘》）；腰软：委中（《肘》）；腰腿疼痛：大都（《肘》）；腰痛：太冲、承山（《马》）；腰尻痛：昆仑（《马》）；折腰不能顾：环跳；腰痛不举：委中（《马》）；耳鸣腰痛：地五会、耳门、足三里（《长》）；气滞腰痛：横骨、大都、复溜（《席》）；腰痛连髋大便急：足三里（《席》）；脊膂强痛：人中、委中（《卧》）；腰背痛：肾俞、委中（《卧》）。

（26）癫痫

癫痫：鸠尾、后溪（《卧》），鸠尾（《玉》）；痫症：鸠尾、涌泉（《席》）；惊痫风：太冲（《马》）；五痫：后溪、鸠尾、神门（《胜》）；风痫：神道、心俞（《百》）。

（27）心悸

心悸虚烦：足三里（《玉》）；心惊：通里（《玉》）；惊悸怔忡：阳交、解溪（《百》）。

（28）疲乏、嗜睡

四肢懈惰：照海（《通》）；神疲：至阳（《玉》）；倦言嗜卧：通里、大钟（《百》）。

（29）膝肿痛

股膝痛：阴市（《通》）；膝肿：行间（《通》）；膝肿痛：阳陵泉、阴陵泉（《玉》），行间（《胜》）；两膝肿：膝眼、足三里（《胜》）；股膝肿：太冲（《肘》）；鹤膝肿劳：尺泽、曲池、风府（《肘》）；脚膝经年痛不休：昆仑、太溪（《肘》）；脚气并膝肿：承山（《马》）；膝痛并麻木：阳陵泉（《马》）；脚膝肿：至阴（《席》）；膝痛：阳陵泉（《席》）；脚痛膝肿：足三里、悬钟、阴陵泉、三阴交（《席》）。

（30）乳痈

乳肿：少泽、瞳子髎（《玉》）；乳痈：肩井（《百》）。

（31）月经不调

月经不调：气海、关元（《席》）；经事改常：地机、血海（《百》）；月潮违限：天枢、水泉（《百》）。

（32）带下

赤白带下：中极（《通》）；带下产崩：冲门、气冲（《百》）。

（33）转筋

小腿转筋：承山、昆仑（《卧》），承山、内髁尖（《长》）；指痛挛急：少商（《长》）；手臂挛痛：肩髃（《长》）；转筋：昆仑（《马》），金门、丘墟（《百》）；霍乱转筋：承山（《马》）；筋拘挛：尺泽（《胜》）；两股转筋：承山（《胜》）；两肘拘挛：曲池（《通》）。

（34）腿痛

腿痛：环跳（《通》），后溪、环跳（《百》）；腿风湿痛：环跳、居髎、委中（《玉》）；腿脚重痛：髋骨、膝关、膝眼（《玉》）；髀痛：肩井（《胜》）；股腿转酸：环跳、风市、阴市（《胜》）；行步艰难：中封、太冲（《胜》）；两足难伸：支沟（《肘》）；髋痛腿痛：足三里（《席》）；腿痛步难：髋骨、膝关（《卧》）。

（35）足、跟痛

足髁疼痛：丘墟、昆仑（《卧》）；踝跟骨痛：昆仑、悬钟、丘墟（《胜》）；脚背痛：商丘（《胜》）；脚痛：商丘、解溪、丘墟（《胜》），商丘、解溪、丘墟（《玉》）；脚腕痛：昆仑（《通》）。

4. 对症配穴法　就是针对患者的具体症状而选穴配方。对症配穴有两种情况。一是以主要症状为基础选穴配方，这必须是在明确诊断的前提下，而且符合治病求本的原则，如咳嗽取天突、肺俞宣肺利气镇咳，作为治疗咳嗽的主穴。因为古今临床都证明两穴有非常强的镇咳效果，所以作为镇咳的首选穴。另外，两穴中天突为任脉与阴维之会，位近咽喉，肺俞为肺之背俞穴，两穴共同组合又能调理肺脏气机，所以又属治本之法。二是有是症而用是穴。具体有 3 种情况：其一是运用在处方加减中，如上述治疗咳嗽，主穴确定之后，如患者咳痰则加丰隆；发烧加大椎、曲池、合谷等。其二是未明确诊断之前，为解除患者的痛苦，可选择对该症有效的穴位予以针对性的治疗。如患者牙痛，非常痛苦，此时不论是何种牙痛，胃热也好，肝火也好，还是龋齿都应首先选用下关透颊车镇痛，然后再进行辨证治疗。其三是单一症状，病因属性不十分明显，又没有其他兼症的情况下，可探取对症配穴治疗。如便秘取支沟、腹结，尿频选关元，呃逆选膈俞、内关等。

5. 接经配穴　《素问·举痛论》说："经脉流行不止，环周不休。"经气运行起于手太阴肺，依次达足厥阴肝，又回到手太阴肺经，如此往复运行不息。在生理上，相邻经脉可以相互影响，所以，相邻经脉的穴位不但对本经脏腑有调和作用，而且对相邻经脉的气机也具影响作用。所谓按经配穴，就是当一条脏腑经脉发生病变时，不取本经的穴位而选用同侧上、下相接经脉的穴位进行治疗的一种配穴方法。具体以经气流过的顺序分上下。如以大肠经为例，经气由肺经到大肠经，再由大肠经流至胃经，所以对于大肠经来说，肺经为上，而胃经为下，当大肠经病时取肺经穴治疗则属上接经配穴，如大肠气滞传导失职的便秘，取肺经的中府治疗；而下齿痛取颊车则属下接经配穴法。临床运用中常选取特定穴或疗效好的穴位作为上下接经配穴的用穴。

6. 特定穴配穴　这里的特定穴是指不包括五输穴在内的具有特殊治疗作用的腧穴。常用的有原、络、郄、募、俞、八会、下合穴等。在辨证的的基础上以这些腧穴为基础组成处方，是临床上最为常用的一种配穴方法。

(1) 原穴：原穴一共有 12 个，所以称十二原。原穴是原气输注留止之处，三焦为原气之别使，所以，针刺原穴能激发三焦原气，调整内脏功能。如《灵枢·九针十二原》篇说："十二原者，主治五脏六腑之有疾者也。"

原穴在临床上主要用于治疗五脏六腑病，特别是脏腑原气不足，功能低下的虚损疾患，尤为适宜。如心气虚之心脏病取心经的神门，肝阴不足、肝阳上亢之肝脏病取足厥阴原穴太冲等。

(2) 络穴：络穴共 15 个，所以称十五大络，络穴与络脉相连，络脉是表里经脉间连系的纽带，所以络穴可以治疗表里两经病，即一穴担二经。

络穴在临床上运用分 3 种情况，一是作辅助调节，如临床上的原络配穴中，取相表里经的络穴主要是要激发调动相表里经脉的经气，协助病经的原穴，有扶正祛邪的作用；二是治疗兼证，当表里两经同病时，取络穴治疗；三是治未病，当一条经脉有病时，为防止疾病向相表里的经脉传变，刺络穴以防传经。

(3) 俞穴："俞"有输转之意，是五脏六腑之气通过经脉向背部输注之所。五脏六腑各有一俞，在膀胱经脉之上。

俞穴在临床上擅治脏腑经脉气滞之病，因为经脉气滞则经气的转输就会出现障碍，鼓动背俞的转输力，有行气导滞的功效。因俞穴的特性以"动"为健，故刺背俞能增强脏腑活动功能，对气不足活动衰减之症有效。也可按阴病行阳的原则，五脏为阴，背部为阳，五脏病，取背部的阳俞穴（五脏俞）配穴治疗。另外，临床常用背俞配腹募的方法，调和脏腑阴阳，此法又称偶刺。

(4) 募穴："募"有聚集的含义，是五脏六腑之气经过经脉会集于胸腹之所。

募穴在临床上擅治脏腑经脉原气耗散之症，原气被损，阴不内守，气浮于外，补募穴有养阴敛阳之功。募穴的特性以"静"为用，刺之能增强脏腑的内守功能，对于器官功能亢盛之症有效。也可按阳病行阴的原则，六腑为阳，腹部为阴，六腑病，取腹部的阴募穴（六腑募）配穴调治。联用则常配俞穴。

(5) 郄穴：郄穴共有 16 个，十二经、阴维、阳维、阴跷、阳跷各有一郄穴。"郄"有孔郄之意，为经气深聚之处，每一郄穴，都是该经脉中血气最多的部位。所以，郄穴最适于经气的激发和泻邪，具输导经气、调和脏腑功能的作用。

临床急性病症多以郄穴为主配方。其中阳经郄穴擅治急性的疼痛疾病，如肝胆湿热所致的急性胆囊炎疼痛，取胆经的外丘；风寒犯胃引起的胃脘挛疼痛，取胃经的梁丘等。而阴经之郄穴，擅治血证，如肺经郄穴孔最；治疗咯血，脾经郄穴地机，治疗月经不调等。

（6）八会穴："会"指会合、聚会之意，八会穴是指脏、腑、气、血、筋、脉、骨、髓等8类组织器官之气聚会的部位。此8个穴位，是相应的一类组织器官气机综合汇集之所，具有综合调理、协调的作用。

临床上除按古人治疗里热证取会穴外，如《难经》之："热病在内者，取其会之气穴也。"多数是根据辨证的结果，属于哪类器官组织的疾病，就选其代表的会穴，如气病取气会膻中配方，血病取血会膈俞配方；筋病取筋会阳陵泉配方等。

（7）下合穴："合"有会合之意，六腑阳经虽分布上、下四肢，但六阳经脉之气，皆会合足三阳经，由足三阳经输注于六腑。其相合规律是按脏腑功能相合的原则。如胃、大肠、小肠都参与水谷的消化吸收，功能一体，《内经》云："大、小肠皆属于胃。"所以，大、小肠经脉经气合于胃经经脉；三焦、膀胱两脏都是水液代谢的重要器官，所以，三焦经脉经气合于膀胱经脉。下合穴，具有调和六腑气机、输导经气的作用。临床上，下合穴常用于六腑疾病的配穴，如"合治内腑"。

7. 远隔配穴　是在病痛部位远隔的部位选穴治病的方法，适用于全身各种疾病，对剧烈疼痛和痉挛效果较好。此法最能体现中医辨证论治的精妙所在，也是不同于头痛医头、脚痛医脚的独特之处。具体有循经远端配穴，异经远端配穴，上下左右对称配穴等。循经和异经已在上文论及，这里再强调一下，上病取下，左右交叉取穴都包括在循经和异经配穴范畴之中；上下左右对称配穴法，是指在左、右、上、下相对应的部位选穴治疗，如左踝扭挫伤，在右踝或左、右腕部选穴治疗等，这一方法特别适于运动针法。

8. 局部配穴法　是在病痛局部或邻近选穴配方治病的一种方法，适于全身各种病患。对于肢体麻痹疼痛、红肿和脏腑功能失调治疗效果好。具体包括前后配穴，即在病变脏腑前后（胸腹背腰）取穴，相当俞、募配穴；邻近配穴，即在病变部位的附近，选择穴位组方，如耳病，取率谷、听会、翳风等；病部配穴，相当于天应穴、阿是穴配穴，如肘劳取肘髎，腱鞘囊肿刺囊肿等。

9. 远近配穴　是指局部配穴和远隔配穴互相配合在一起的配穴方法，适用于各种疾病。此法体现针灸标本同治，局部和整体兼顾的原则。如胃痛取"三脘"，配内关、公孙；肩痛取"肩三针"配条口；头痛取"头五针"配合谷、丰隆等。

灸法补泻的正确掌握

《孟子·离娄篇》中有"七年之病，求三年之艾"的记载，说明我国在几千年前艾灸治病就很盛行，而且古人也认识到了艾治疗疾病以陈艾为佳。临床实践证明，灸法确是一种行之有效的治疗方法。灸法的操作比较简单，它是以艾炷、艾条，在人体的穴位或患处的皮肤表面，直接或间接地温烤，利用艾火的热量，以达温经通络、益气回阳、散寒祛湿、扶正祛邪的目的。关于灸法的刺激量，也就是补泻的问题，古人曾以吹火和勿吹火来区分，如《灵枢》说："以火补者，毋吹其火，须自灭也。以火泻者，疾吹其火，传其艾，须其火灭也。"《针灸大成》亦说："以火补者，毋吹其火，须待自灭，即按其穴；以火泻者，速吹其火，开其穴也。"这种区分补泻的方法今天仍具有实际意义。实际上临床判断灸法的刺激量常以患部皮肤的潮红程度、施灸时间、艾炷的大小、患者的感觉及症状的改善情况作为衡量的尺度。

潮红程度：一般施灸不论是何种方法，都要以施灸的皮肤潮红为度。轻度潮红，皮肤出现湿润，患者感到温热舒适为补；重度潮红，潮红皮肤面积直径达 2 厘米以上，皮肤由湿润变为干燥，并有轻度灼痛感觉为泻。

施灸时间：施灸时间一般为 5~30 分钟，如艾炷则以壮数多少来作为确定时间的标准。由于艾灸本身的特性并不能单纯以时间长短来确定补泻，必须结合病情和患者的感觉来确定施灸的时间长短。如虚证患者，以轻刺激温和的灸法为宜，使患者感到温热舒适，时间长可达 30 分钟；实证患者，以强刺激灸法，使患者有灼痛感觉，时间控制在 10 分钟左右。

艾炷大小、多少：艾炷有大小之别，灸壮有多少之分。《内经》有"壮火之气衰，少火之气壮"之说，艾灸本身虽有温阳益气、补虚的特性，如果火力过大过猛，也会耗气伤阴。因此壮数少，艾炷小，火力温和，不使患者有灼痛感的为补；壮数多，艾炷大，每壮都灸至患者皮肤有灼痛感的则为泻。

患者的感觉及症状表现：在很多情况下，灸法补泻量的把握主要决定于患者的主观感觉和症状在治疗中的表现来决定，如在灸治中风脱症之时，直到患者的肢温、脉复才能达到补气回阳固脱的效果；而治疗风寒湿痹的腿痛之时，直至患处痛止，温热潮红舒适，微似汗出才能达到散寒祛湿通络止痛的作用。一般灸补法要求灸处温热舒适；而灸泻法则要灸处灼热疼痛，如果能再配合拇指按压则属平补平泻了。

对于以预防为主的灸法，以前提倡瘢痕灸，古人寓补于泻，本法由于能引起烧伤、化脓、结疤，患者较为痛苦，而且有碍美容，因此目前应用很少，对预防宿疾复发者灸可用重灸法，大艾炷、灸时长、潮红面积大、有灼痛感为度，以祛余邪；至于单纯以保健为目的之灸法，则采用温和灸，灸时长，潮红面积中等，患者温热舒适为度。总之，灸法补泻刺激量的掌握存在着个体差异问题，如年龄、体质、病情等，虽有一定的尺度，但实际应用应灵活掌握。

论穴位的针灸先后顺序与临床实践

中药讲先煎后下，腧穴亦分先针与后刺。一组针灸处方的腧穴中，该先刺而后刺，应后灸而先灸，往往易犯"虚虚实实"之戒，影响针灸疗效。其实，下针本有先后，艾灸亦论顺逆，其意颇深，用针之人不可不察。但临床对症之际，一组复穴的针灸处方中，何穴先刺，何穴后刺，对于穴位进针先后顺序的规定古人所论不多，现代针灸书籍及教材里也没有明确的论述。笔者持教之余，有幸于临床，对此略有所悟，现述如下，以供同道们临症考用。

1. 先健后患治偏瘫　半身不遂又称"偏枯"，是中风的主要后遗症，其病机责之于风痰、瘀血阻滞经络，营卫气血运行不通，半身失养。针灸治疗主要是刺激腧穴，通过腧穴的作用，来调整机体的阴阳、气机，以疏通经脉，运行气血，恢复正常的经气循环。从理论上讲，偏瘫发生后，偏瘫一侧的肢体运动、感觉都产生障碍。"营气虚则不仁"，"卫气虚则不用"。即如《灵枢·刺节真邪》所说："营卫稍衰，则真气去，邪气犯留，发为偏枯"。因此，此时患侧经脉上腧穴中营卫虚、邪气实，穴位的功能已经不能正常发挥，而健侧经脉虽然受到一定影响，但穴位的生理功能和治疗作用并未改变。在每次针灸治疗时，先刺健侧的穴位，是通过穴位本身所具有的生理功能和治疗作用，激发人体正气，调整全身紊乱的气机，疏通经脉，运行气血，使阴阳恢复"阴平阳秘"的生理状态。而早期的患侧经穴，由于营气的缺乏，穴位原有的生理功能的治疗作用已经减弱或丧失，因此其在治疗上的意义，仅在于祛邪，随着偏瘫的恢复和好转，穴位的调和气血、平衡阴阳的功能才逐渐得以恢复并日益增强。先健后患的治疗思想，对于早期偏瘫患者意义更深，即在治已病的同时，兼治未病，有防止病情发展扩大的作用。古人对此已有认识，明代《针灸大成·治症总要》一书，在谈中风偏瘫的治疗中，即有"先针无病手足、后针有病手足"的记载。笔者体会，中风偏瘫早期，在每次针灸过程中，应采取先刺健侧腧穴，平补平泻，后刺患侧的腧穴行重泻的方法。随着病情好转，健侧穴位可逐渐减少。对于恢复后的患者，不但健侧的穴位数量减少，而且，行针时应改为健侧行补法，患侧穴位要平补平泻，适当减轻刺激量，以调和阴阳为原则。常用处方：合谷、曲池、肩髃、阳池、太渊、肩井、风市、血海、阳陵泉、丰隆、申脉、百会、膈俞。针刺顺序，先健后患，先上后下。

　　病例　于某，女，58岁，退休。1992年5月20日初诊。既往高血压8年。近一年半经常头晕，耳鸣。1周前于晨起时，自觉手足滞重、摔倒，继之言语不清，右半身瘫，即被送来求治于中医。检查：体胖，面色微潮红，神志清晰，烦躁易激动，吐字不清，舌稍偏右，右侧上、下肢体肌力减弱。患肢欠温。巴宾斯基征阳性。测血压165/115毫米汞柱。CT诊断：左侧脑梗塞。舌质暗红，苔白腻，脉弦滑。中医辨证诊断：肝旺脾虚，风痰阻络，属中风中经络。针灸治疗：抑肝扶脾，息风化痰，通经活络。处方：太冲、丰隆、风池、血海、阳陵泉、申脉、合谷、曲池、肩髃、百会、耳和髎。治法：先针健侧穴位，平补平泻，后针患侧的部位，重泻，留针15分钟，每隔5分钟行针一次。行针、出针仍是以先健侧后患侧的顺序。治疗3次后，肢体活动大有好转，可以扶物行走，患肢渐觉温暖。第4次开始，健侧穴位仅留曲池、阳陵泉、申脉，而患侧穴位不变，颈项部增加扶突、哑门，又针9次，语言清楚，上、下肢肌力减弱恢复至二级，血压维持在145/100毫米汞柱，仅感患肢易疲劳，周身易出汗，为加强疗效，加双天柱、双阳池，又针5次而愈告捷。

　　2. 针刺腰痛有先刺上或刺下之别　腰痛，若以脏腑而言为肾脏之病，以经络而言属足六经之病。但不论是在经在腑、病或虚或实，疼痛发生的关键是腰部的经脉气机阻滞。正如《金匮翼·腰痛》所云："盖腰者一身之要，屈伸俯仰，无不为之，若一有损伤，则血脉凝涩，经络壅滞。"阴经循腰而上，阳经循腰而下，奇经纵横贯穿腰间，由于腰部经脉循行复杂，所以，腰痛有连尻、系股、引胁、控腹等不同的临床表现。临床就是根据这些疼痛的特点，以经络的循行来决定下针的先后。笔者体会，肾虚腰痛的针灸治疗，采取顺经而刺，其止痛效果好。对于处方中的肾经穴，如水泉、太溪、复溜等，应由下而上的顺序行针；而处方中的膀胱经穴，如肝俞、脾俞、肾俞，则由上而下的顺序进针，如果两侧疼痛不一致，应先针较轻的一侧以催气，后针较重的一侧以至气。膀胱经腰痛，多为外感六淫所致，其表现有疼痛上连腰背痛，也有疼痛下连腰尻、腰腿痛、腰背痛者，病因外感风寒，邪气由上而下，下针应先刺腰以下的穴位，后刺上部穴位；腰腿、腰尻痛者，病因寒湿，邪气由下而上，针刺时应先刺腰部穴位，后刺下肢远端穴位。此即

《灵枢·周痹》篇中所说的"过、脱"之法，对于外感腰痛很是实用。督脉腰痛，腰脊中央痛，急性者，应先刺上部的人中穴，后刺局部；慢性者，应先刺在下的腰俞穴，后刺腰部穴。少阳经腰痛连胁，腿外侧不适，应先刺下肢远端穴位，后刺腰以上穴位。肝经腰痛控少腹，应先刺腰部穴位，次刺腹部穴位，最后刺下肢穴位。瘀血性腰痛，先刺络放血，然后调腧穴。

病例　张某，男，35岁。1986年11月20日诊。自诉上午搬重物时，不慎将腰扭伤，当时腰不能俯仰扭转活动，腰中央及骶部疼痛。检查：腰部活动受限，腰椎无弯曲侧突、腰两侧肌肉轻度紧张，第4、第5腰椎棘突压痛明显，舌质红，脉弦紧。诊断：急性腰痛。辨证：用力过度，损伤督脉、督脉气机阻滞。针灸处方：人中、肾俞、腰阳关。针法，先泻人中，同时令患者活动腰部，次刺腰阳关，后刺肾俞。一次症状痊愈，仅感腰部轻度不适，为加强疗效，嘱患者次日又针1次，只针局部穴位。

3. 脏腑痛先刺腰背穴后刺胸腹穴　"偶刺者，以手直心若背，直痛所，一刺前，一刺后，以治心痹。"临床上，不仅仅限于痹，大多数脏腑如肝、胃、肾、肠等引起的疼痛，用前后对刺的方法，都能收到较好的治疗效果，笔者经验：一般先刺腰背的腧穴以通阳气，后刺胸腹部的腧穴以和阴气，对于脏腑引起的疼痛，止痛效果显著而迅速。

病例　林某，女，26岁，干部。1989年12月17日诊。近两个月来患者经常胃痛，遇寒受凉或多食则疼痛加重，纳少，脘部不舒。检查：面苍体瘦，舌淡，苔薄白，脉沉缓，中脘处有压痛。辨证诊断：胃虚受纳和降无权所致的胃脘痛。针灸处方：胃仓、中脘。先刺胃仓，行针使气至病所，留针5分钟；后刺中脘，静以候气，留针15分钟，患者自述留针时胃脘发热。如上法，隔日针1次，5次痊愈，至今未再发作。

4. 杂病的针灸先后取决于脏腑经络辨证　"阴平阳秘，精神乃治"，"气血冲和，百病不生"。内伤杂病的发病是因脏腑阴阳气血失和所致，病机变化较为复杂，由于单一穴位的功能，有的祛风，有的利湿，有的补气，有的养血，有的益阴，有的和阳，作用单纯，各有所长。只有通过合理的配伍、调整，增加或改变穴位原来的功能，发挥穴位的相辅相成的综合治疗作用，使各具特性的腧穴结成一个新的有机整体，才能适应比较复杂的病理变化。但一个穴群整体治疗作用的发挥，又受到诸如补泻手法、治疗时间、治疗所用的工具以及本文所说的针刺先后顺序等因素的影响。尤其是下针的先后，对针灸处方整体治疗作用的发挥影响显著。如治疗阴虚火旺的失眠，针灸处方为少府、复溜、悬钟、阴谷、神门、行间。失眠的病机是肾阴不足，肾水不能上济心火，导致心肝火旺，虚火上炎，扰动心神。治疗应"壮水之主，以制阳光"，所以先刺复溜、阴谷、悬钟，行补法，滋肾水养肾阴；次针少府、行间，行泻法，降虚火；最后刺神门，平补平泻，养心安神。这样先后有序、补泻结合，才能充分发挥整个处方的滋阴降火安神的治疗作用。脏腑血虚者，应先刺膈俞补血，后刺脏腑背俞穴，阴病引阳；脏腑气虚者，先针气海补气，后针脏腑募穴，阳病引阴；脏腑阴虚者，先刺悬钟养阴，后刺脏腑的本穴；脏腑阳虚者，先刺大椎助阳，后刺脏腑的原穴。其他，如有瘀血，当先刺络放血，而后调腧穴。阴病及阳者，先调阴经后治阳经；阳病及阴者，先刺阳经后治阴经。原则是先刺病之始生者。

病例　贾某，男，44岁。干部，1991年6月10日诊。1个月来时有心悸、胸闷。西医诊断为窦性心动过缓。曾服用丹参片、冠心苏合丸等。近2周发作频繁，饭后劳累尤甚。伴心烦、头晕、耳鸣、食欲不振。检查：面色㿠白，唇舌色淡，脉沉细而迟。听诊心音纯，律齐，心率 54 次/分，血压 90/60 毫米汞柱，心电图提示窦性心动过缓。辨证诊断：气血亏虚，心失所养而致心悸。处方：膈俞、心俞、脾俞、通里、郄门。针法：先刺膈俞、脾俞，补法，以益气血生化之源；次针心俞，调心气，引血入心，后刺通里、郄门，平补平泻，安神定悸。第一次治疗出针后患者自述心中舒畅，胸闷及心悸消失，心搏增加至 68 次/分。后嘱患者每天按上法一次，治疗 1 个月后，症状完全消失，心电图示窦性心率，74 次/分。

一组处方中的穴位针刺先后顺序问题，似乎与针灸疗效关系不大，其实不然，特别是当面对病机复杂的疾病，处方使用的穴位众多，应当首先理顺腧穴间的主、次关系，充分理解每一穴的穴性以及穴与穴之间的相反相成的联系，然后确定何穴先刺，何穴后刺，才能使整个处方的疗效发挥到最大。对于个别的疾病，处方较大，为了避免穴位作用的拮抗，常把处方分成几组，然后确定每一组的针刺先后。每一组之中的穴位也有先后刺的区别。总之，准确地把握一个处方中每个穴位先刺后刺的时间顺序，对于疗效的提高、疾病的早日痊愈，有着非常重要的意义。

针刺前后的按摩问题

患者心理紧张所导致的肌肉紧张是针灸临床最常见的问题。下针前的紧张会导致进针困难，是进针痛的主要原因；行针过程中的肌肉紧张则会引起滞针；而出针后的肌肉紧张则是遗留针后感的原因。而解决针刺时肌紧张问题的最有效办法就是按摩。按摩不但能消除患者针刺过程中的肌肉紧张，而且能增加针灸的疗效。针刺行针过程中按摩，仅限于滞针的异常情况。针前、针后配合按摩则是关系到进针的成败，行气的速度和针刺效果的大问题。

针前按摩，是指进针前的左手的拇指等揉按被刺穴位，用力要重，可操作 1 分钟左右，一般以被刺穴位皮肤潮红为宜。针前按摩穴位的意义，古人说："左手重而多按，欲令气散。"主要是起到运气行血，使穴内的气血流动起来。实践表明，针前按穴，能避免进针穴位的肌紧张，能减轻进针痛，增加得气速度。

针后按摩，是指出针后以一定的手法按摩治疗部位，主要目的是为了缓解留针过程中的全身和局部肌肉紧张，患者针刺部位的"板滞"感会很快消除，由于全身的气血运行改善，能加强针刺的整体调整作用。

更主要的是针刺前后按摩可进一步拉近医患间的距离，增加相互的信任感，充分体现医生积极负责的精神，不但能缓解患者的紧张情绪，而且在"治神"上有一定的意义。所以，必须引起重视，提倡针刺前后按摩法。

点针法

点针是一种浅刺针法，是根据小儿脏气清灵、感受性强、反应敏捷、留针困难等特点，结合古代针法中的"半刺"、"毛刺"、"浮刺"、"赞刺"等方法而创立的一种针法。经多年的临床观察发现，本法对 7 岁以下小儿的急性病，常见病如高热、癫痫、泄泻、副鼻窦炎等都有很好的疗效。与中药内服配合，其作用相得益彰，是儿科临床理想的治疗方法之一。

1. 点针法渊源　点针法的理论源流出自《内经》。它是在《内经》的"五刺法"、"九变刺法"、"十二节刺法"的基础之上发展而来。如《内经》记载中有多针浅刺的"毛刺"，少针浅刺的"扬刺"，斜刺留针的"浮刺"，快速浅刺的"半刺"，直刺多针而浅的"赞刺"等等。点针法则保留了"毛刺"的浅、"半刺"的快、赞刺的多的特点，采取用力轻、动作快、针点穴位一小片的方式，通过刺激穴区的皮部，引起感应，而达疏通经气、调节气血运行、改善脏腑功能活动的目的。

点针不同于点刺。点刺所用针具是三棱针，针刺目的在于泻血祛邪。而点针所用的是普通 1 寸的 28~29 号的毫针，针刺的目的在于调气通阳。有时也采用特刺的银质针。

2. 点针的方法　点针的方法比较特殊。先在选定的穴位之上进行常规消毒，然后在穴位皮肤上的 1 厘米² 的范围内以相应脏腑经络的生、成数点针之。如足少阴、足太阳经穴，生数为 1，成数为 6；手少阴、手太阳经、手厥阴经穴，生数为 2，成数为 7；足厥阴经、足少阳经、手少阳经穴，生数为 3，成数为 8；手太阴经、手阳明经穴，生数为 4，成数为 9；足太阴、足阳明经穴，生数为 5，成数为 10。阳数为 9；阴数为 6。临症虚者以生数点针补之，实者以成数点针泻之。动作要求轻快鲜明，用力均匀，一般点针以不陷入皮肤为用力标准。如果在相同用力情况下针点透入皮下则任其自然，是穴位经气不足的表现。

3. 点针法的治病原理　点针治病主要是作用于皮肤表层的毫毛部位，如拔毛状。肺主一身之皮毛，主气而司呼吸，朝百脉而主治节，调气理肺对小儿疾病的恢复具有重要意义。因为，小儿的生理特点是脏腑娇嫩，形气未充，气血不足，机体的各器官功能发育均未成熟，各方面处于"稚阴未充，稚阳未长"的状态；另一方面，小儿犹如幼苗嫩芽，生机蓬勃，发育迅速，有如旭日初升，草木方萌，年龄愈小，生长发育速度也愈快，所以，小儿又称"纯阳"之体。小儿形气未充，卫外功能未固，脾气未健，是一种外易受六淫邪气所袭，内易为饮食所伤的易感体质。并且，因其为"纯阳"之体，阳气虽未充盛，但其气清灵反应敏捷，所以一遇邪气，卫阳便与之相搏，卫阳郁闭往往易出现化热之象。点针之法根据小儿这些特点，刺激皮部毫毛，目的在于调肺（气）通阳；刺激浮络，能使百脉和畅，卫气流行，再通过穴位引起感应，疏通经气行气和血，调整脏腑气机使之趋于正常。

重视左手的配合问题

古人把左、右手分为"押手"和"刺手"，持针之手为"刺手"，而另外不持针的手为"押手"。古人有"信其左，不信其右"的说法，"左"是指"押手"，"右"是指"刺手"。由此可见古人重视左手配合的程度。

左手的重要任务是配合右手的进针、行针、运针。除 4 种进针法中需左手配合外还有以下几个方面。一是固定确认穴位，在进针前通常要进行揣摸穴位，这一过程主要是由左手来完成；二是揉按穴位，通过左手的按压可以减轻进针痛，加快得气出现的速度；三是控制针感传导方向和诱导针感向一定方面传导。如欲令气向前则以左手按在针后运针，则针感向前传导；欲令气向后则以左手按在针前运针，则针感向后传导。如果想催气至病所，则以左手沿经线从针处向患部循按，往往针感会随着循按慢慢向病所传导。

左手配合非常简单实用，但易被人忽略，忘记在临症中配合使用。如果想取得理想的针刺效果，必须重视左手配合的问题。

阳浅阴深辨

针刺的深浅是初学针灸者最关心、也是最难把握的问题，一个穴位究竟应该针刺多深合适，这在《腧穴学》教程中都一一做了规定。但由于人的个体差异及病情、时令、部位等的不同，临症之时又不能生搬硬套，必须灵活掌握。总的来说一个穴位的具体深度应以针感出现为标准。

中医以阴阳为理论基础，阴阳的思想在指导针刺浅深的问题上，也具有重要的指导意义。如《灵枢·阴阳清浊》中记载"刺阴者，深而留之；刺阳者，浅而疾之。"此处阴、阳中的"阴"指阴经、阴部、阴时、阴证、寒证、里证等；而"阳"则指阳经、阳部、阳时、阳证、热证、表证等。在不损伤脏器而又出现针感的原则基础之下，阴经、阴部、阴时、阴证、寒证、里证等则应适当地深刺；而阳经、阳部、阳时、阳证、热证、表证等则应该浅刺。以经络而言，阴经包括任脉和手足六阴经的穴位，阳经包括督脉和手足六阳经的穴位。但不应忘记阴中之阳、阴中之阴、阳中之阳、阳中之阴的理论，因为阳经穴位位于末梢，头面、颈、胸、背的穴位则为阳中之阳，针刺应浅；而躯干、腹、臀等则为阳中之阴，针刺应深。阴经穴亦然，位于四末、胸胁的穴阳气多，为阴中之阳，刺之当浅；位于躯干、腹部等处则为阴中之阴，刺之当深。

以部位而言，阴部指臀、腹这些部位的穴宜深刺；阳部指胸、背这些部位的穴位宜浅刺，如听古人曰之背部薄如饼，腹部深似井的告诫就能避免损伤重要脏器。

以时令而言，《素问·诊要经络论》说："春夏秋冬，各有所刺。"春、夏季节阳气隆盛，经气上浮，不论刺何经、何部，都应相对的浅刺为宜；秋、冬季节阴气隆盛，经气下沉，不论刺何位、何部都应相对的深刺为宜。季节时令不同则针刺各有所异，不遵守这一规律，不但不易获得针感，而且会影响针刺效果。

以病情而言，《素问·刺要论》中说："病有浮沉，刺有浅深，各至其理，无过其度。"一般表证、热证、新病病气浅，宜浅刺，而里证、寒证、久病病气深，刺宜深。

针刺的深度控制是关系到患者安全和得气疗效的大问题，特别是在重要器官周围的穴位，尤应注意针刺深度，绝不能一味追求针感而忽视安全，以致发生医疗事故。

单穴应用案例

刘某，19岁，学生，感冒所致咽喉肿痛3天，查其扁桃体Ⅱ度肿大，针刺双侧列缺，以1.5寸毫针，向上斜刺1.2寸，患者惊呼针尖已刺到肘部，随即出针，疼痛霍然而愈，随后几天均未痛。

某女，30岁，右牙痛，不可食，查验未见龋齿。针其右合谷穴，泻法，应针痛止，至今未痛，甚奇。

张姓，65岁，住院老妇人，中风后遗症3年余，自述患侧肩臂疼痛，常规针灸不效。其住院经年，针灸无数，故出奇兵，刺患侧扶突穴寸余，放电感至手。又数日，问及病情，再无痛矣。

某女，50多岁。脾胃素弱，聚餐后顷即腹泻，频繁如厕，甚至回房途中复腹痛返厕。口服随身携带的痢特灵、黄连素，罔效，仍泻下不止，共十几次。先刺双天枢寸半许，闻患腹内肠鸣如鼓，次取上巨虚，得气留针20分钟。病愈。

某男性青年，患阴囊坠胀，左下肢困重求诊，穴取气冲、箕门、三阴交，后两穴针尖斜向上，使针感上传至腹股沟处，3~5次而愈。

某女，50多岁，右膝关节疼痛月余，上楼时尤甚。毫针刺患侧犊鼻穴寸半许，得气后出针。当晚回家上楼即不痛，至今未再痛。

某男，30多岁，口气甚浓，日刷牙数次而他人与其交谈不敢近，甚是苦恼，遂至口腔医院检查，诊无口齿疾病。患者面红体丰，饮食甚喜肥腴少食蔬果，大便秘结，断其由胃火亢盛所致，遂泻双侧内庭，并嘱其清淡饮食，3日口气转清，后无复发。

治疗女学生痛经正作，腹痛连腰，痛苦不堪，嘱其仰卧于床，强刺激双侧公孙穴，均应针痛止。

某舞蹈教练，教授舞蹈时落地不当造成踝关节扭伤，韧带撕裂，去西医院石膏固定，拆石膏后5个月仍不能正常行走，拄拐，教授舞蹈。以28号3寸毫针针刺商丘穴2.5寸，配三阴交、阴陵泉，留针20分钟后起针，令其下地行走，一次大效。后续10次治疗，舞蹈如伤前。

某翁年过八旬，患瘙痒数月，服抗过敏药物无效，后至西医院诊断为老年皮肤瘙痒症。求治，视其皮肤，抓痕遍布，皮屑脱落甚多，舌淡，脉弦细。病由血虚风燥所致，遂取血海、三阴交，以2寸毫针直刺，待针下有沉涩、紧痛感觉后留针20分钟，5次而愈。取此二穴，是"治风先治血，血行风自灭"之意。

曾治疗急性腰扭伤患者数十人，因用力不当或闪仆而致急性腰扭伤，俯仰转侧不能，病程均在1周以内，针后溪透劳宫穴，运动行针，一次而愈者十之有九。

有梅核气患者数人，皆青年女性，因各种情志因素而致精神抑郁，睡眠不宁，脘闷嗳气，善太息，咽中如有物，咳之不出，吞之不下，询之而知噎塞感喜则减轻怒则尤甚。诊为梅核气，由痰气交阻而致。嘱其坐位，取3寸毫针针刺天容透天容，刺2寸许，针感强烈至咽喉，即刻出针，皆噎塞感立去。曾刺咽喉肿痛者不知数，以寸半毫针向咽部针刺，酸胀感至咽喉，肿痛顿减。

丁某，学生。近数月自感双目不能全睁，睡眠充分依然，某著名西医院检查诊断为重症肌无力。现患者精神疲倦，嗜卧，面色无华，食欲欠佳，舌淡，脉弱无力。诊为气血不足之痿证，取足三里、三阴交，局部针刺攒竹透丝竹空、阳白透鱼腰，得气后留针15分钟，起针后患者症状立见好转。并嘱患者自灸气海、足三里，月余病情大幅缓解。

王某，鼻内不闻香臭数年，但无鼻塞之症，形体消瘦，面色无华，食少纳呆，舌淡而瘦，苔薄，脉细弱。诊为气血不足，鼻失濡养所致。取通天、上星、迎香、鼻通、印堂、足三里、三阴交，通天向前下平刺2寸，印堂向下针刺，针感至鼻准，随刺而泪落，迎香向内上斜刺，针感至鼻，留针20分钟。7日即云偶尔可嗅及气味，7日偶尔不闻香臭，12次痊愈。

曾某，男，65 岁。患原发性高血压数年，尝试各种降压药未能稳定，并经常头痛难忍。现头痛欲裂，伴面色红赤，急躁易怒，口苦咽干，舌红，苔黄腻，脉弦数。诊为肝火上炎头痛，先以 3 寸毫针刺京骨透涌泉，留针 5 分钟，头痛即止。再泻行间、侠溪，留针 15 分钟。起针后膈俞埋揿针，留针 3 天，并嘱每日自按 5 次，经 3 次治疗，配合降压药血压得到控制，头痛一直未再发。

某女，40 多岁。患偏头痛 10 余年，屡治不效。欲与其针灸治疗，患者又言极畏针，一时无计。转而哄其曰：只一针，且在皮下，不痛，患慨然应允。遂取 3 寸毫针，刺颔厌透曲鬓，稍作捻转，患即呼酸麻难当。留针 1 小时，其间患者谈笑自如，浑忘其事，亦未言头痛。起针后自言已痊愈，数月后来电头痛一直未发。

某男，30 多岁。双耳暴鸣如松涛不歇。望其面红目赤，舌红苔黄，查脉弦数，问其曰因近日诸事烦心所致。遂先取 3 寸毫针，向鼻尖方向刺完骨穴约 2.5 寸，患者大叫耳内刺痒感，次取三棱针，于行间点刺，出血少许，完骨留针 15 分钟。针后耳鸣豁然而止，后无再发。

王某，女，43 岁。偏头痛 10 余年，曾采用各种方法包括针灸治疗不效。现患者头痛剧烈，情绪低落，自言颞侧动脉跳动如钢丝，胁肋胀痛，不思饮食，舌红苔黄，脉弦紧。自言曾针灸，无感觉。遂以 28 号 3 寸毫针，向同侧眼球透刺，沉胀感遍及整个颞侧，头痛立止。再配太冲、侠溪。以后又取太阳透率谷、期门、日月、行间、阳陵泉等穴，针 5 次痊愈。

谭某，男，56 岁。当日中午突感左下肢活动不利，遂到门诊检查，CT 检查结果为多发性脑梗塞，立即住院治疗。余见其神清，语言流利，面红目赤，行走左下肢稍显不便。检查肌力左上肢Ⅳ+、左下肢Ⅳ，舌红苔薄黄，脉弦数。诊断为肝肾阴虚，阴不制阳，阳亢风动所致中风。取悬钟透三阴交、太溪、太冲、阳陵泉、百会、合谷、曲池针刺治疗，并予天麻钩藤饮汤剂。次日，患者小跑至医生办公室觅余，大喜曰已然痊愈，自言刺悬钟穴时针感倏然至足趾，是此一针之效矣。余以后每遇中风患者，皆刺悬钟，虽疗效甚佳，但再无一例针一次而愈者。

叶某，女，20 岁。学生，因练习健美操不慎扭伤脚踝，疼痛，足不能任地。至余处，言下午参加健美操团体赛，急而泪下。视之：微红肿，活动痛甚。遂取一 3 寸毫针，刺丘墟透照海，针感甚强，起针，令其下地行走。患惊疑，再令，从，见其行走如常，嘱其跳操，亦不痛。当日下午参赛，夺团体冠军。

刘某，男，48 岁。踢踏舞教练。教舞时落地不慎，扭伤脚踝，诊断为韧带撕裂，石膏固定，拆掉石膏后跛行，数月未见恢复。辗转至余处，为其针灸治疗，取丘墟、商丘、仆参、然谷、申脉、水泉、三阴交、悬钟、阳陵泉等穴，前后针灸 12 次，痊愈，教授踢踏舞示范自如。本穴透照海穴，应为治疗踝关节扭伤首选。

张某，男，52 岁。患原发性高血压多年，经常头痛，平素急躁易怒。现头痛剧烈，面红目赤，口苦咽干，胁肋胀痛，舌红，苔黄，脉弦数。嘱其平卧于床，于双侧太冲穴各以 3 寸毫针向涌泉方向透刺 2.5 寸许，并行提插泻法，酸胀感强烈。行针 2 分钟左右，起针，患者头痛立止，面色转淡。

郜某，女，47 岁。素爱生气，渐至精神抑郁，不思饮食，胁肋胀满，嗳气、善太息，舌红，苔薄，脉弦。取 3 寸毫针，刺太冲穴寸半许，行捻转泻法，患者大呼酸胀，起针其症状顿消。次日来诊症状已愈大半，再刺太冲，配足三里、期门、中脘、肝俞，3次而愈。

马某，女，35岁。因产后身痛求治。产后15天，适逢冬季，室外寒冷而产房燥热，故终日汗出涔涔。出院后即感背胛痛，逐日加重，入夜尤甚，不能入眠，痛苦不堪。余告其产后气血不足，复汗出过度，以致腠理疏松，毛口开张，虚邪贼风乘虚而入，气血涩，经络阻而痛。先刺身柱1.5寸振奋阳气而止痛，次取肩井通阳维而解表，再刺合谷鼓舞气血，因室内温度低皆未留针。次日患者来时面容已由痛苦改为平和，自诉日间已不痛，入夜偶有疼痛。余再刺身柱，配颈5夹脊穴针寸半，再刺肩髃、臑俞，仍不留针。结果3次而愈，后未见发作。

张某，男，55岁，住院患者。自诉后背凉感如冰冻，余触之，未感觉有温度下降。取28号3寸毫针，刺大椎穴2.2寸，患者有放电感至后背，凉感顿消，至出院未发。

侯某，女，52岁，胃痛数年，西医诊断为胃溃疡。恰胃痛时求治于余，疼痛剧烈，面容痛苦。余先针中脘，以3寸毫针，透过筋膜，针2.7寸，针下有鱼吞钩饵感觉，并闻及患者腹中辘辘作响，再以平补平泻刺双侧足三里，患者胃中灼热感，疼痛顿止。后5年余，未闻再痛。

田某，女，48岁。头痛10余年，时发时止，虽经多方治疗，效果不显，一日头痛正发时求治。患者头痛头昏头重，胸脘满闷，不思饮食，舌淡，苔白腻，脉濡缓。嘱其仰卧于床，露出腹部，取3寸毫针针刺中脘穴，刺2.5寸左右，再缓施提插捻转泻法，使沉胀针感甚强，1分钟左右起针。起针后再问患者头痛情况，已豁然不痛。中脘为胃之募穴，刺之可以和胃降浊，通络止痛。本穴以上诸穴，如遇肝脾肿大患者有刺伤实质脏器的危险，故针刺前应予以确认。如需刺入腹腔，有落空感后宜缓慢行针，勿刺破脏器。本穴最易产生"如鱼吞钩饵之浮沉"感觉，可认真体会。中脘又为腑会，腑以通为顺，故能通腑降浊，本病例为痰浊头痛，泻中脘通腑降胃，清阳升而浊阴降，故头痛顿消。

张某，男，20岁，学生。上课时上牙剧痛，不可忍，余取3寸毫针，向下45°角刺近3寸，该生大呼针已刺到牙，留针20分钟，起针后不复痛。

杨某，女，25岁，学生。上课时偏头痛发作，左颞侧疼痛，自言耳前血管跳动引发疼痛。余针刺太阳透率谷2.8寸，行针至左侧头部麻胀，留针，俟起针时该生要求带走自起针。本穴位于胆经循行路线，为全身大穴，应位列于胆经。向内下深刺，除治疗上牙痛，可作为考校针灸手法优劣一环。针下组织较坚韧，健壮男性则更韧，是故针刺应以足够指力作为基础。一般教科书本穴刺法为直刺或斜刺0.3~0.5寸，效果不佳，不可取。如以三棱针点刺出血，宜加拔罐，以增加出血量。

刘某，男，26岁，韩国人，留学生。自诉前列腺疼痛1周。1年前患前列腺炎，会阴部疼痛不适，治疗缓解，一周前因学习紧张长期伏案久坐症状又发。取双侧锁骨下位穴，1次而愈，随访未复发。

张某，女，25岁。自诉：左腓神经麻痹1月余。1个月前无任何原因出现左侧下肢无力，左脚不能背伸，与辽宁中医药大学第一附属医院经肌电图检查诊断为左侧腓神经麻痹，后经中国医科大学附属第一医院进一步确诊，服用抗栓剂、B族维生素，针灸治疗效果不显。查体：左下肢肌力减弱，左足不能背伸，足跗趾完全瘫，感觉减退。第4腰椎压痛，第5腰椎表皮可见一条5毫米长、1毫米粗的紫色静脉；其下有一4毫米直径的不规则紫斑。脉左寸浮取不足（无小肠脉）。紫斑、瘀络放血近 2 毫升；针后溪、下巨虚、行间，立刻见效。

二诊：显效，但仍与健侧有差别，X 线见盆骨异常右低左高，治疗阳关三针，患侧大肠俞、下巨虚。

朴某，男，58 岁，朝鲜族人，退休个体。陈旧性腰间盘脱出 3 年，3 天前腰痛发作牵扯左腿外侧疼痛。检查：第 4、第 5 腰椎棘突压痛，左侧椎旁压痛。针刺双大肠俞（现健后患），左侧气海俞、大肠俞、关元俞夹脊穴（上浅下深）。1 次痊愈。

李某，女，34 岁。性交痛。取曲骨、三阴交 1 次痊愈。

王某，女，32 岁。患漏下 1 年余，舌淡，脉左关尺若。取身柱、心俞、膈俞、肾俞、天枢、交信。2 次有效。

陈某，女，35 岁。数月前因练功出现幻听幻视，每日听见一男人在耳边秽语，精神极度痛苦，在中国医科大学诊断为精神分裂症，并服用西药治疗，同时接受针灸，但效果不显故来诊。患者神志清晰，语言准确，能够清晰地描述病情，睡眠不佳，舌淡，脉左关及右尺不足。

针灸：听宫、建里、魂门、间使、行间第一次治疗；第二次同上；第三次加刺隐白、厉兑放血，患者自觉有一股热流从上脚向传至耳，病情好转，第四次同第一次；第五次中府、身柱、命门、听宫、神庭、少商、申脉，针后患者幻听立即消失。

李某，女，74 岁。患者丧子之后悲伤不止，每日以泪洗面，情绪极度低落不欲求生。诊为悲哀伤肺，上焦阳气不伸，取陶道三刺，1 次治疗而愈。

本书编委会　陈以国　成泽东　王　颖　林　玉
　　　　　　刘立克　刘美思　苏　涵　李　楠

图书在版编目（CIP）数据

临症选穴施针指南／陈以国，成泽东，王颖编著.
—2版.—沈阳：辽宁科学技术出版社，2013.8
　ISBN 978-7-5381-7984-2

　Ⅰ.①临… Ⅱ.①陈… ②成… ③王… Ⅲ.①针灸疗
法—选穴—指南 Ⅳ.①R224.2-62

　　中国版本图书馆 CIP 数据核字（2013）第 058905 号

────────────────────────────

出版发行：辽宁科学技术出版社
　　　　　（地址：沈阳市和平区十一纬路 29 号　邮编：110003）
印 刷 者：辽宁彩色图文印刷有限公司
经 销 者：各地新华书店
幅面尺寸：184mm × 260mm
印　　张：17
字　　数：300 千字
印　　数：5401~8400
出版时间：1999 年 6 月第 1 版
　　　　　2013 年 8 月第 2 版
印刷时间：2013 年 8 月第 2 次印刷
责任编辑：寿亚荷
封面设计：翰鼎文化/达达
版式设计：袁　舒
责任校对：李　霞

────────────────────────────

书　　号：ISBN 978-7-5381-7984-2
定　　价：50.00 元（赠光盘）

联系电话：024-23284370
邮购热线：024-23284502
E-mail：syh324115@126.com
http://www.lnkj.com.cn